U0110655

大展好書　好書大展

品嘗好書　冠群可期

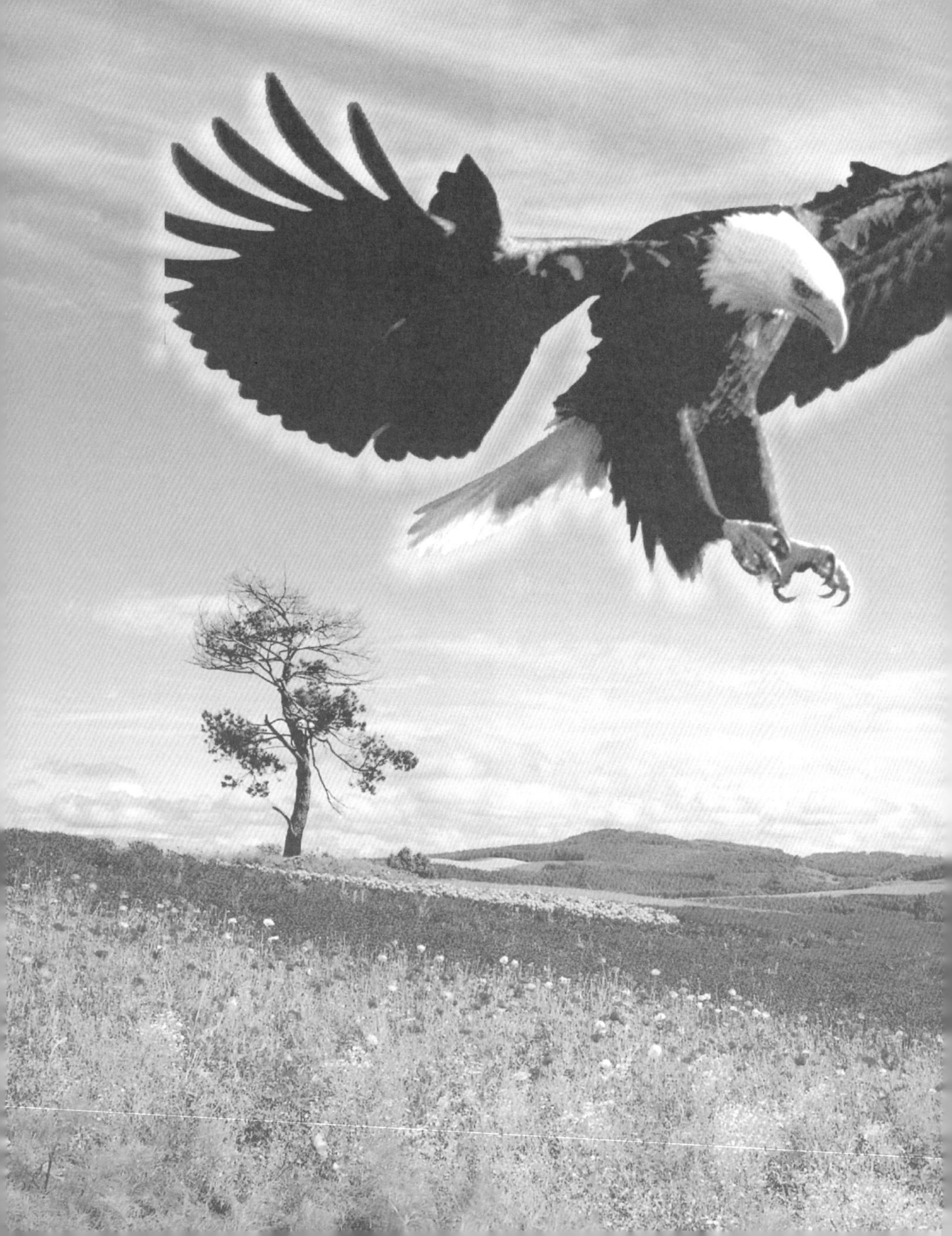

大展好書　好書大展

品嘗好書　冠群可期

中醫保健站：84

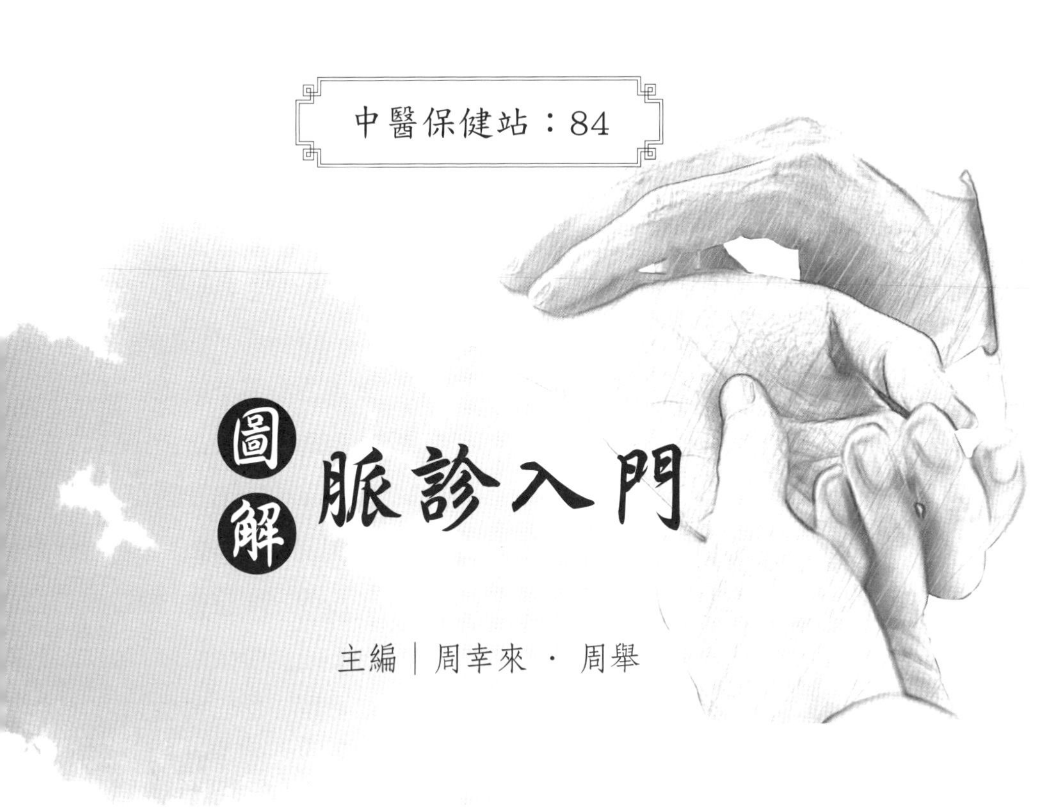

圖解 脈診入門

主編｜周幸來 · 周舉

大展出版社有限公司

編著者名單

主　編	周幸來	周　舉			
副主編	周　績	孫　冰	白　婧	姜史芳	姜子成
編著者	周幸來	周　舉	周　績	姜史芳	姜子成
	孫　冰	白　婧	周幸圖	周幸強	周幸冬
	周幸秋	周幸娜	姜娟萍	鄒珍美	王新建
	姜水芳	王　超	祝瑞芝	周成友	陳馨寶
	汪衍光	陳建民	徐雄輝	周林娟	張太平
	周閩娟	陳潤成	汪瀾琪	鄭德巨	徐仁勇
	周仁忠	周仁杰	王赤成	劉立克	劉美思

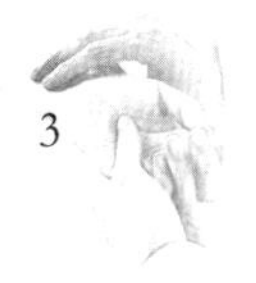

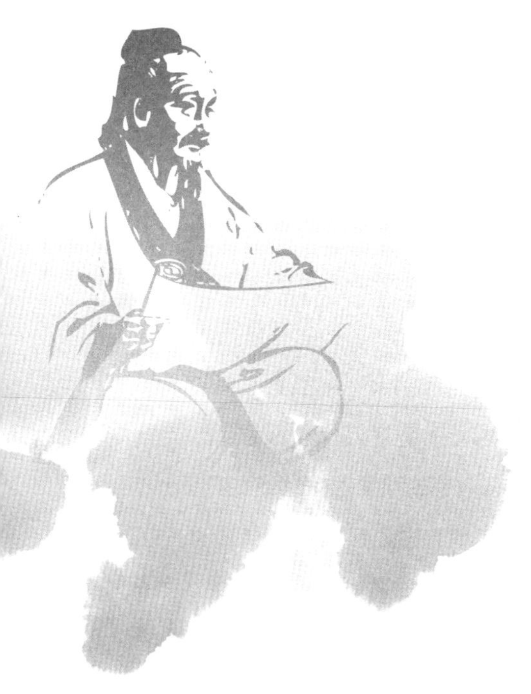

前言

脈診，又稱「切脈」，為切診中之一種，是最具有中醫特色之徵象。三指診脈幾乎已成為老少皆知、家喻戶曉的中醫學標誌。它與望診、問診、聞診合稱為「四診」，共同構成一套非常完整的中醫診斷過程。

脈診，雖居於「四診之末」，但卻是驗證望、問、聞診所取得的臨床各項資料，進行綜合分析，從而得出完整、準確診斷的重要依據。一位中醫師，如若不能精通脈理和病理脈象的演變規律，就不能熟練地運用中醫辨證技巧，及時準確地測知疾病的演變過程。

成書於 2 000 多年前的中醫經典名著《黃帝內經》就明確指出：「微妙在脈，不可不察。」充分肯定了脈診這一獨特的診斷手段在中醫學中的作用和地位。

由於脈診在中醫診斷學中獨特的作用和地位的緣故，歷代醫家皆對脈診十分重視，究其古今中醫脈學書籍浩如煙海，牛毛充棟，言脈論脈者更不勝枚舉。

但有些文字艱澀難懂，有些理論高深莫測，其精華論述更難閱其詳，往往使初學者不知所云，無所適從。

有感於此，為了繼承弘揚中醫學豐富遺產，讓廣大基層中醫工作者以及中醫愛好者能夠較快地、熟練掌握脈診知識及技巧，我們本著「窮經篤理，擷其精要，脈證互參，遣藥必效」的原則，利用業餘時間編撰了《圖解脈診入門》，該書深入淺出，循序漸進，易學易懂，易記易用，並力求做到內容豐富、重點突出、文字通俗，圖文並茂，希望能夠成為基層中醫生、青年醫生、中西醫結合工作者及眾多自學者、中醫愛好者的一本有實用價值的參考書。

由於我們水準所限，謬誤、不妥之處在所難免，敬請前輩及廣大同道提出批評，以予再版時修正，我等將不勝感激。

周幸来

於鳳林杏春書齋

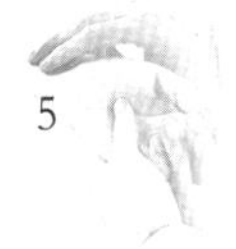

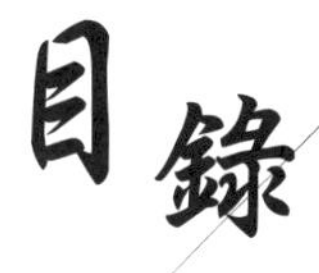

目錄

上篇・脈診基礎知識

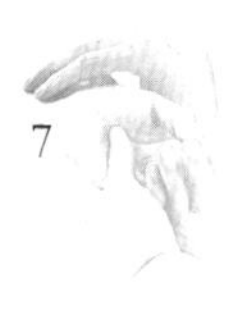

下篇・辨脈診病

上篇

脈診基礎知識

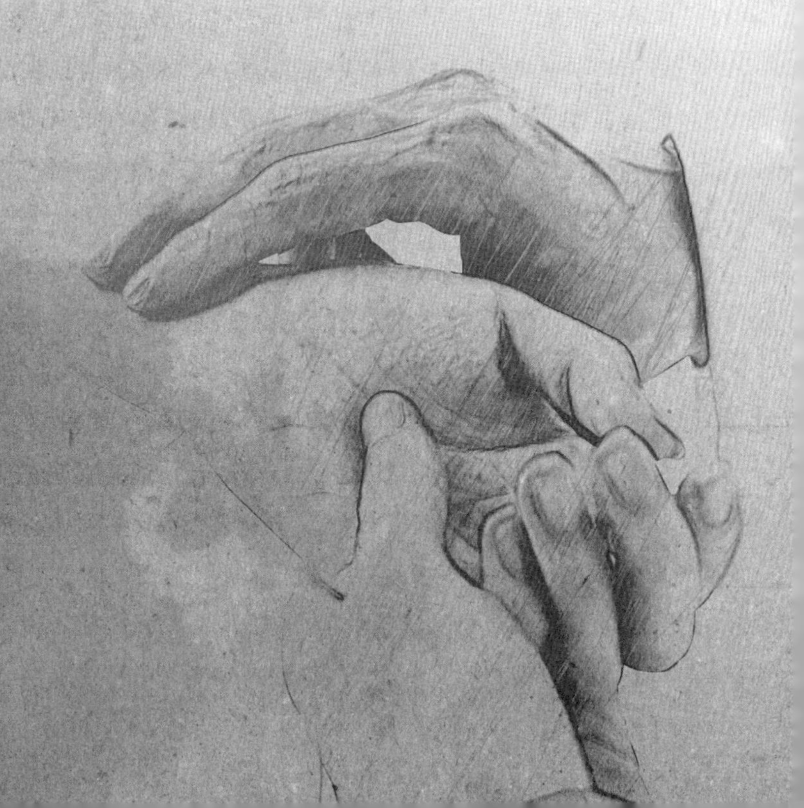

第一章 脈、脈象與脈診

一、脈的概念

在我國古代，凡貫通之物、聯絡成為一體而有條理者，均稱之為脈。如山脈、水脈、地脈、經脈、血脈等。

這其中，血脈和經脈是必須弄清楚的兩個不同概念。

血脈是人體運行血液的管道。

經脈是古代醫家用「經」和「絡」對全身血脈進行概括與分類的一種概念。

從古代文獻的記載來看，經脈的含義有兩種：一是專指「經」。古代醫家創建經絡學說以來，由於習慣的原因，常將「經」稱為經脈，並將「絡」稱為絡脈。比如「十二經」稱為十二經脈，「十二經」的分支稱為絡脈。但是，「經絡」與「血脈」是絕對不能相混淆在一起的。其區別是：血脈是人體運行血液的管道，是人體內客觀存在的組織結構。「經」和「絡」並不是人體生成的東西，而是古代醫家創建的系統工具。

古代醫家創建的經絡學說，在中醫學的各個領域有著不同的作用。它既可對臟腑組織器官進行概括與分類，也可對全身的血脈進行概括與分類，還可對病證以及腧穴與藥物進行概括與分類，並可藉以闡釋人體的生理功能與病理變化。

無論在中醫學的哪個領域，經絡都有理論工具的性質。因此，古代文獻有時將「經」稱為經脈，但其實際意義是「經」而與不是血脈。有時將歸屬於各經的血脈稱為「經脈」，但實際意義「血脈」而不是「經」。這是必須辨別清楚的，否則的話，是很容易混淆不清的。

歷史表明，古代醫家對全身血脈進行概括分類的方法，是用「經」和「絡」對全身進行概括與分類的，其中，「大而在裏」的血脈稱為「經脈」，最為淺表的毛細血管稱為孫脈或毛脈。

二、脈 象

脈象是手指感覺脈搏動的形象，或稱為脈動應指的形象。一般包括脈位的深淺、脈體的大小、脈的張力、頻率、節律、幅度、流利程度、氣勢以及有力無力等方面的變化。

脈象的辨識主要依靠手指的感覺，因此，學習診脈要多練指感。透過反覆操練，細心體察，就可以對脈搏的部位、至數、力量和形態等方面，形成一個較為完整的指感。同時，亦必須加強理性的認識，只有從理論上掌握各種脈象的要素，再結合切脈的經驗，才能較為清楚地識別各種不同的脈象。

三、脈 診

診脈，又稱切脈，是醫生用手指切按患者的橈動脈，根據脈動應指的形象，以瞭解病情、辨別病證的一種診察方法。

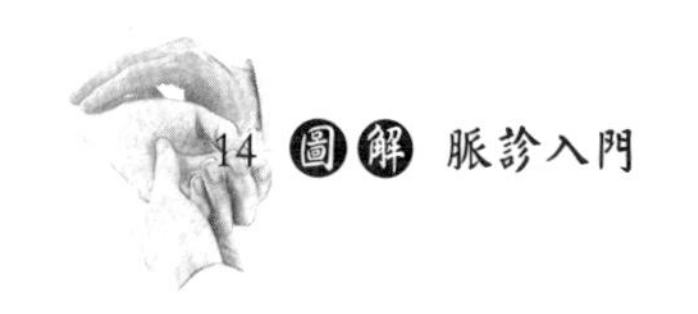

傳統脈診是依靠醫者手指的靈敏觸覺加以體驗識別的。因此，學習脈診既要熟悉脈學的基本知識，又要掌握切脈的基本技能，反覆訓練，仔細體會，才能逐步識別各種脈象，並有效地運用於臨床。

診脈，由開始的全面檢查（包括經脈、絡脈、經水、經筋、皮部等），而不是單純的診脈動，最主要的是包括色診或與色診有一定的交叉，逐步形成獨立的診脈動；由用各種方法診脈動，如用十二經診法、三部九候診法、尺寸診法等逐漸形成獨診寸口法，直至完成了獨診寸口法，脈診才形成一個專門的學科。

對此可以這樣認為，經脈檢查是脈診的起源，多種診脈方法所具的豐富多彩的內容是脈診的形成過程，獨取寸口則是脈診在這一歷史歷程的完成階段，至此脈的含義亦自血脈、經脈轉化為指脈的跳動了。但是，一定要認識到，儘管如此，脈診也只是透過經脈、血脈等，直接或間接瞭解全身變化的一種診察方法。

第二章 脈象的形成

一、形成脈象的主要臟器

心臟和脈是形成脈象的主要臟器。心臟搏動是生命活動的重要標記，也是形成脈象的動力。

脈象的至數與心臟搏動的頻率、節律相應，並受到氣血運行的影響。心血和心陰是心臟生理活動的物質基礎，心氣和心陽被視作心臟的功能狀態。

心陽概括了心搏加強，心率加速，氣血運行加快，精神情志興奮等功能狀態；心陰概括了心搏減弱，心率減慢和精神情志寧靜、抑制等功能狀態。

當心氣旺盛，血液充盈，心陰心陽調和時，心臟搏動的節奏和諧而有力，脈象和緩而從容，均勻而有力。相反，可出現脈象的過大或過小、過強或過弱、過速或過遲或節律失常等變化。同時心神不寧、情緒激動亦可引起脈象動數無序等變化。

脈為血之府，是氣血運行的通道，心與脈在組織結構上相互銜接，形成了人體的血液循環系統，在功能上亦相互依存和協調，故稱為「心之合」。

《靈樞・決氣篇》言脈的生理功能是「壅遏營氣，令無所避」。說明了脈不僅是運行氣血的必要通道，尚有約束和推進血流順從脈道運行的作用，是氣血周流不休，保持正常循行的重要條件。因此，脈的功能狀態能直接影響

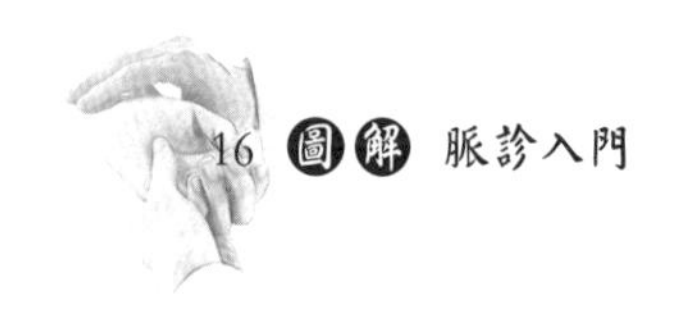

脈象。

二、形成脈象的物質基礎

氣、血是構成人體組織和維持生命活動的基本物質，也是形成脈象的物質基礎。

它們對脈象的影響以氣的作用更為重要，這是因為氣屬陽主動，血液的運行全賴於氣的推動，脈的「壅遏營氣」則有賴於氣的固攝作用，心搏的強弱和節律亦有賴於氣的調節。

具體來說，是宗氣的「貫心脈而行血氣」的作用。

宗氣聚於胸中，虛裏（左乳下心尖部）搏動狀況，可作為觀察和判斷宗氣盛衰的一個重要標記。

脈象與虛裏搏動的變化往往是一致的，所以宗氣的盛衰亦可在脈象上反映出來，若氣血不足，則脈象細弱或虛豁無力；氣滯或血瘀，可出現脈象細澀不利；氣盛血流薄疾，則脈多洪大滑數；陽氣升騰，則脈浮而大；氣虛下陷，則脈沉而細等。

三、其他臟器與脈象形成的關係

脈象的形成不僅與心、脈、氣、血有關，同時與整體臟腑功能活動的關係亦非常密切。

⊙肺主氣，司呼吸。

肺對脈的影響，首先體現在肺與心，以及氣與血的功能聯繫上。由於氣對血有運行、統藏、調攝等的作用，所以，肺的呼吸運行是主宰脈動的重要因素。在一般情況

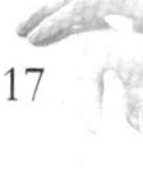

下，呼吸平緩則脈象徐和，呼吸加快則脈率亦隨之急促起來；呼吸不已則脈動不止，呼吸停息則脈搏亦難以維持，因而前人亦將脈搏稱為脈息。

另一方面，「肺朝百脈」的功能將肺氣與血脈緊密聯繫在一起。當呼吸均勻與深長時，脈象一般呈流利而盈實；呼吸急迫淺促，或肺氣壅滯呼吸困難時，脈象多呈細澀狀態。總之，肺氣對脈率、脈形都有很大的影響作用。

⊙脾胃為氣血生化之源，「後天之本」，其功能是運化水穀精微物質。

氣血的盛衰和水穀精微的多寡，表現為脈之「胃氣」的多少。脈象中的「胃氣」，在切脈時可以感知，主要在切脈的指下具有從容和軟滑的感覺。脈中的胃氣雖可看做脾胃運化功能的反映，但實際上則更直接地反映了全身營養狀況的優劣和能量的儲備狀況。所以，脈有胃氣為平脈（健康人的脈象），胃氣少為病脈，無胃氣為死脈。臨床上根據胃氣的盛衰，可判斷疾病預後的善惡情況，故又有「脈以胃氣為本」之說。

⊙肝藏血，即指肝有貯藏血液、調節血量的作用。

肝主疏洩，使氣血調暢，經脈通利，臟腑功能正常。肝的生理功能失調，可影響氣血的正常運行，從而引起脈象的各種變化。肝失條達，脈道拘束，故切脈指感如按琴絃；肝陽上亢，血隨氣逆、脈象則弦大有力。

⊙腎藏精，為元氣之根，是臟腑功能的動力源泉，亦是全身陰陽的根本。

腎氣充盛則脈搏重按不絕，尺脈有力，是謂「有

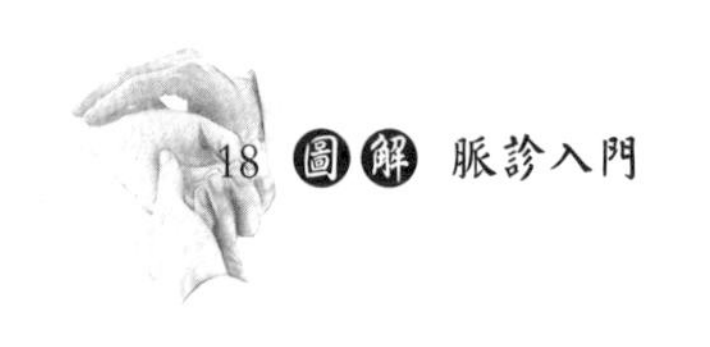

根」。若精血衰竭，虛陽浮越，則脈象變浮，重按不予應指，此屬虛大中空的無根脈，提示陰陽離散、病情危篤。

總之，脈象是在全身各臟腑相互協調的作用下，血液在脈內循行過程中所表現出來的綜合性反映。無論人體內臟中哪一個器官出現障礙，都會直接或間接地影響到血液的運行，血行的失常會敏感地反映到脈象的變化上來。

因而，透過診脈，可從脈象的細微變化察知相關臟腑所患的病證。所以常說，脈象是全身功能活動狀態的綜合性反應。此外，聚集於胸中的宗氣能助心行血，能鼓舞心臟的搏動，推動血液在脈內運行，也是脈象形成不可缺少的重要因素。

第三章 脈診的基本原理與臨床意義

一、脈診基本原理

歷代醫家在長期臨床實踐中，很早就發現了「心主血脈」這一醫學道理。認為血靠心氣的推動沿脈道循環周身，內至臟腑經絡，外達四肢百骸；臟腑之氣也由血液而輸布全身。因此，脈象能反映機體陰陽、氣血、經絡的生理、病理變化情況。

臨床上為什麼「寸口脈」的變化能夠診斷五臟六腑乃至全身的疾病？為什麼脈診對臨床各科的「辨證施治」都有非常重要的意義？

這是因為，中醫對疾病的診斷與治療是一個獨特的診療體系，古代醫家所創建的經絡學說，為中醫的診療體系提供了世界觀與方法論。

經絡學說認為，「寸口脈」是「脈之大會」，是「五臟六腑之所終始」，隸屬於手太陰肺經。手太陰肺經朝百脈，十二經乃至全身的氣血皆流注於手太陰肺經而變見於「寸口」。

況且，人體是一個統一的整體，任何疾病都可導致五臟六腑乃至全身陰陽、氣血的變化。

因此，「寸口」脈的變化可診斷五臟六腑乃至全身的疾病，這是脈診最基本的原理。

中醫學的辨證施治，是在經絡學說指導下開創的診療體系。獨取寸口的診脈方法，是辨證施治診療體系的組成部分，也是在經絡學說指導下所開創的。

因此，中醫學的「辨證施治」和獨取寸口的診脈方法，其理論依據是同出一轍的。

中醫學辨證施治的診療體系形成之後，獨取寸口 脈法逐漸取代了其他脈法，成為獨占醫壇的診脈方法。所以，2000 多年以來，獨取寸口脈法成為辨證施治診療體系的重要組成部分。辨證施治的診療體系選擇了獨取寸口的診脈方法，這是無可爭辨的事實。辨證施治診療體系為獨取寸口脈法開闢了非常廣闊的適用範圍，這也是無可爭辨的事實。

二、診脈臨床意義

脈診是中醫診斷學的組成部分。中醫診斷學以望、聞、問、切為主要診法，簡稱「四診」。脈診包括在切診的範疇，屬「四診」之一。它雖居「四診」之末位，但其診斷作用與意義卻非常重要。

脈象的形成，既然和臟腑氣血關係較為密切，那麼，任何致病因素導致機體陰陽、臟腑、氣血、經絡發生病理性變化，血脈運行受到影響，則脈象就必然發生相應的變化，故透過診察脈象，根據脈的部位、數律、形勢等變化可判斷疾病的病位和推斷疾病的預後。正如《素問・脈要精微論》所說：「代則氣衰（代脈為元氣衰弱），細則氣少（細脈為正氣衰少），澀則心痛（澀脈為氣滯血虛，主心痛之症）。」

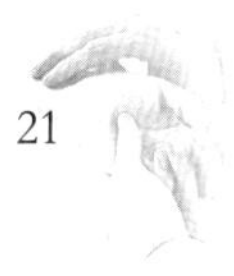

㈠ 判斷疾病的病位、性質和邪正盛衰

疾病的臨床表現儘管十分複雜，但從病位的深淺來說，不在表即在裏，而脈象的沉浮，常足以反映病位的深淺，沉浮示表裏，脈浮，病位多在表；脈沉，病位多在裏。例如，咳嗽而脈浮，提示表邪夾內飲，以脈浮提示病邪在表；咳而脈沉，提示病邪在中在裏。

可見，病症雖相同，但脈有浮沉，提示病位不同，而治療方法懸殊甚大。

疾病的性質可分寒證與熱證，脈象的遲數，可反映疾病的性質，如遲脈多主寒證，《金匱要略》說：「寸口脈遲而緩，遲則為寒，緩則為虛……」數脈多主熱證，身有熱則氣血運行加速，脈跳加快，即古人所說：「數則為熱」。

《素問・平人氣象論》說：「人一呼脈三動，一吸脈三動而躁，尺熱曰病溫。」這就說明數脈多見於溫熱病，在病變過程中，邪正鬥爭的消長，產生虛實的脈理變化，而脈象的有力無力，能反映疾病的虛實證候。

徐靈胎說：「虛實之要，莫逃於脈。」脈虛無力，為正氣不足的虛證；脈實有力，為邪氣亢盛的實證。脈的強弱還可辨明疾病的新久，新病正氣未損，陽氣有餘，氣血未傷，脈多強盛，且多為浮滑數脈；久病正氣衰，脈多弱，且多為沉細弱脈。

正如《素問・平人氣象論》所說：「脈小弱以澀，謂之久病；脈浮滑而疾者，謂之新病。」

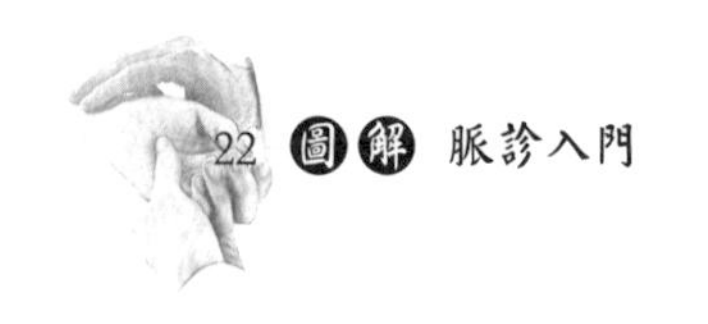

㈡ 推斷疾病的進退預後

脈診對於推斷疾病的進退預後，有一定的臨床價值。如新病脈實，久病脈虛，屬脈症相應，為順，預後一般良好；新病見陰脈，久病見陽脈，屬脈症不符，為逆證，預後多不良。久病脈見緩和，提示胃氣見復，病退見癒之兆；久病氣虛、虛勞，或失血、久洩而見洪脈，則多屬邪盛正衰之危候。外感熱病，熱勢漸退，脈象出現緩和，乃將癒之兆；若脈急數，人見煩躁，則屬病進。又如戰汗，汁出脈靜，熱退身涼，提示病退向癒；若脈急疾，人見煩躁者，則屬病進之危候。

正如《景岳全書·脈神章》所說：「欲察病之進退吉凶者，但當以胃氣為主。察之之法，如今日尚和緩，明日更弦急，知邪氣之愈進，邪愈進，則病愈甚矣。今日之弦急，明日稍和緩，知胃氣之漸至，胃氣至，則病漸輕矣。即如頃刻之間，初急後緩者，胃氣之來也，初緩後急者，胃氣之去也。此察邪進進退之法也。」

必須指出，脈與病的關係非常複雜，在一般情況下，脈症是相應的，如周學海所說：「有是病即有是脈。」但也有脈症不相應的特殊情況，故有「捨脈從症」或「捨症從脈」的說法，臨床具體應用時，應做到四診合參，這樣才能得出準確的診斷結果來。

㈢ 指導辨證用藥

脈證合參明辨病機，對確定治則、辨證選方用藥有著舉足輕重的作用。《金匱要略》說：「腸癰者，少腹腫痞，按之痛如淋，小便自調，時時發熱，自汗出，復惡寒，其脈遲緊者，膿未成，可下之當有血，脈浮數者膿已成不可下也，大黃牡丹湯主之。」以遲緊、浮數兩種脈象的對比，推測腸癰成膿與否，確定治療方法，在當今闌尾炎的非手術療法觀察中仍有參考意義。如《溫病條辨・上焦篇》第二十九條曰：「手太陰暑溫，或已經發汗，或未發汗，而汗不止，煩渴而喘。脈洪大有力者，白虎湯主之；脈洪大芤者，白虎加人參湯主之……汗多脈散大，喘咳欲脫者，生脈散主之。」指出芤脈以至散脈是由溫熱迫津外洩，氣隨津脫，氣陰耗竭的重篤徵象，必須投以大劑量益氣生津藥物，才能固脫為安。《溫病條辨・下焦篇》第十五條曰：「下後數日，熱不退，或退不盡，口燥咽乾，舌苔乾黑，或金黃色，脈沉而有力者，調胃承氣湯微和之；脈沉而細者，增液湯主之。」這裏提示脈沉有力屬裏熱實證，宜通臟腑才能洩熱；脈沉細無力才為陰液已傷，雖有裏熱燥屎內積，亦不宜強攻取快，宜施增水行舟之計，方可取扶正祛邪之功。

必須指出，脈與病的關係是十分複雜的，「有是病即有是脈」（《讀醫隨筆》），脈象雖能作為臨床疾病診斷的依據之一，但不能單憑脈象就作出診斷，必須全面檢查，諸診合參，才能對疾病做出切合實際的判斷。

第四章 診脈方法

一、脈診的部位

關於脈診的部位，古代文獻記載有遍診法、三部診法和寸口診法 3 種。

現代醫家多採用「寸口診法」，診脈的部位就是切按兩手腕後橈動脈搏動處，因該處去魚際僅有一寸，故名寸口。寸口分寸、關、尺三部。腕後高骨（橈骨莖突）處為關部，關前為寸部，關後為尺部（圖 4-1）。兩手各有寸、關、尺三部，共稱六脈。寸、關、尺分候不同的臟腑；左寸候心、小腸，左關候肝、膽，左尺候腎、膀胱；右寸候肺、大腸，右關候脾、胃，右尺候腎、命門。然而歷代醫家對寸、關、尺三部長度的見解莫衷一是。

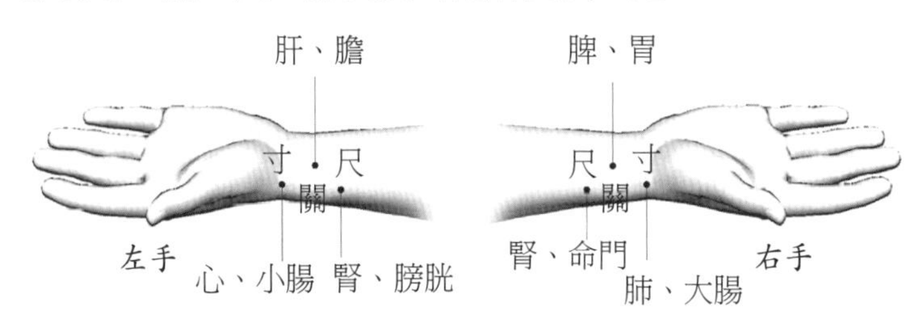

圖 4-1　脈診寸、關、尺部位圖

正如楊玄操在《難經》注中所說：「寸關尺之位，諸家所撰，多不能同，故備而論之，以顯其正。」皇甫士安脈訣曰：「以掌後三指為三部，一指之下為六分。三部凡一寸八分。」華佗脈訣則曰：「寸尺位各八分，關位三分，合一寸九分。」王叔和脈訣又曰：「三部之位，輒相距一寸，合為三寸。」孫思邈認為：「凡人修短不同，其形各異，有尺寸分三關之法，從肘腕中橫文至掌魚際後文卻而十分之而入取九分，是為尺。從魚際後文卻還度十分之一，則是寸。寸十分之而入取九分之中，則寸口也，此處其骨自高。故云陰得尺內一寸，陽得寸內九分。從寸口入卻行六分為關分，從關分又入行六分為尺分。」

二、診脈方法與步驟

診脈除調神用指外，還有一些重要的條件與原則，必須給予足夠的重視，且要切實遵守執行，因為這些都是前人經驗的結晶，是正確進行診脈的必要保證。察脈的方法和注意事項，主要是指診脈的時間、體位、指法等幾個方面。

㈠ 診脈時間

診脈時間，以清晨（古人稱平旦）為佳，因為脈的搏動與氣血的動靜有著密切的關係，且隨飲食、運動、情感的變化而發生改變。清晨患者體內環境較為安定，氣血平和，其脈象最為標準，且容易反映臟腑、氣血的病脈。平旦診脈，對於一般患者難以做到，特別是門診、急診的患者，要及時診療，就不能拘泥於平旦，正如汪機所說：「若遇有病，則隨時皆可以診，不必以平旦為拘也。」但必須要讓患者在比較安靜的環境裏休息片刻，以減少各種

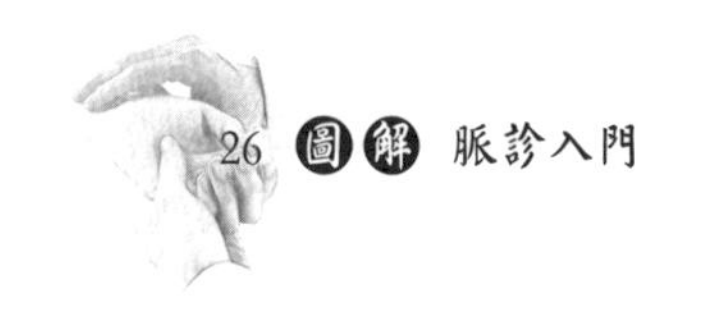

因素的干擾。飲食之後穀氣充盈，氣血流暢，脈多滑利；飲食不節，則脈忽遲忽數而不定，一般在食畢 1 小時之後再行切脈才能診察到真實的脈象。

每次診脈的時間，至少應該在 1 分鐘以上，3 分鐘為宜。古人認為，氣血一晝夜可運行 50 周，故診脈時至少應候 50 動。50 動無不應，說明五臟功能健全，精氣充足。若 50 動內有不應者，是五臟功能失於常態的表現。若 40 動中有 1 次歇止，表明一個內臟功能不正常。故《靈樞・根結篇》說：「五十動不一代者，五臟皆受氣，四十動一代者，一臟無氣。」

張仲景曾批評當時的醫生按脈時草率行事，他說：「協數發息，不滿五十，短期未知決診，九候曾無彷彿……夫欲視死別生，實為難矣。」其實五十動尚不足以候五臟之氣，只是要求診脈要有耐心，要有充分時間。一則有利於仔細辨別脈象的節律變化，觀察結代脈（不同類型的心律不整）的出現頻率，推測內臟病變的狀況。再則切脈時間長短，脈象指感可能有所不同，如初按軟弱，久按反硬為邪實；初速且緩為氣滯，初緩後速為鬱火，這種動態比較的觀察方法，多在耐心中感知。

㈡ 診脈體位

診脈體位是指診脈時患者的體位和姿勢。正確的體位可減少干擾因素和操作時的誤差。

1. 坐位時的姿勢

一般患者採用坐位。如患者坐在醫生對面，為正坐位

（圖 4-2）；坐在醫生旁邊為側坐位。

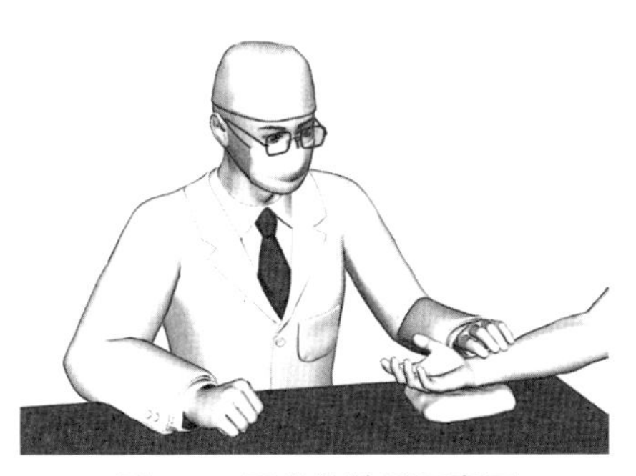

圖 4-2　正坐位診脈示意圖

診脈時患者自然伸展前臂，與心臟保持在同一水平。將手錶、手鐲等飾物摘去，將過緊的袖口打開，手腕下墊一脈枕，使腕部充分顯露且固定不動，手掌向上，手指微微彎曲，使肢體完全放鬆。

如正坐位時，患者可同時伸出兩手臂，醫生用右手切患者左寸口脈，同時比較左右兩手的脈象情況；取側坐位時，醫生用接近患者一側的手指切脈，但患者要注意調整體位，使手臂保持前平舉，使氣血暢通，防止因肢體扭曲而影響脈氣。

2. 臥位時的姿勢（圖 4-3）

當患者臥床休息或病情較重、體質虛弱時，醫生可在床邊切脈，患者應取平臥位，手臂自然伸展，離體約30°，仰掌或立掌均可。醫生亦可用挽指法切脈。如為側臥位，下面的手臂受壓，或上臂扭曲，或上臂過高、過低等，與心臟不在同一個水平面時，都可影響氣

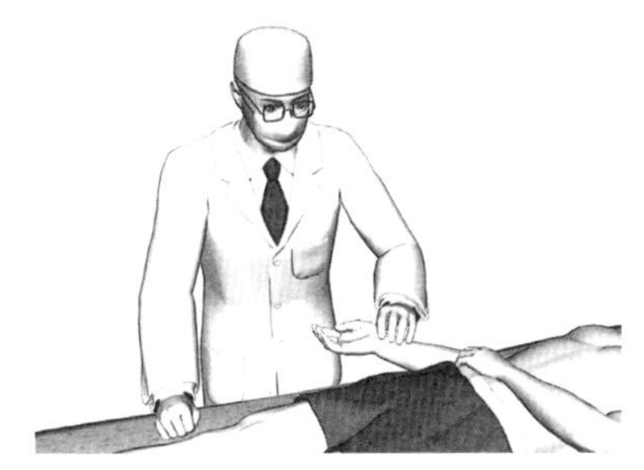

圖 4-3　正臥位診脈示意圖

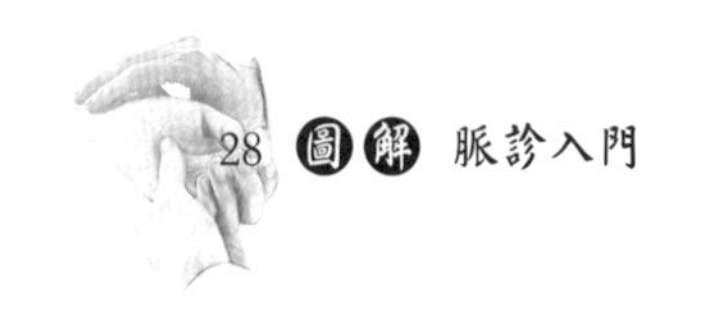

血的運行，使脈象失真。

㈢ 診脈指法

診脈指法是指醫生手指在診脈時所採取的必要的操作方法。正確運用指法可獲取較為豐富的脈象訊息。

診脈指法包括下指、排指、調指、用指、運指等一系列的操作方法。

1. 下指

又稱「布指」。診脈時，先讓患者取正坐位或仰臥位，平臂仰掌後，醫生用左手診患者的右手，以右手診患者的左手，或者醫生不換手，單用左手或右手，診患者兩手之脈。醫生下指時，先以中指探得高骨（橈骨莖突），其內側即為關脈，按定後，再用示指（食指）按於關部前以取寸部，然後用環指（無名指）按於關部後察尺部（圖4-4）。正如《活人書》所說：「凡初下指，先以中指端按得關位，掌後高骨為關，乃齊下前後兩指，為三部脈。前指，寸部也，後指，尺部也。」

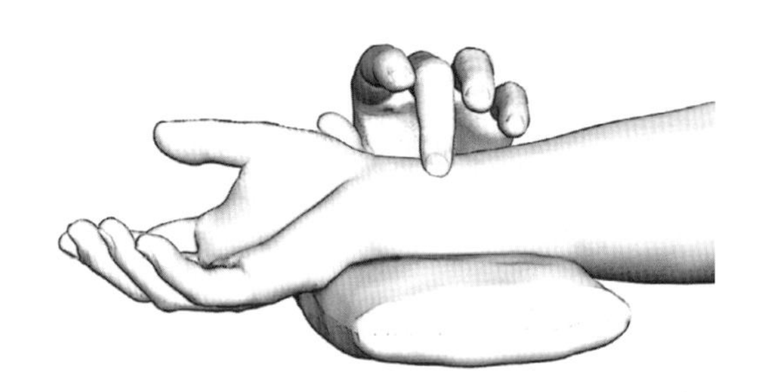

圖 4-4　脈診中指定位示意圖

2. 排指

由於患者上臂長短不同，故寸口三部亦有長短之分，這就要求醫生下指後，根據患者上臂的長短情況來進行排指，以分候寸、關、尺三部。凡患者上臂較長，則三部亦闊，醫生的三指亦應隨之而略疏；凡患者上臂較短，則三部亦密，醫生所佈的三指亦應隨之而略密；患者身材中等，則排指應不疏不密，適乎其中即可。

3. 調指

在尋得寸口，定好三部後，就要進行調指。這是因為人的示指、中指、環指是參差不齊的，其中中指較長，示指和環指稍短。診脈時，必須將中指略為屈彎，使三指平齊，節節相對。

正如盧子由在《學古診則》所說的那樣：「人之三指，參差不齊，必使指頭齊平，節節相對，方可按脈。」以此保證三指的運動協調靈活，力度均勻。

4. 用指

由於示、中、環三指的皮肉厚薄不勻，致使感覺的靈敏度各不相同，感覺最為靈敏的部位，在指端皮肉凸起最高處，古人將此稱為「指目」。用以比喻其能像眼睛一樣，敏銳地感知脈象任何細微的變化。

5. 運指

所謂的運指，就是指醫生布指後，必須運用三指的靈活活動和指腹的感覺進行舉、按、尋、推、競等來探測脈位、脈形的變化，以瞭解臟腑的病變、氣血的虛實。運指的具體指法將在下面作較詳細地介紹，現需要指出的是：醫生應經常注意修剪指甲，使其長短適中，光滑圓潤。

指甲過長，一則影響指端的運用，正如盧子由批評的：「每見惜指甲之修長，用指厚肉分，或指節之下，以憑診視者，真不諦，目生頸腋脾脅間矣。」二則，用力診脈時，指甲有可能切入患者的尺膚中，有傷風雅大度。故李延罡說：「爪甲不可養長，長則指頭不能取齊，難於診脈，且沉取之時，爪長則按處必有深痕，在於閨閣尤為不便。」

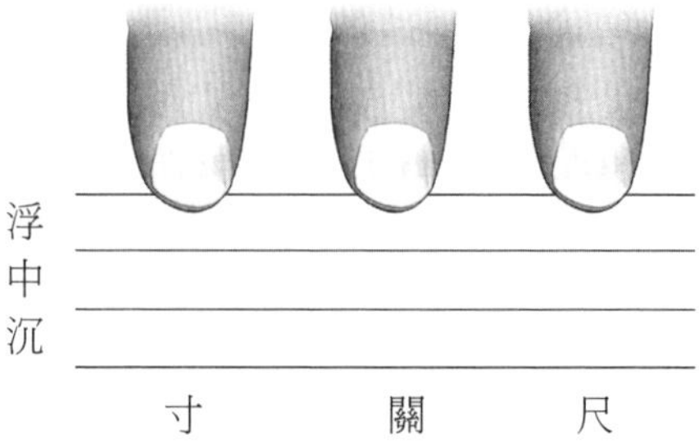

浮
中
沉
寸　關　尺
舉：用輕指力按在皮膚上

圖 4-5　運指舉法示意圖

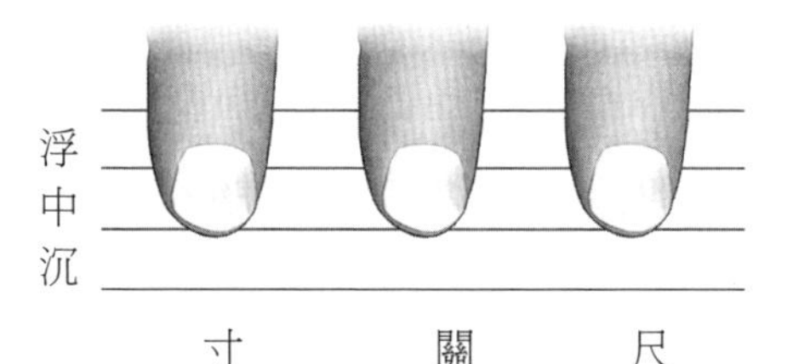

圖 4-6　運指按法示意圖

(1) 常用運指手法：

① 舉法：醫生的手指運用較輕的力，按在寸口部脈搏搏動的部位（按至皮下），經體察脈象情況，稱為「舉」法。用舉法取脈，亦稱「浮取」或「輕取」（圖 4-5）。

② 按法：醫生手指用力輕重，甚至按至筋骨以體察脈象情況。用「按」的指法取脈，稱為「沉取」或「重取」（圖 4-6）。

③ 中取法：中取的指法居於舉與按兩種指法之間，即醫生手指用力適中（按至肌肉）以體察脈象情況。

④ 尋法：尋為尋找的意思，醫生用手指從輕至重，從重到輕，左右推尋，或在寸、關、尺三部和雞啄式換指（指指交替，節奏輕快），仔細尋找脈搏最明顯的部位或調節最適當的指力。《脈訣刊誤》則以用力輕重、簡而約之為三部，其曰：「輕手取之曰舉，重手取之曰按，不輕不重，委曲求之曰尋。初持脈輕手候之，脈見皮膚間者，陽也，臟也，亦心肺之應也，所謂浮按消息是也。重手取之，脈附於肉下者，陰也，藏也，亦肝腎之應也，所謂沉按消息是也。不輕不重，中而取之，脈應於血肉之間者，陰陽相適，中和之應，脾胃之候也，所謂中按消息是也。」這種方法，為後世醫家所通用，成為今日診脈的基本指法（圖 4-7）。

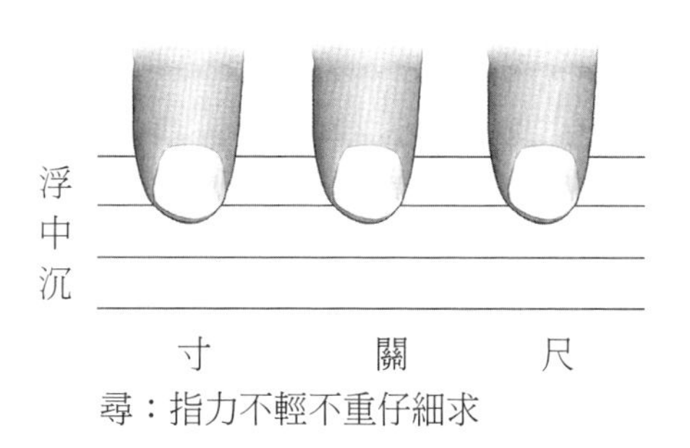

圖 4-7　運指尋法示意圖

⑤ 推法：推為推動、推移的意思。指目對準脈脊後，順應脈搏的動勢，左右、內外微微推動，進一步體會脈體大小、動靜，以瞭解脈力變化和趨勢。正如《素問・脈要精微論》所說：「推而外之，內而不外，有心腹積也；推而內之，外而不內，身有熱也；推而上之，上而不下，腰足清也；推而下之，下面不上，頭頸痛也。按之至骨，脈氣少者，腰脊痛而身有痺也。」提示透過推尋法可體會脈象的動態特徵，進一步瞭解臟腑、氣血的狀況。

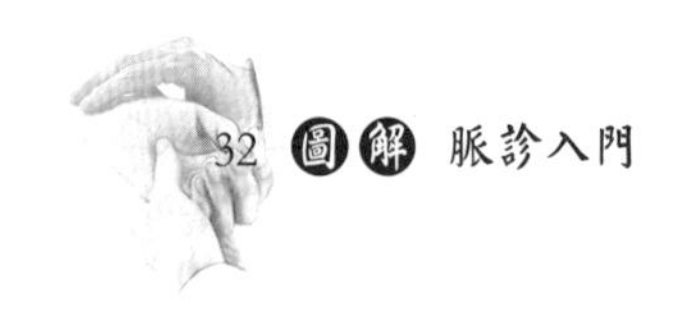

⑥ 循法：即用指目沿脈道的軸向上下，指指相移，體會脈動應指範圍的長短、脈搏來勢的虛實情況。

⑦ 總按法：是指三指同時用力診脈的方法。從總體上辨別寸、關、尺三部和左右兩手的脈象，並可比較兩手在浮取、中取和沉取時的脈象形態。總按時一般三指用力均勻，但亦有三部用力不一致的方法。

⑧ 俯法：三指由寸至尺漸舉（指力減輕），由尺至寸漸按（指力加重），稱為「俯法」。

⑨ 仰法：三指由寸至尺漸按，由尺至寸漸舉，稱為「仰法」。俯、仰這兩種指法可使醫生用不同的指力，即在不同的脈位，取得三部最佳脈象，比較三部脈象的大小、強弱、虛實。以獲得更多的脈象訊息。

⑩ 單按法：用一個指頭診察一部脈象的方法，稱為「單按法」。主要是在總按法的基礎上，進一步分別瞭解寸、關、尺各部脈象的形態特徵情況。

⑪ 操法：操，是把持的意思。切脈時，手指在某一脈位停留維持瞬息，靜心體會脈象的情況，稱為「操法」。

⑫ 縱法：按到脈後，舉指放逸的動作，稱為「縱法」。舉而復按，按而復舉，抑揚反覆 ，交替印證脈象的情況，稱為「操縱」。操縱指法的運用，可較為全面地瞭解脈氣的虛與實，有根抑或無根。

(2) 輔助運指手法：

在某些特殊情況下，以上常用的運指手法尚不能適應診脈，因此，在臨床上又將運用側指、挽指、輾轉等輔助運指手法。

① 側指法：用於寸口部有外傷、血管畸形或骨肉不平時，亦即將手指偏於某一側，稱為「側指法」。

② 挽指法：當患者不能平臂，而側置前臂時，醫生可托手挽指進行切脈，稱為「挽指法」。

③ 輾轉法：用一指左右傾斜以體會指下及其左右的脈形，延長指間範圍。如對幼兒切脈時，一指定三關，即用拇指切脈，並左右輾轉，以體會寸關的脈動情況。

6. 平氣息

所謂平者，調勻之謂。一呼一吸之謂息。察脈時，醫生先要調勻呼吸，使呼吸自然、均勻，用一呼一吸作為計算患者脈率至數的時間單位。此所謂「常以不病調病人，醫不病，故為病人平息以調之為法。」（《素問・平人氣象論》）。此外，平息的意義還在於醫生在調勻呼吸時，有助於思想集中。可見，平息的意義，一是以息計數；二是使醫生心緒寧靜，全神貫注。

三、診脈要領

㈠ 辨別脈的「常」與「變」

診脈時，診者首先要熟知正常脈象，才能進一步辨別異常脈象。並在診視疾病時，不僅要辨明病因、病位、病機，且還必須瞭解患者正氣的盛衰進退情況，以判斷疾病的預後。健康、正常人的脈象，以及患者脈中正氣的反映，歸根結底就是胃氣、神氣、根氣（圖 4-8）。這種切

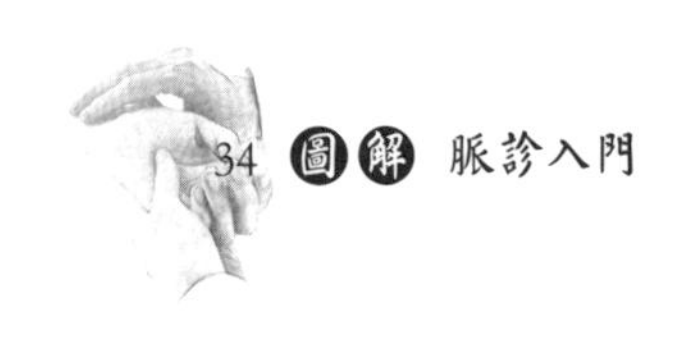

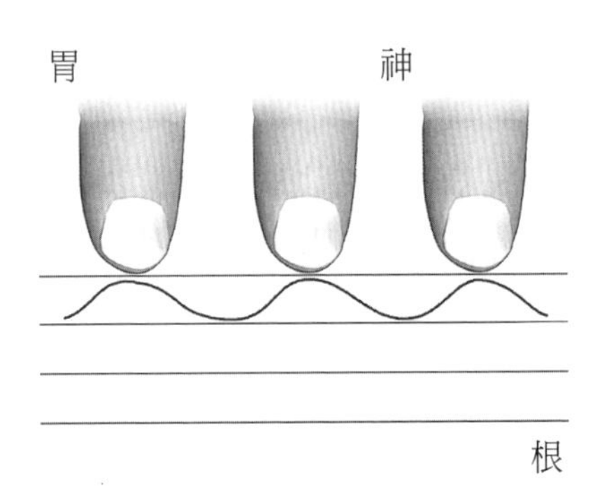

圖 4-8　脈的胃、神、根示意圖

脈首先要審察正氣的方法，為歷代醫家所推崇，被列為診脈要領之首。正如程鍾齡所說：「脈有要訣，胃神根三字而已。」

1. 從脈象的「胃」辨別脈的「常」與「變」

中醫學認為：胃為後天之本，生化之源。胃氣旺盛，則脈道充盈，人體亦充滿生機。《黃帝內經》說：「有胃則生，無胃則死。」可見胃氣對人體生命活動的正常存在有著決定性的作用。綜合歷代的有關論述，脈有胃氣必須具備以下幾個特點：

(1) 脈來從容和緩：

許多醫家根據《黃帝內經》的「穀氣來，徐而和。」而認為，脈來和緩就是有胃氣。另外，緩不僅是胃氣的象徵，而且也是辨別其他脈象的標準。如《三指禪》曰：「將緩字口誦之，心維之，手摩之，反覆詳玩，久久緩歸指上，以此權度諸脈，瞭如指掌。」

(2) 脈應四時而動：

人與天地相應，胃氣亦隨天地之間陰陽之氣的變化而變化。一般春季微弦，夏季微洪，秋季微浮，冬季微沉。脈的這種對自然的適應能力，就是有胃氣的表現。凡是這一變化的太過或不及，皆為疾病以及胃氣衰弱的表現。脈應四時而變的現象，一方面說明了胃氣的充沛；同時，由於脈弦洪浮沉，為五臟之氣應時而旺的表現。因而，另一方面又說明胃氣是五臟之氣的綜合性表現（圖 4-9）。

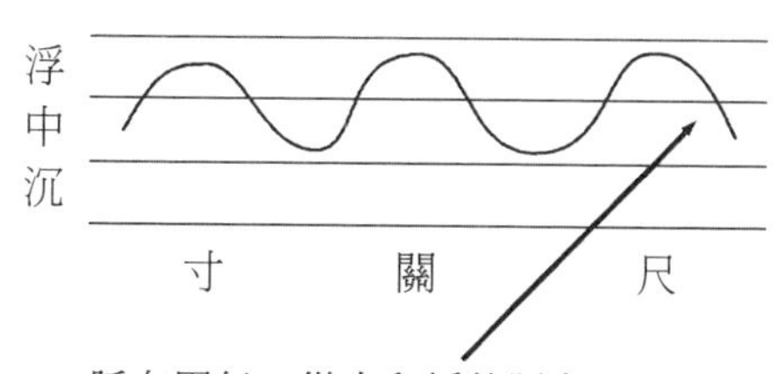

圖 4-9　脈有胃氣示意圖

正如張景岳所說：「胃氣即人之陽氣，陽氣衰則胃氣弱，陽氣敗則胃氣敗，此即死生之大本也。所謂凡陽有五者，即五臟之陽也，五臟之氣必互相灌濡，故五臟之中必各兼五氣，所謂二十五陽也。是可見無往而非陽氣，亦無往而非胃氣。無胃氣，即真臟獨見，故曰死。」

2. 從脈象的「神」辨別脈的「常」與「變」

神從廣義而論，是人體生命活動的一種表現，所謂：「得神者昌，失神者亡。」具體到診脈，則脈中亦貴有神。正如張景岳所說：「善為脈者，貴在察神，不在察形。察形者，形千形萬，不得其要，察神者，惟一惟精，獨見其真也。」可見診脈時，於脈中求神，亦是不可忽視的要領之一。歷來對脈中之神的認識，有如下幾種：

① 胃氣即神，有胃氣就是脈中有神。

② 脈有力為神：不少醫家皆以有力為有神，但也有一些醫家持有異議。對此，李東垣說：「脈之不病，其神不言當自有也。」只是這段話為一些醫家所忽略。若在病脈之中，以有力為有神，也有一定的參考價值。

③ 至數匀齊有神：陳士鐸曾將神分為三等。其中至數匀齊是首要的標誌。脈若見結促代止，參伍不調，甚至見十怪脈都屬於無神。

總之，脈有神就是有胃氣。在疾病狀態下，還可從有力無力，至數匀齊與否中辨神之衰旺。近人時逸人曾將脈有神概括為：形體柔和，來去從容，來去如一，應指有力四端。並說：「四項同時見之，方得謂之有神。」實謂要言不煩（圖 4-10）。

3. 從脈象的「根」辨別脈的「常」與「變」

脈貫有根這一思想，在《難經》時期就已經明確提出來了。《難經》說：「上部無脈，下部有脈。雖困無能為害，夫脈之有根，尤樹之有根，枝葉雖枯槁，根本將自生。」

脈之有根與否，是腎中元氣盛衰的重要標誌。

後世醫家認為：脈根有二：一為尺部，二為沉候。正如《醫宗必讀》所說：「兩尺為腎部，沉候之六脈皆腎也。然則兩尺之無根，與沉取之無根，總之，腎

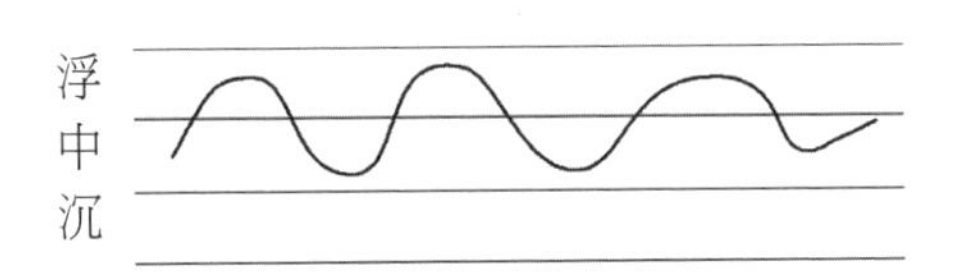

脈有神氣：柔和有力的脈象

圖 4-10 脈有神氣示意圖

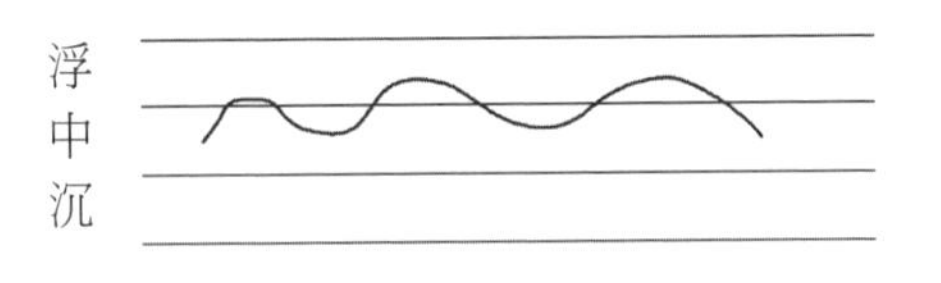

脈有根氣：尺部沉取有力的脈象

圖 4-11 脈有根氣示意圖

水絕也。」另外，也有部分醫家認為：男女之根脈應有所區別，如《醫學入門》所說：「男子以右尺為根，女子以左尺為根。」然而不論怎樣區別，仍然是以尺脈為根的（圖 4-11）。

需要指出的是，臨床經常可見尺脈欲絕之患者，並非根本之敗，而僅僅是腎氣衰弱，或邪氣阻遏等證。

近人張琪明確指出：「如下焦邪實壅阻之症，多尺脈不見，不能驟然認為無根，迨邪氣去則脈自出。在婦科中，亦有寒氣內結胞宮，而尺部無脈者，寒濕得濕化則脈自出。」因此，脈根與胃氣相比，遠不如胃氣更為重要。《醫學準繩六要》歌曰：「尺中弱甚似無根，脾胃與今脈尚存，大臟色黃猶進食，斯人終不赴幽冥。」當然，若脈沉候全無，舉之浮存，在久病重病之人，絕非吉兆，多是正氣衰竭的表現。可見，脈根之有無，在脈診之中仍有重要的意義。

脈貴有胃、有神、有根，三者是密不可分的，且以胃氣為統帥，胃氣存則神與根自然存在，無論脈象怎樣變化，只要見到從容和緩，勻齊有力，就是有胃、有神、有根的了。

㈡ 診脈「六字訣」

《診家樞要》提出：「察脈須識上下來去至止六字。上者為陽，來者為陽，至者為陽；下者為陰，去者為陰，止者為陰。上者自尺部上於寸口，陽生於陰也；下者自寸口 下於尺部，明生於陽也。來者自骨肉之分，出於皮膚

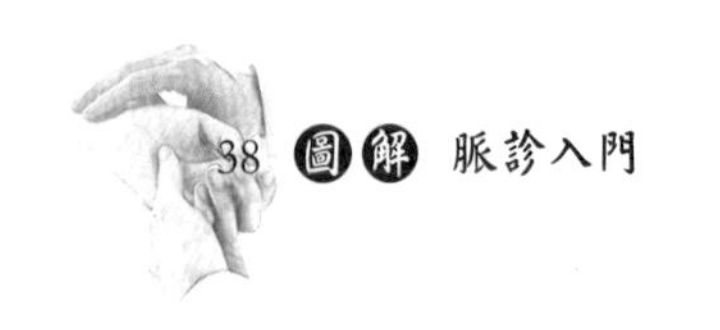

之際，氣之升也；去者自皮膚之際，還於骨肉之分，氣之降也。應曰至，去曰止。」這裏的上下來去至止 6 字，將脈象的千變萬化概括無遺，成為診脈時簡易而頗切實用的方法。所以，後世醫家稱之為「六字訣」。

上指寸，下指尺。在一般情況下，雖然男子尺脈較沉，女子尺脈較盛，然而，陰陽經根。尺寸協調，其大小強弱維持在一個適當的水平面上。一旦寸或尺某一部出現偏盛或偏衰，有失調情況，則說明陰陽平衡被打亂。例如：尺弱寸強，則會出現陽浮陰弱或上盛下衰的病證，而寸弱尺強，則說明邪入下焦或相火亢盛。

來去與至止都是針對脈搏跳動提出來的，脈搏的由內向外跳起為來，由外返內落下去為去，其來去應該從容，力量應該均勻。來而有力，去而無力則有陽盛，來而無力、去而艱澀則為陽衰。脈來為至，脈去為止，至與止應交替而有節奏地出現，也就是至數勻齊，這樣則陰陽協調。相反，節奏的任何失常都標誌著陰陽的失調。

㈢ 診脈時要「察獨」

診脈時要善於抓住獨變的脈象這一方法，首見於《素問．三部九候論》曰：「察九候，獨小者病，獨大者病，獨疾者病，獨熱者病，獨寒者病，獨陷下者病。」這雖然是在論述遍身診法的法則，然而卻早已滲透到獨取寸口的診法之中了。張仲景對此則推崇備至，他認為：「此獨字。即醫中精一之義，診家綱領莫切於此。」

在正常情況下，兩手六部脈的至數與力度處於相互平

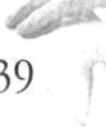

衡與協調狀態，如果某一部脈出現了異常的變化，則標誌著該部所主的臟腑經脈發生了病變，注意體察這種異常變化，也是診脈時切實可行的方法。

「獨」有兩層意思：其一，一部之脈異於其餘各部；其二，脈體獨變。正常時，六脈從容和緩而胃氣充沛，若見弦、數、澀、滑等脈時，則為獨見之病脈。

另外，獨有真假之辨。所以，察獨之時，首先應排除體質因素的干擾，諸如男女有別，老少不同等，皆屬於正常差異，不可作獨處臟邪論。

善於察獨者，必須具有真知灼見，察獨雖為至簡，但欲得真見亦絕非易事，診者當仔細揣摩、認真體會，才有成果。

㈣ 人迎氣口診法

人迎氣口診法與《黃帝內經》中的喉手相應診法不同，它源於《脈經‧脈法贊》所說的：「關前一分，人命之主，左曰人迎，右曰氣口。」

該法是以寸口脈的關前一分之處分別稱為人迎與氣口。並仿《黃帝內經》「寸口主中，人迎主外」之意，以左之人迎診外感之脈變，以右之氣口診內傷之脈變。該法自李東垣倡用之後大行於世，對脈診產生了很大的影響，也隨之帶來了許多的爭議。

該法之要點，可認為是左右對比法，以其左主診候外感，其右主診候內傷。正如李東垣所說：「外感風寒皆有餘之證，是從前客邪來也，其病必見於左手，左手主表……內傷飲食及勞逸不節，皆不足之病也，必見於右手，右手主裏。」

從實用意義方面來看，雖不可絕對地以左右手區別外感與內傷，但臨診時，則常可見及，左右兩脈出現大小強弱不等的情況，這無疑是傳達了身體內部病變的訊息，對此認真進行體察與分析，對於疾病的診斷是會有相當幫助的。如《王氏醫存》中，就有關於「左右強弱主病」的論述，並指出：「凡左脈弱，右脈強，主汗多、遺精、肝鬱等證；右脈弱，左脈強，主易怒、腹痛及誤服補火丸散，必生肝熱、滑精諸證。右脈盛，左手無脈，主痰結，氣虛。左脈盛，右手無脈，主食滯，肝鬱。」此乃臨診心得之總結，千萬不可忽視。而在清人醫案中，這種左右對比診法的運用更比比皆是，其心得體會充溢於字裏行間。

㈤ 位數形勢

「位數形勢」是清代周學海提出來的一種脈診方法，他認為脈象所有變化都在這四者當中，故他曰：「脈有四種，位數形勢而已。」並對其作了具體的闡釋：「位者，浮沉尺寸也；數者，遲數結促也；形者，長短廣狹厚薄粗細剛柔，猶算學家之有線而體也；勢者，斂舒伸宿進退起伏之有盛衰也。勢因形顯，斂舒成形於廣狹，伸縮成形於長短，進退成形於前後，起伏成形於高下，而盛衰則貫穿於諸勢之中，以為綱領者也。此所謂脈之四種也。」他還說：「曰舉按，以診高深也；曰上下，以診短長也……」

該脈診方法，不僅可執簡馭繁地歸類脈象的各種變化，而且還可說明指法的具體運用。用舉按以診浮沉之位。用上下以診寸尺之位，用推尋可察脈形，而面脈勢之審察貫穿於諸法之中。

近些年來，有一些學者在 4 字的基礎上，又增一「律」字，以提示診脈時要注意脈動勻齊與否。其實，此舉無甚必要，因為，其數字之中已包含有此意矣。

臨床上將位數形勢看作 4 個相互銜接的脈診步驟，則確有其實用價值。亦即診脈時，先定位，以分寸關尺，浮中沉；然後數息，以定遲數結代；接著辨形，以定大小弦滑等；最後審勢，以區別虛實盛衰，陰陽進退。則可作為臨診時之參考。

㈥ 陰陽順逆

《黃帝內經》指出：「善診者，察色按脈，先別陰陽。」由此可見把握好陰陽進退順逆，早已成為診脈的重要法則。所謂「先別陰陽」，其中既包含著正氣盛衰之勢的變化，又包含著具體的病變情況。而這兩方面的情況，都可用前述諸法進行診察。例如胃神根、六字訣、位數形勢等，無一不是以辨別陰陽順逆為宗旨的。

另外，《傷寒論・辨脈法》所提出的：「凡在浮數而動滑，此名陽也；脈沉澀弱弦微，此名陰也。」是開了「陰陽順逆法」具體應用之先河。清代柯琴對此有詳細的論述與分析，並在此基礎上提出了「脈有對看法，有正看法，有反看法，有平看法，人側看法，有徹底看法」六種診法。這對於審察脈中陰陽順逆的變化，可謂是詳盡而周

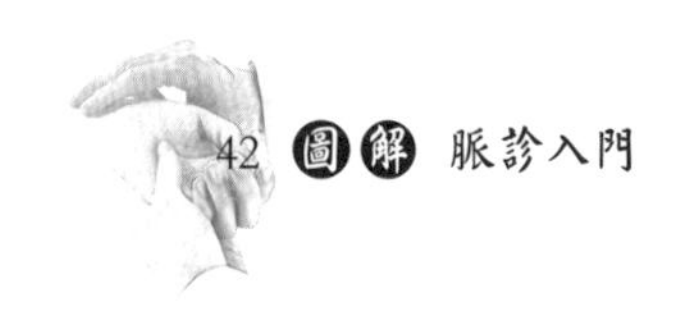

全，曲盡仲景之精義。

總之，陰陽順逆為診法之大綱，其餘各種診法，則是此大綱各具特色的具體應用。

㈦知常達變

脈象儘管千變萬化，但仍有規律可尋，如前述諸法就是診脈的規律，可稱之為「常」，諸法的具體變通應用稱之為「變」，將「常」與「變」有機地結合起來，才能使心手之用相應。因為，無「常」則無法可依，無「變」則難以通巧。

知常達變具體表現在以下幾個方面：

1. 脈象有常變

近代學者滑伯仁說：「需要先識時脈，胃脈與臟腑平脈，然後及於病脈。」是以時脈、胃脈、平脈為「常」，病脈為「變」。而《石室秘錄》在八脈之上又加大、小二脈，合稱為「十法」，並說：「知十法之常，即知六法之變，又何難知人之疾病哉！」與前相比較，是於「變」中亦分「常」變。

2. 體質有常變

王昌齡認為，診脈要分清平素脈象與今已變之脈象，平昔無病之本脈即為體質脈。由於有男女老幼之別，形體有豐腴羸瘦之異，致使陰陽氣血偏駁不一，脈亦隨之而變。脈不僅有先天之變異，且亦隨人的體質變異而變異。其他如小兒脈多數，老人脈宜緩弱，青年或老年偶可見呼吸不整脈，即呼氣時較慢、吸氣時較快，可見乍數乍疏之象。又如慣用於左手者，左脈略大，慣用於右手者，右脈亦盛等。這些脈象，決不可一律視為病脈，都屬於體質因素所致的「常」中有「變」、「變」中有「常」。

3. 用指有常變

這裏是說醫者用三指按脈，雖然是為了診察疾病之變化，但常常也會對脈搏之跳動產生影響。這種診察對被診察的干擾，前人早已注意到了。應知初按久按會對脈搏有不同的影響，當注意用指不可過久。另外，《診宗三味》亦說：「脈有下指浮大，按久索然者，有下指濡軟，按久搏指者，有下指微弦，按久微澀不能應指，或漸覺弦硬者，必難取效。」這則是患者本身雅正相搏致使脈搏出現初按久按之不同變化，多為正衰或邪盛。

至於醫者三指感覺不一，三指齊按與一指單按，對同樣的脈象會產生不同的感覺，故診脈時，又當知道有單按、總按之變通。

⑻ 各科有常變

雖然脈診有通則，然而是以內科診法為常，至於兒科、外科等科，則又有適應各科特點的變化，此等常變亦是不可不知的。

1. 婦科

歷代醫家幾乎皆認為，男女體質不同，因而脈象亦有差異。一般來說，婦女脈搏較弱於男人，其兩尺之脈又較男人微盛。婦女有月經脈、妊娠脈等特定脈法（詳見後述），診法的常中之變，診婦女時尤應加以注意。

2. 兒科

3 歲以下之小兒，常以望指紋為主要診法，至 6 歲時可診寸口脈。由於小兒寸口短小，故常以一指診三部。亦即《醫學準繩六要》所說的那樣：「乃以一指按其寸關尺。」這是指法之變（後有詳述）。

3. 外科

多以望診為主，以辨瘡瘍、癰疽善惡，疥疾之名類。但仍宜藉脈診以察正氣之變化與膿之成與不成。若審正氣之盛衰，則常以脈之陰陽與有力、無力為要法。

若見陽脈，或脈動有力者，為邪盛或正氣尚充之故；若見陰脈，或脈動無力者，為正衰或餘邪未盡之故。若審膿之成與未成，則辨脈之數與遲。數則膿已成，遲則膿未成。至於辨癰疽之善惡順逆情況，雖以望診為主，然而脈診亦不可不參。

4. 傷科

大多以脈象之洪大與沉細來辨別外傷症之順惡。如瘀血內停，則洪大為順，沉細為惡；失血則以沉細為順，洪大為惡。損傷之後，脈有神及胃氣，則預後良好；六脈模糊不清，其證雖為輕緩，則預後必惡。

5. 喉科、眼科

亦是以望診為主，其切脈與內科大致相同，但切忌僅憑診脈而擅自下藥。

第五章 脈診技術要點

我國古代醫家篩選、制定的常用 28 種脈象，是一個嚴謹、科學的組合，每一種脈象都有一定的針對性，其診斷作用是不能相互替代的。因此，28 種脈象中的任何一種都不能偏廢，必須熟練掌握。

在臨床診療實踐中，一般是以 28 種脈象及其相兼脈概括臨床錯綜複雜的脈象變化。因此，必須弄清每一種脈是診察寸口脈哪一方面變化的，否則，對脈象的診察就缺乏正確的依據。

比如：滑、澀脈都是診察脈的流利程度的，若不明確這一點，對滑、澀脈的診察就缺乏針對性。又如動脈，其實際意義是診察非竇性心律的脈形（正常人的心律應表現為竇性心律），應用時，若不明確這一點，對動脈所主病症的分析就很容易與其實際意義相違悖。特別是代脈與革脈，由於近代脈書誤解了這兩種脈象的實際意義，對其所主病證的分析已經離題太遠。

由此說明，必須弄清每一種脈是診察寸口脈哪一方面的變化，才能充分體現脈診的診斷作用。

其實，脈的變化是包括很多方面的，比如脈體的大小、脈的長短、頻率、脈位、節律、氣勢、張力、幅度、流利程度、和緩程度等。錯綜複雜的脈象，主要在這些方面發生變化。

我國古代醫家篩選、制定的常用 28 種脈象，就是針

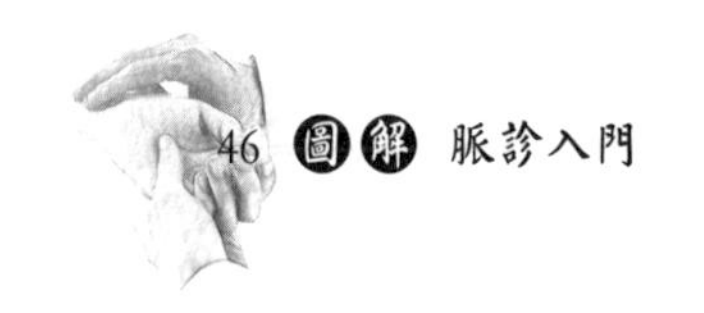

對這些方面的變化的。其中，由一種條件構成的脈象，針對一個方面的變化。由兩種或兩種以上條件構成的脈象，針對兩個或兩個以上方面的變化。常用 28 種脈象再加相兼脈，基本上概括了對脈象進行診察的主要方面。

因此，對於錯綜複雜的脈象進行診察，必須掌握常用 28 種脈象的診察方法，這是診脈的入門技術。

最為簡便的方法是：根據每一種脈象的構成條件和脈形規範，熟識常用 28 種脈象分別涉及寸口脈哪些方面的變化。然後，按脈象的構成條件對寸口脈相關方面的變化逐一進行診察。對於初學者來說，這是簡便易學的診脈方法。

一、診察至數

在診察至數過程中，主要是辨別遲脈與數脈。一般用「呼吸定息」的方法。一呼一吸為一息。一息脈動四五至之間屬正常。一息三至或三至以下者，屬遲脈。一息六至或六至以上者，屬數脈。

二、診察脈位

在診察脈位過程中，主要是辨別浮脈、沉脈和伏脈的情況。具體方法是先將寸口部位「按之至骨」，並將所用指力看成「總指力」。然後，再用相應指力診察脈位。

⊙凡所用指力小於「總指力」的「2/5」便觸及寸口脈的，皆屬浮脈。

⊙凡所用指力大於「總指力」的「3/5」才觸及寸口

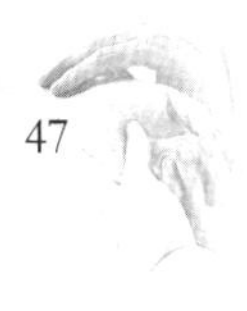

脈的，皆屬沉脈。

⊙凡所用指力相當於「總指力」的「2/5」與「3/5」之間的，則屬不浮不沉之脈。

⊙若用「總指力」不能觸及脈體，需大於「總指力」才能便觸及的，便屬伏脈。

三、診察脈體大小

在診察脈體大小過程中，主要是辨別洪脈與細脈。其具體方法是按寸口脈劃分「五部」的理論，寸口脈以充盈本部屬正常。在這種理論指導下，認為：

⊙凡比正常脈體「大」者，均屬洪脈。

⊙凡比正常脈體「小」者，均屬細脈。

這是獨取寸口脈法的特殊規定，雖不必拘泥於此，但有一定的臨床指導意義，可予靈活掌握使用。

四、診察脈體長短

在診察脈體長短的過程中，主要是辨別長脈與短脈。其具體方法是按劃分「三關」的理論，寸口脈的長短以「一寸九分」屬正常，在這種理論指導下：

⊙若寸口脈超過「一寸九分」，寸、尺兩端過於本位的，則屬長脈。

⊙若寸口脈達不到「一寸九分」，寸、尺兩端不及本位的，則屬短脈。

這也是獨取寸口脈法的特殊規定，雖然有一定的臨床指導意義，但亦可靈活掌握使用。

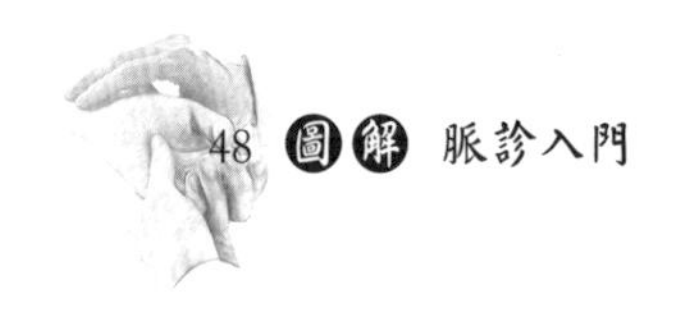

五、診察脈體張力或彈性

在診察脈體張力或彈性的過程中，主要是辨別弦脈、緊脈與緩脈。其具體方法是：

⊙若只是脈體張力增強，按之如弓弦狀者，屬弦脈。

⊙若其脈體「緊張」或「拘急」，按之「左右彈人手」或如「切繩狀」的，屬緊脈。

⊙若其脈體「舒緩」或「緩縱」，按之有脈體「張力」或「彈性」低下的指感特徵的，屬緩脈。

六、診察脈律

在診察脈律的過程中，主要是辨別結、動、促這 3 種脈象。

⊙對於結脈的辨別較為簡單，凡脈有間歇的，即屬結脈。

⊙若數脈而有間歇的，則屬促脈。

⊙動脈是一種非竇性心律的脈形，在實際表現時較為複雜，可根據正常竇性心律脈形的基本特點來進行辨別。

七、診察脈的流利程度

在診察脈的流利程度過程中，主要是辨別滑脈與澀脈。其具體方法是：當觸及脈體時，先將指目按在脈的脊部，細心體察脈管內血液運行的流利程度。

⊙若脈管內的血液運行滑利，較正常流利程度更為流利的，則屬滑脈為。

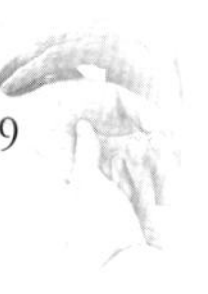

⊙若運行艱澀，流利程度不及正常的，則屬澀脈。

脈的流利程度 沒有具體的指標可言，可結合脈的形體變化綜合體會。因此，必須加強基本功的練習，大多根據正常脈象體察正常脈的流利程度，然後可掌握滑、澀脈的脈形特點與指感特徵。

八、診察辨別散脈

在診察辨別散脈過程中，主要是辨別生理性散脈和病理性散脈。散脈有生理性散脈和病理性散脈之分。

⊙生理性散脈是脈體「大」而表現出的「散漫」之象，但脈體圓斂，無其他不適感。

⊙病理性散脈的脈形是：脈體不圓斂、過度散漫或形體過度寬泛，甚至脈管與周圍組織的界限模糊不清晰。

九、診察脈的力度

在診察脈的力度過程中，主要是辨別脈的有力與無力。一般來說，這是對主要脈象進行詳細診察的一種附加條件。因此，對於每一種脈象的診察，都需要進一步診察脈的有力與無力。比如，數脈有力、數脈無力；沉脈有力、沉而無力等。

十、診察特殊脈形

在診察特殊脈形過程中，主要是辨別較為特殊的脈形或常用 28 種脈象所不能概括的脈形。我國古代醫家制定的常用 28 種脈象中，芤脈即是一種較為特殊的脈形。其

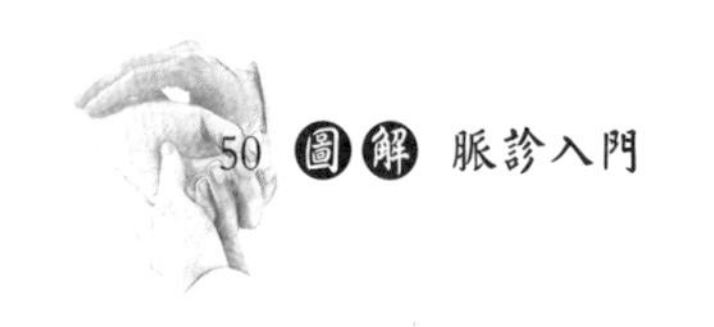

脈形特點是「中間空，兩頭實」。除芤脈外，古代文獻還記載了很多特殊的脈形，比如：解索脈、釜沸脈、蝦游脈、魚翔脈、雀啄脈、麻促脈、彈石脈、屋漏脈、偃刀脈、轉豆脈等。這些脈形雖較少見，但可預示異乎尋常的病變，對提供特殊診斷依據，及時判測病情都有一定的價值，所以不能棄之不用。

十一、診察複合脈或相兼脈

複合脈是指兩種或兩種以上構成條件複合而成的脈象，因有固定的專用名稱，所以稱為「複合脈」。

相兼脈是指兩種或兩種以上脈象相兼，但沒有固定的專用名稱，所以稱為「相兼脈」。比如：浮脈與數脈相兼，就稱為脈浮數；沉脈與弦脈相兼，就稱為脈沉弦，這些都是相兼脈。

需要在察複合脈或相兼脈的過程中辨別的常用脈象主要有微脈、濡脈、弱脈、虛脈、實脈、促脈等，除此以外，若兩種或兩種以上脈象相兼，就都是相兼脈。比如，脈浮數、脈沉數、脈弦滑、脈遲緩等。

對這類脈象的診察，可根據每一種脈象的構成條件，按相關方面的變化逐一進行辨別。凡複雜的脈象，都要在這一過程中詳作診察。

十二、診察脈的更代

診察脈象的更代情況，主要包括兩個方面：其一是診察脈象變化是否符合季節脈或體質脈的變化規律；其二是

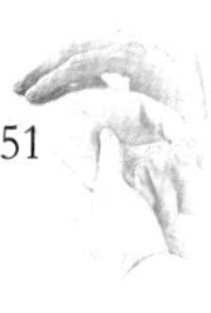

診察由一種脈象更代為另一種脈象是否符合正常的規律。因此，我們必須掌握正常脈象的變化規律，才能診察脈象的更代情況。

古代醫家診脈，診察脈象的更代情況是一個非常重要的方面。但是，近代脈學著作因誤解了代脈的實際意義，故誤將代脈認為是「脈來一止，止有定數，良久復來」的脈象。因此，察脈的更代被忽視了。現已證實：代脈的實際意義並不是「脈來一止」，更不是「止有定數」或「良久復來」，而是專指脈的更代情況，這是對脈象變化進行診察和分析的一個重要方面。

診察脈的更代情況，首先要掌握季節脈與體質脈的變化規律，若脈的更代不符合季節脈或體質脈的變化規律，表明脈的更代不正常，這對於辨別脈象是否主病及其疾病的發展轉歸具有重要的意義。比如，按季節脈的變化規律，春季之脈應顯弦象，秋季之脈應顯浮象。若春季其脈不弦，秋季其脈不浮，就說明了脈的更代不正常，這對於分析脈象的變化是否主病具有重要的意義。再如，婦人妊娠 3 個月，其脈應顯滑象。若妊娠 3 個月其脈不滑而澀，就說明脈的更代不正常，胎元失養。

十三、診察革脈

診察革脈主要是診察在疾病過程中脈象的變化和轉變，這是古代醫家對脈象進行診察和分析的一個重要方面。但是，後人誤解了革脈的實際意義，使其診斷作用未能充分體現出來。據考證，古代醫家診脈，既診察脈的更

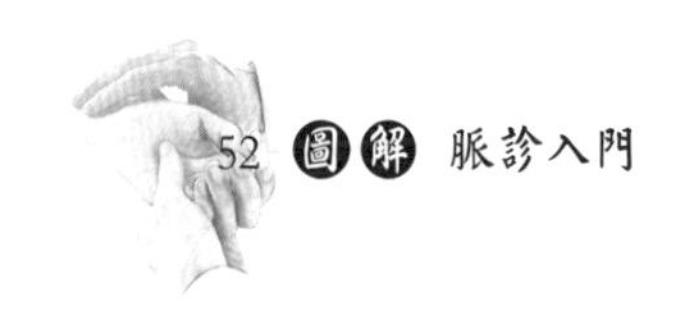

代，又診察脈象在疾病過程中的變化和轉變。這兩個方面的診察，既可診斷脈象變化是否主病，又可診斷脈象變化與病症本身的內在聯繫，還可診斷疾病的發展變化及其轉歸情況。後世脈學著作誤解了革脈的實際意義，是脈診中的重大損失。我們應該提倡按其病變規律診察和分析脈象的變化與轉變。這是充分發揮脈診診斷作用的一個重要方面，絕對不可忽視這一點。

十四、診察獨

在診察獨過程中，主要是診察脈象在某一「部」或其一「關」出現的異常變化，這是診察病脈的具體方法之一。《素問·三部九候論》說：「察九候，獨小者病，獨大者病，獨疾者病，獨遲者病，獨熱者病，獨寒者病，獨陷下者病。」這是根據發生「獨變」的脈象辨別病脈。後世醫家繼承和發揚了這種辨別病脈的方法，將「獨察」作為發現病脈或辨別病脈的主要手段。這是一種實用性較強的方法，深受後世醫家的推崇。

古代醫家們積累了很多「察獨」的具體方法，主要有兩類：其一是從脈的形象變化入手，以一部之脈的形象異於其餘各部為獨。某一部脈的形象變化異於其餘各部，為「獨變」，「獨」則為病脈。其二是從脈在各部的顯現入手，以脈體獨顯於某部為「獨」。根據脈體的顯現部位和脈體的形象變化「察獨」，有一定的診斷意義。

察獨是對脈象進行診察的一個重要方面。但是，首先要掌握正常脈象的普遍規律和不同體質的脈象特點，在同

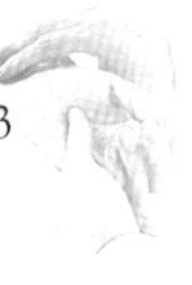

中求異，在常中求變。這種方法，若能運用自如，則不失為診察病脈的捷徑之一。

十五、診察胃、根、神

古代醫家認為，胃、根、神是脈的三要素，是正常脈象必須具備的三個方面。因此，察脈的胃、根、神，具有非常重要的意義（詳見後述）。

以上是對脈象進行診察的主要方面，從診察這些方面的變化入手，首先要掌握 28 種脈象的診察方法，然後，再循序漸進，觸類旁通，抓關鍵，識要領，逐漸積累診察複雜脈象的經驗，再圖精益求精。

附：持脈輕重法

透過對脈診經典文獻的深入研究我們可發現，將持脈輕重法與現在的診脈技術相互結合起來，才更具優越性，操作起來才更簡便，更有利於臨床運用。其操作的全過程，可分以下幾個步驟進行：

㈠ 總　按

總按是操作的第一步驟。在這一步驟裏，要完成定位、布指、測至數。關鍵是確定診脈的指力，為下一步驟做好準備工作。

1. 定　位

即確定寸口脈的施診長度和「寸關尺」的分佈情況。根據脈診的基本原理，寸口脈的施診長度是「一寸九

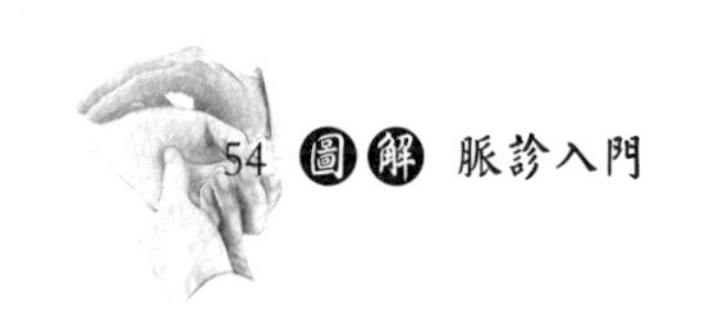

分」。其實際長度，一般是按骨度分寸法折合的。在實際操作時，則根據患者的體質狀況，按骨度分寸法，可折合出「一寸九分」代表的實際長度。對於不同患者來說，「一寸九分」的實際長度雖不相同，但都可看成是「一寸九分」，這是獨取寸口脈法的規定。根據所確定的實際長度，再按一定的比例劃分「寸關尺」的分佈。

「寸關尺」的定位方法是：醫者以中指端按在患者掌後高骨（橈骨莖突）內側，為「關」部；再將示（食）指置於高骨之前，為「寸」部；最後將環（無名）指放在高骨之後，為「尺」部。

「寸關尺」所占的比例是：關部占 6 分，寸部占 6 分，尺部占 7 分，合為「一寸九分」。從理論上來說，「寸關尺」的分佈按這種比例定位。但實際操作時，能夠體現尺部比寸、關部稍長即可。

最為簡易的方法是：以患者中指節上下兩橫紋之間為 1 吋，然後確定「一寸九分」的實際長度，再按以上比例排列「寸關尺」的分佈。待經驗豐富時，憑經驗也可落實「寸關尺」的定位。

2. 布　指

是醫者將示指、中指、環指按一定的順序和距離分別排放在寸、關、尺三部。布指的過程是與定位過程同時進行的，完成定位即可完成布指。

最為容易掌握的方法是：先將示指按在掌後高骨內側並觸及寸口脈脊部，再排放三指的疏密，其臂長者布指可稍疏，其臂短者，可稍密。但應注意的是，三指之間不是

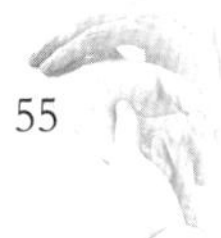

均勻排放，中指與環指的間距可稍大些。這是為了落實尺部多占 1 分，以有利於體現「寸關尺」的陰陽屬性。

3. 測至數

測定脈的至數，這是臨診所必須進行的步驟。診脈時，一般是先測至數，然後再察其他方面的變化。

脈診的常用脈名共 28 種。這其中，一部分脈名只反映脈的「至數」，還有一部分脈名雖不以脈的「至數」為構成條件，但實際表現時往往受到「至數」的影響。若「至數」變化達到某種程度，有些脈名的脈形變化不可能再表現出來。因此，在測定至數的過程中，即可辨別與「至數」相關的脈象。

一般是用「呼吸定息」的方法來測定脈的至數。其具體方法是：醫者根據自己本人勻靜正常的呼吸頻率，以「一呼一吸」為一息，按「息」來測定脈的至數。一息脈動四、五至之間為正常，超過五至為數脈，三至或三至以下都是遲脈。但小兒脈的至數變化較大。年齡愈小，脈搏就愈快。用計時法測定小兒脈的至數（詳見後述）。

4. 確定診脈指力

患者的體質條件不同，診脈時所需的指力必然不同。根據不同患者的體質條件，再確定相應的診脈指力，然後，分「五部」與「三關」對寸口脈進行診察，這是脈診最關鍵的技術。

根據脈診的基本原理，診脈指力不是隨意可確定的，必須根據患者的體質條件，並按「五部」理論才能確定。古代醫家所採用的「持脈輕重法」，就是確定診脈指力的

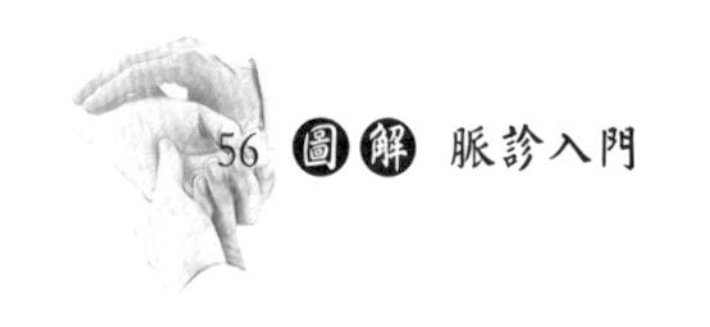

操作技術。所以可以說，「持脈輕重法」最能體現脈診的基本原理。

按照「五部」的理論確定診脈指力，不僅可落實因人而異的基本原則，而且可準確辨別脈位變化，對分析脈象及其主病的性質非常有利。「五部」與五臟之脈相對應，寸口脈在「五部」的變化具有不同的生理、病理意義。因此，必須根據患者的體質條件，按「五部」確定診脈指力。

用通俗的語言來闡釋「五部」，是將寸口部位的最淺表與「按之至骨」的總深度分為「五部」，依次為肺部、心部、脾部、肝部、腎部。每部可再分 3 個層次，合為 15 個層次。

持脈輕重法的關鍵技術就是：首先確定「按之至骨」所用的指力，然後，再用相應的指力對「五部」分別進行診察。這種診脈方法非常精確。比如，若用「一至七菽之重」的指力診得其脈，說明寸口脈在「七菽」以上，屬「浮脈」。若用「十至十五菽之重」的指力診得其脈，說明寸口脈在「十菽」以下，屬沉脈。若用「七至九菽之重」的指力診得其脈，說明脈位居中，屬不浮不沉之脈。若「按之至骨」始見其脈，說明脈在「十五菽」以下，屬伏脈。顯然，這種方法辨別脈位非常精確，其關鍵是掌握確定指力的基本方法。

確定診脈指力，需要練習哪兩方面的基本功呢？

其一，是練習「按之至骨」的感知，並結合「按之至骨，舉指來疾」的指感特徵，掌握好「按之至骨」所用的

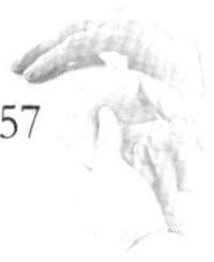

指力，這是確定診察每一部脈所用指力的重要依據。

其二，是練習用相應的指力分別對每一部進行診察。所謂的「舉指來疾」，其意思就是說，若將寸口脈按壓到「至骨」的程度，則脈氣流通阻於指下，但稍舉指則脈氣速來，並不是說脈的至數加快。

最為簡單的練習方法是：先練習將寸口部位分 5 次按壓即達到「按之至骨」的程度。熟練之後，再練習分 15 次按壓。脈診的常用脈象共 28 種，除「伏脈」之外，對任何脈象的辨別，都不可能超過「按之至骨」的指力。為便於區別，古代醫家將「伏脈」的實際深度稱之為「按之至骨」，並將「按之至骨」所用的指力稱之為「極重指按之」。所謂的「極重指按之」，亦即超過了「按之至骨」所用的指力。這就說明，古代醫家對診脈指力有嚴格的規範，而不是隨意確定的。

㈡單　按

用示指、中指、環指分別在「五部」與「三關」進行詳細診察，稱之為「單按」。單按是操作的主要過程。寸口脈在「五部」與「三關」的複雜變化，都可在單按過程中詳細診察。

古代醫家診脈，不僅重視「總按」，而且更重視「單按」。並且，既診察「五部」，也診察「三關」。

《難經》曰：「脈有三部，部有四經。手有太陰陽明，足有太陽少陰，為上下部。何謂也？然，手太陰陽明金也，足少陰太陽水也，金生水，水流下行而不能上，故在

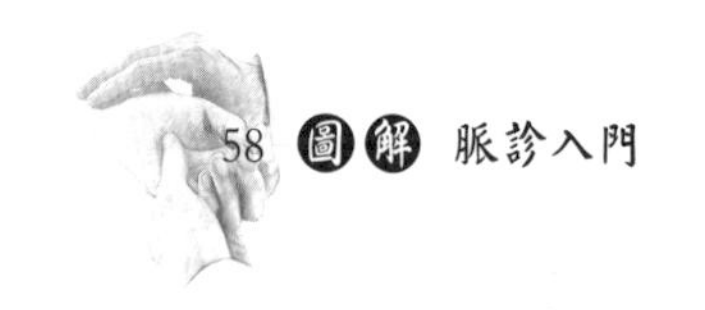

下部也。足厥陰少陽木也，生手太陽少陰火，火炎上行而不能下，故為上部。手心主少陽火，生足太陰陽明土，土主中宮，故在中部也。此皆五行子母更相生養者也。」所謂的「脈有三部」其實是指寸、關、尺「三關」，古時也稱「三部」。所謂的「部有四經」，其意思就是說，兩側寸部、兩側關部和兩側尺部都對應著四經。比如，左寸部對應著手少陰心經和手太陽小腸經，右寸部對應著手太陰肺經和手陽明大腸經，合起來則為四經。再如，左關部對應著足厥陰經和足少陽經，右關部對應著足太陰經和足陽明經，合起來也是四經。同樣道理，尺部對應著四經。

顯然，「部有四經」的說法，是將「五部」和「三關」結合在一起。這就說明，診脈並不單純是診察「三關」，而是「五部」與「三關」都要診察。因此，在單按過程中，「五部」與「三關」都要進行診察，並且二者必須結合起來共同進行。

單按的目的是為了辨別寸口脈在某一「部」或某一「關」的具體變化。由此獲取的脈診資料則更為翔實，可進一步分析五臟、六腑、氣、血、陰、陽各方面的生理、病理變化及其相互之間的生、剋、制、化等關係，為辨證論治提供更為可靠的依據。

比如，透過單按診取的脈象，可進一步分析是否主病、病在何臟、何腑、何經、屬何性質等。必須辨明這些問題，才能為辨證論治提供可靠的依據。

在單按過程中，可採取多種手法對脈象的變化進行詳細地診察。如浮取、中取、沉取、舉、按、尋、推以及側

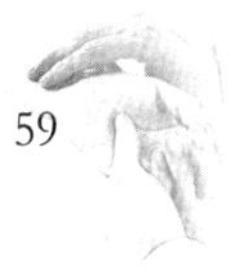

指法、俯仰指法等。一般認為，用力較輕屬浮取，用力較重屬沉取，用力適中屬中取。其實，這種解釋還過於籠統，不能充分體現這 3 種手法的實際作用。

㈢ 復　按

診脈以「氣血未亂」為重要條件，要求儘量排除外界因素干擾。在進行了總按與單按後，寸口部位的脈絡經過把持按壓，其氣血必然受指力阻遏而失其常性。由此而產生的影響雖微乎其微，但也不能忽視這一點。單按過程完成後，持脈者應將三指收回，保持在尚未施加指力的狀態下，稍緩數息，待脈絡氣血恢復如初後，再進行一次重複診察，這一過程我們稱為復按。

復按過程，可對總按或單按的診察結果進行驗證，如有持疑之處，可作重點診察，以求準確無誤。確保診察結果無誤後，一般還要求「持滿五十動」(前面已有介紹)，這乃是從古代沿續下來診脈的注意事項。

古代醫家特別強調持脈必滿五十動，這是為了體現「晝夜脈行五十度，而復會於太陰。」的傳統理論。《靈樞・根結篇》曰：「持其脈口，數其至也，五十動而不一代者，五臟皆受氣。」診脈持滿「五十動」，才能全面反映五臟六腑的「受氣」情況。這是古代醫家對氣血運行的一種認識。就其現實意義上來說，這是強調診脈不通草率行事，應反覆診察並進行核實。所以，如果「持滿五十動」仍不能確保診察結果準確無誤，還可延長時間，不必拘泥於「五十動」。必須確認診察結果準確無誤，復按過

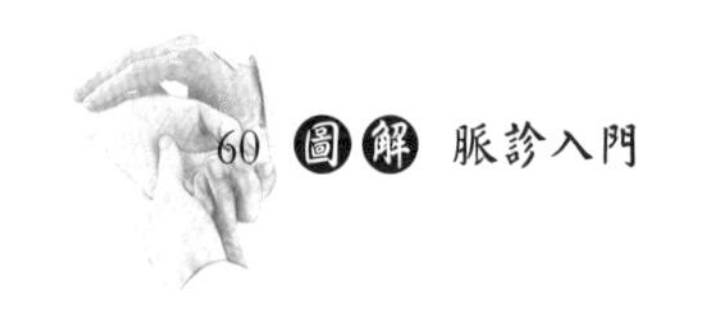

程方可結束。

上述 3 個過程，是一個連續過程，雖然敘述繁瑣，但實際操作則不複雜。總按、單按、復按的全過程，3～5 分鐘即可完成。另外，在實際操作過程中，還有一項技術要求，即掌握好三指的彎曲，以「指目」平齊為要。有些脈學著作要求「三指」節節相對，其實，不如排齊「指目」更顯得重要。

所謂的「指目」，實乃指端按起如線、感覺最為靈敏的部位。臨診時，不論是疏布指還是密布指，皆要求指目排齊，成一直線狀。這對於掌握指力規範非常有利。當觸及脈體後，要將「指目」按在脈的脊部，便於用相應的指力進行浮取、中取和沉取，也便於運用舉、按、推、尋等其他手法進行詳細診察。

有些脈象，用「指目」反而不便，則需「指目」與「指腹」結合並用。比如，在實際表現時程度較重的「散」脈，其實質是「脈體散漫不收，脈肉界限模糊不清」，對這一類脈象進行辨別，用「指目」與「指腹」相結合的方法比單用「指目」更為方便。

臨診時，為便於體察脈象的變化，還要掌握適當角度，三指平按與垂直下按，適用於「總按」過程。在單按過程，除平按或垂直下按的方法外，還應結合 35°角的斜按，這種角度有利於發揮「指目」的感知效果，以便於與「指腹」並用進行按、壓、尋等操作。並且，這種角度不易受指端動脈搏動的干擾而發生錯覺。必須掌握這些基本的技術要求，才能在操作過程中得心應手，並避免盲目操

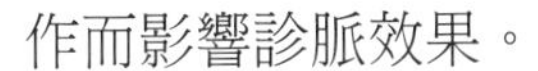

作而影響診脈效果。

最後，需要說明的是，從《脈經》以後，由於「持脈輕重法」的應用很少，所以，深刻認識這種操作方法的優越性和實用性，可參照《難經》、《傷寒雜病論》、《脈經》、《千金方》、《四海同春》等專著。這些專著的記載表明，「持脈輕重法」是脈診非常重要的實用技術，具有很大的優越性和實用性，十分值得推廣普及的一種精湛技術。若將「持脈輕重法」的精湛技術再充實到現在的診脈方法中去，則脈診更為完善、更為合理、更為科學、更為實用，這對於臨床辨證論治是具有非常重要意義的。

第六章 脈象的辨別方法

一、構成脈象的要素

脈象變化是一個攜帶著大量有關機體生理功能訊息的多要素綜合反應。其客觀特徵及其影響因素是幾個方面同時起作用的，尤其是臨床上所診得的脈象絕大多數是相兼之脈，因此，要熟練地掌握脈診方法，就必須明白脈象中各個要素在脈象形成中的作用。

構成脈象特徵的主要因素，可歸納為深淺、強弱、粗細、長短、速率、節律、緊張度和流利度 8 個方面，這也是診脈時應當細心體察的要點。

1. 脈位的深淺

不同性質的病證，其脈象顯現的部位就有深淺的不同。比如「浮脈推從肉上行，如循榆莢似毛輕」或「浮在皮毛，如水漂木」，就是對脈位顯現部位膚淺之浮脈的形象描述。而「水行潤下脈來沉，筋骨之間軟滑勻」，或「沉行筋骨，如水投石」，就是對脈位顯現部位深在之沉脈的描述。就疾病部位而言，「浮脈為陽表病居」，主外感初期之表證；「沉脈為陰，其病在裏」，主裏證，可見影響脈位的深淺受病變部位的影響。患者的胖瘦情況和氣候的變化，也可影響脈位的深淺。

寸、關、尺之部位深淺也有區別，兩手關脈較寸、尺為淺，尺脈較寸、關脈部位為深。這裏所說的脈位深淺，

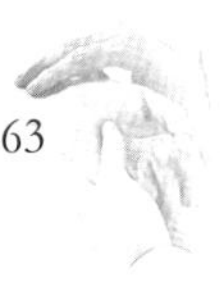

並無嚴格的精確界限，只是相對而言，臨床診脈時要運用不同的指力體察深淺部位不同的脈象，每一種脈象的深淺部位是以最能反映該脈象全貌時的部位為準。

任何一種單脈或兼脈，都有其相應的脈位淺深，診脈時要運用不同的指力細心評判。

2. 脈勢的強弱

是指脈象搏動時應指力量的大小，也稱脈勢。影響脈勢的因素常有 4 種：

(1) **體質**：一般而言，平素重視鍛鍊，體質健壯之人，脈勢就強，應指有力；平素體質較差者，脈勢就弱，應指少力。

(2) **工作性質**：體力勞動者，脈勢強而有力；腦力勞動而有缺乏鍛鍊者，脈勢弱而少力。

(3) **性別**：男性較女性的脈勢強，應指有力。

(4) **年齡**：青壯年較老年、幼小之人的脈勢有力。

在病理情況下，實證患者的脈勢有力而強，虛證患者的脈勢多弱而無力，如「舉之遲大按之鬆，脈狀無涯類谷空」,「及手尋按，幾不可見」等皆是對脈勢之弱的描述。而強勢之脈是「實脈有力，長大而堅；應指愊愊，三候皆然」,「浮沉皆得大而長，應指無虛愊愊強」。無論是單脈還是相兼脈，都有脈勢的強弱之別，這是構成不同脈象特徵的重要因素之一，尤其在辨別病證虛實時尤當如此。

3. 脈形的粗細

是指脈體的寬窄，血管的粗細，氣血對血管的充盈狀況，這些都是影響脈象粗細的主要因素。

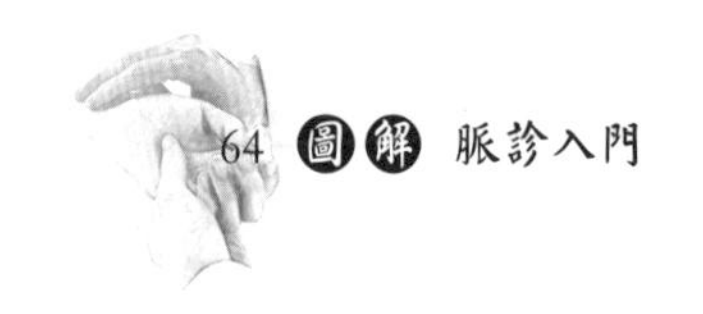

粗者，脈體寬大，生理狀態時主要見於體質強壯、體力勞動和平素鍛鍊之人。有病時，脈體寬大而粗者，是邪氣盛實、正氣不衰之實證脈象。

細者，脈體窄細，應指「狀如絲線，較顯於微」，是久病虛損、氣血雙虧之脈象特徵。但在秋冬之際，氣候寒冷，氣機內斂，血脈收縮，故也可見有較細之脈，若無其他病候者，也是常脈，故曰細脈「秋冬老弱卻相宜」。

4. 脈形之長短

是指脈位的長短。影響脈位長短的因素有：

⑴ 生理因素，如身形的高大與矮小，成年人與嬰幼兒等。

⑵ 在病理情況下，脈象長度「過於本位」，就是所謂的長脈。而「短脈澀小，首尾俱俯，中間突起，不能滿部」者，即是短脈。

衡量脈位的長度標誌，是診脈時三指分佈的疏密程度。身材高大者，脈位長，布指宜疏；身材矮小者，脈位短，布指宜密。小兒則「一指診脈定三關」，其脈位更短。

5. 脈搏之速率

是指單位時間內脈象搏動的次數。這是構成脈象特徵的重要因素之一。脈搏的速率是心臟在心氣的鼓動下不停地有節律地將氣血排入經脈，從而產生脈的速率，因而氣血的運行和心臟的搏動直接影響脈的速率。

在生理狀態下，成人的脈率則相對恆定，一息四至。但是，常中有變，如體力活動後，情緒激動之時，進食和飲酒等都會改變脈率而使其加速。在男女性別之間，女性較男性脈率為快。長幼之間，小兒較成人脈率為快。孕婦的脈率亦相對增快。另外，炎夏季節較寒冬季節的脈率為快。

在病理狀況下，無論是實熱還是虛熱，均可使氣血運行加速，因而脈率增快，即數脈。故在臨證時，脈的速率增快亦提示體內有熱。

除上述性別、體質、年齡、長幼、氣候寒熱等可改變脈的速率外，部分體質強壯之人，其脈的速率可少於常人，一息僅三至而非病態。但在病理狀況下，若脈率不足一息四至（1 分鐘不足 60 次）者，可見於寒證患者。

6. 脈搏的節律

正常的脈象是均勻的，從容有節律。脈象搏動的節律均勻，是來自心臟均勻有節律的跳動和脈內氣血均勻有節律的運行。因此，臟氣衰微，氣血虧損，以致氣血運行不暢；或痰食瘀血、瘡瘍腫痛、寒痰凝滯等，致使氣血運行不暢，不能接續，皆可出現脈律失常不均勻的脈象特徵，如促、結、代脈即是。青少年偶見節律不整而無其他症狀時，則不屬病態表現。另外，吸菸過多、飲酒過量等也可出現節律不整。

7. 脈管的緊張度

是針對血管壁的彈性而言，脈象的特徵常受血管緊張度影響。如弦脈、緊脈、革脈等，都是血管的緊張度較大的緣故，勁急不柔和。又如虛脈、細脈、濡脈、微脈、弱脈等，都是血管壁的緊張度變小，失去其應有的彈性的緣

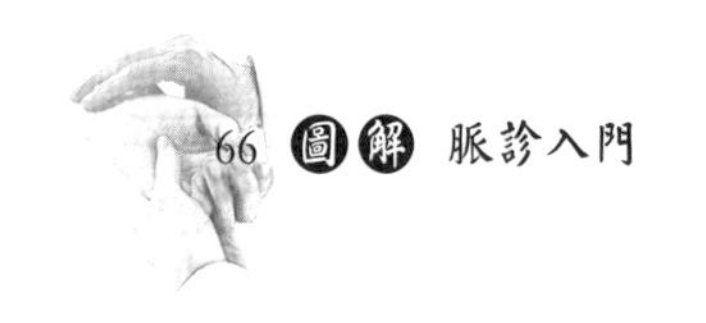

故。

在某些狀態下，也可使其緊張度發生某些變化，如情緒愉快、心情舒暢時，其血管緊張度可稍有降低，而當惱怒時，其血管緊張度加強；老年人較青壯年人的血管緊張度為大；寒冬季節較春夏季節的血管緊張度為大等。

8. 脈搏的流利度

是指脈象應指時往來的滑利程度。脈象往來的流利程度，主要取決於氣血運行的狀況。一般身體健康，氣機調暢，陰陽氣血充足，血管健全，脈內的氣血運行就和利暢通，脈象應指時就往來流利。

在生理狀態下，體質強壯、氣血充足者與體質較弱、氣血不足者的流利度不同。孕婦要妊養胎兒，故與一般婦女的脈象流利度不同。春夏季節陽氣充盛，氣候溫熱，氣血運行流暢；而秋冬季節則氣候寒涼，邪氣盛實，氣實血湧，可見有「往來流利，如盤走珠」之滑脈，其流利度就大。

在病理狀態下，氣滯血瘀、精傷血少的患者，血流艱澀不暢，其流利度就小。

脈象是全身功能狀態的綜合反應，它攜帶著多種功能活動訊息情況，任何一種脈象特徵都是脈位（深淺）、速率（快慢）、脈勢（強弱）、脈形（粗細、長短）、節律以及脈管的緊張度和脈搏的流利度等多種因素的綜合體現。所以，無論是單脈或是複合脈，都應從以上幾個方面來進行細心體察，分析產生相應脈象特徵的主要因素，從而推究病機，做出符合客觀實際的診斷來。

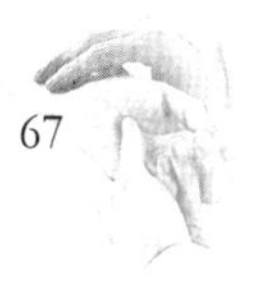

二、正常脈象

正常脈象又稱「平脈」或「常脈」。學習和運用脈診方法，必須先掌握正常脈象的形態特點、生理性變異等，然後才能知常達變，以常衡變，進一步辨別病脈。

正常脈象的形態是三部有脈，一息四五至之間，不浮不沉，不大不小，不急不徐，從容和緩，柔和有力，節律整齊，尺脈雖沉但重按有力，並隨其生理活動和氣候環境的不同而有相應的正常變化。這正如《素問・平人氣象論》在談及正常脈象的至數時所說：「人一呼脈再動，一吸脈亦再動，呼吸定息，脈五動，閏以太息，命曰平人，平人者不病也。」這裏的太，亦即大也。太息，即長大呼吸。閏，即增加的意思。閏以太息，是指在長大呼吸時，脈搏跳動增加一次而為一息五至，仍屬生理現象。

㈠ 正常脈象特點

正常脈象應具備 3 個主要特點，即有胃、有神、有根。

1. 胃

胃為水穀之海，後天之本，是營衛氣血化生之源。人體衛氣營血、臟腑經絡等一切生機的進行決定於胃氣的有無。有胃氣的脈象，歷來說法很多，但總以脈象不沉不浮、不快不慢、從容和緩、節律一致，是為有胃氣之脈，其中柔和有力為主要標誌。即或是病脈，不論沉浮遲數，但有柔和有力之象，便是有胃氣。張介賓說：「欲察病之

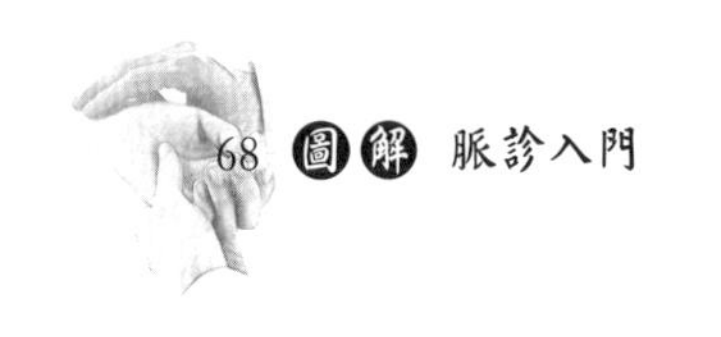

進退吉凶者，當以胃氣為主。」說明察胃氣在診脈中的重要意義。

2. 神

脈貴有神，心主血而藏神，脈為血之府，血氣充足，心神健旺，脈象自然有神。

脈神的形態特徵是節律整齊，從容和緩，節律是判斷脈神的主要依據。即使是微弱的脈，在微弱之中不至於節律紊亂者是為有神；弦實之脈，在弦實之中仍有節律者均為有神。

3. 根

腎為先天之本，是人體臟腑組織功能活動的原動力，人身經脈氣血的運行，全靠腎間動氣以為生發。腎氣充足，生機就旺盛，氣血經脈就流暢無阻，脈象就必然有根。有根之脈的特徵有兩種說法：

其一謂尺脈候腎，無論何種病脈，惟尺脈沉取，應指有力，就是有根的脈象。

其二認為，無論寸、關、尺三部，只要沉取應指有力者，都是有根的脈象，因為沉取就是候腎之元氣。

兩種說法雖有一定的差別，但都基於腎主藏精，為人身元氣之根，是生氣之源，生命之根的緣故。

脈之有胃、有神、有根的特點，實乃精、氣、神在脈象中的綜合反應，辨識其常變，是頗有實際意義的。

㈡ 影響脈象的因素

脈象是人體全身功能狀態的綜合反應，因此，脈象和

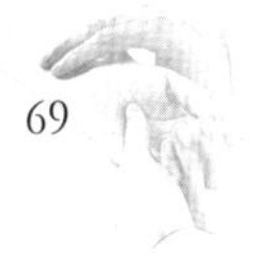

人體內外環境的關係是十分密切的，正常脈象也會隨著人體內外因素的影響而有相應的生理性變異。

1. 四季氣候

由於受氣候的影響，正常脈象有春三月，六部脈微弦；夏三月，六部脈微洪（鉤）；秋三月，六部脈微浮（毛），冬三月，六部脈微沉（石）的變化。

因為春季雖然陽氣已升，但陽氣尚未充盛，陰寒未盡除，氣機有約束之象，故脈象稍帶弦；夏季陽氣已盛，脈氣來勢盛而去勢衰，故脈象稍帶洪，如鉤之狀；秋季氣候轉涼，陽氣欲斂，脈象原先的洪勢已減，應指輕而如毛，故稍帶浮的狀態；冬季氣候寒冷，陽氣潛藏，脈勢沉而搏指有力，如石之下沉狀。

2. 地理環境

地理環境也能影響脈象。南方地勢低下，氣溫偏高，空氣濕潤，人體肌膚疏鬆，故脈多細而略數；北方地勢較高，氣溫偏低，空氣乾燥，人體肌膚緊縮，故脈多沉實。所以，張石頑說：「江南人元氣薄，所以脈多不實。西北人習慣風寒，內外堅固，所以脈多沉實。滇粵人表裏疏豁，所以脈多微數，按之少實。」

3. 年齡

年齡越小，脈搏越快，嬰兒每分鐘脈搏 120～140 次；5～6 歲的幼兒，每分鐘脈搏 90～110 次；年齡漸長則脈象漸趨和緩起來，其速率逐漸減慢。青壯年氣血強盛，身強體壯，脈搏有力；老年人氣血虛弱，精力漸衰，脈搏較弱。

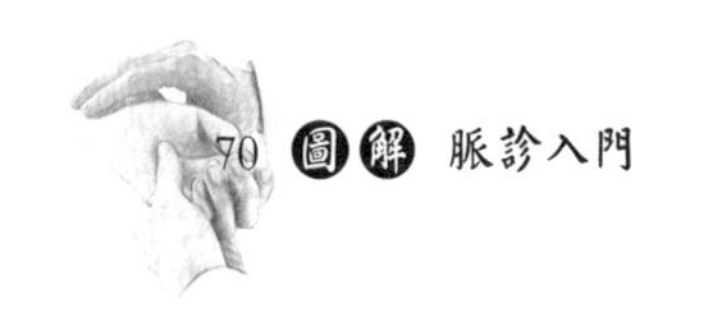

4. 性別

婦女的脈象較男人的脈象濡弱而略快，妊娠後常見滑數而沖和的脈象。

5. 體質

身軀高大者，其脈位較長；身材矮小者，其脈位較短。體瘦之人肌肉較薄，脈象常浮；肥胖之人，皮下脂肪較厚，脈象常沉。凡常見六部脈俱沉細而無病象者，稱為六陰脈；六部俱見洪大而無病象者，稱為六陽脈。

6. 情志

情緒波動也會使脈象發生相應的變化，這種一過性的脈象變化也屬生理性變異而非病脈表現。如喜樂之時，其脈較緩；惱怒之時，其脈弦急；驚恐之下，氣機暫時逆亂而見動脈等。這些變異之脈象，隨其情緒的平靜恢復之後也就趨於正常狀態。

7. 勞逸

不同的活動狀態時，其脈象會出現變異，當劇烈活動或強體力勞動之後，脈多急疾而速；安臥或入睡之後，脈多遲緩。由於腦力勞動者和體力勞動者平素活動狀態有別，故前者之脈弱於後者。

8. 飲食

當進食後，脈多數而有力；飢餓之時，脈稍緩而無力。

另外，某些人因為血脈循行走向的變異，其脈不見於寸口部位，而從尺部斜向手背處，稱為「斜飛脈」；若完全顯現於寸口的背側，稱為「反關脈」。還有出現於腕部

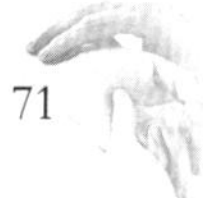

其他位置的，這些都屬於生理性的特異脈位，即橈動脈解剖位置的變異，不屬病脈。

在學習病理脈象的內容之前，必須對什麼是正常脈象，正常脈象應當具備的特徵是什麼，怎樣排除影響對正常脈象判斷的干擾因素等有所瞭解，才能更好地理解並運用病理脈象的相關知識。

三、病脈的辨別

1. 根據脈的胃、神、根進行辨別

若脈中胃氣少，其脈發生異常變化，即為病脈。脈來有力或無力的程度，都可作為辨別病脈的依據。脈的至數也能反映脈的「神氣」。

若脈的至數不勻齊，或脈見結代、動、促、參伍不調等，則為「失神」或神氣不足，故可作為辨別病脈的依據。《醫宗必讀》是根據兩側尺部和六部脈沉取診察脈「根」，並認為脈「根」是腎水盛衰的重要標誌，故可作為辨別病脈的依據。

2. 用察獨的方法來進行辨別病脈

察獨是發現病脈或辨別病脈的一種簡便的方法（詳見前述）。

3. 用化解的方法來進行辨別病脈

是將脈診的常用 28 種脈象進行化解，弄清楚每一種常用脈象是針對寸口脈哪方面的變化。這樣一來，就便於根據寸口脈正常的脈形來規範辨別病脈。

比如，遲、數兩脈是針對脈的至數的，若一息三至或

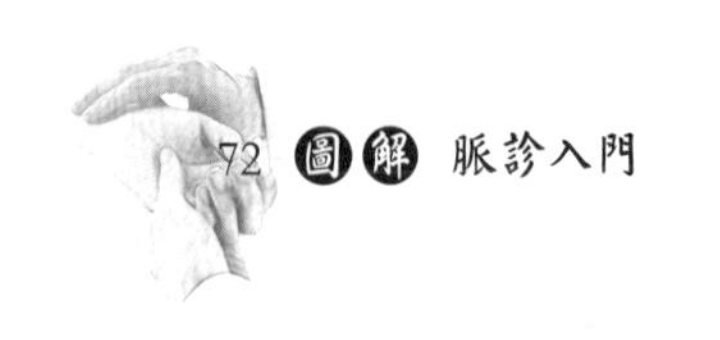

三至以下，或一息六至或六至以上，都可作為辨別病脈的依據。

《診家樞要》中所提出的實際就是一種簡單的化解方法（詳見前述）。這是運用上、下、來、去、至、止 6 個方面的變化來概括脈象，並將錯綜複雜的脈象化解為上、下、來、去、至、止 6 個方面來進行辨別與分析。《景岳全書》則稱之為「診家之綱領」。近代的脈學著作則稱之為「六字訣」。

清代周學海提出了更為簡單的一種化解法，是從位、數、形、勢 4 個方面來分析的變化。這種方法可執簡馭繁地歸類各種脈象的變化，在辨別與分析脈象變化時較為方便。對這種方法的具體操作，周學海也作了具體說明，他用「舉按」以診浮沉之位，用「上下」以診寸尺之位，用推尋的手法以審察脈形，用初持、久按、單按、總按和手法以審察脈勢和至數方面的複雜變化（詳見前述）。

上述方法略有不同，但總的來說，都是從脈象的基本構成條件入手，這是很值得提倡的一種方法。用這種方法來辨別病脈，針對性強，準確率高，若按綜合脈形「對號入座」很難辨別，但從非竇性心律脈形的基本條件入手很容易掌握是其特點。

4. 根據脈象的變化程度來進行辨別病脈

脈診的常用 28 種脈象，皆不是固定不變的脈形，都有可容許的變化範圍。在實際表現時，可有程度上的不同。因此，脈象的變化程度可作為辨別病脈的重要依據。如弦脈，其主平、主病、主死，取決於其「弦」的程度上，所以脈象的變化程度是辨別病脈的依據。又如遲脈，若一息三至，則未必都是病脈，若一息二至或二至以下，雖仍屬遲脈，但肯定是病脈。任何脈象在實際表現的程度，都是辨別病脈的重要依據。

在此需要說明的是，根據脈象的變化程度來進行辨別病脈，還有另一個方面的意義，即根據脈象的變化程度，可分清相兼脈的主次。這對臨床辨證非常重要。

主脈反映疾病的主要方面，是辨證論治的主要依據。兼脈對主脈有補充作用。脈象的變化程度是辨明主脈與兼脈的重要依據。

比如脈浮數，若「浮脈」為主脈，常見於表熱證。若「數脈」達到一息八九至的程度，則應以「數脈」為主脈，這是「陽熱已極」或「元神散脫」的表現，絕不再是表熱證的性質了。

脈象的變化程度，既可作為辨別病脈的重要依據，也可作為分辨主脈、兼脈的重要依據。

5. 區別陰陽順逆是辨別病脈的根本法則

《黃帝內經》曰：「善診者，察色按脈，先別陰陽。」這是辨別病脈的根本法則。所謂的「先別陰陽」，既包含著正氣盛衰的變化，又包含著具體的病變情況，而這兩個方面的情況，都可透過上述各種方法進行診察。

比如，脈的胃根神、察獨、位數形勢等，對這些方面的辨別與分析，都需以辨別陰陽順逆為基本法則。又如，首先將脈象分為陰脈、陽脈，再辨陰證、陽證。陰與陽，既是辨脈總綱，又是辨證總綱，故可根據脈象的陰陽屬性辨別病證陰陽屬性。

臨床中千變萬化的脈象，都可用陰陽來概括；錯綜複雜的病證，也可用陰陽來概括。所以，辨脈和辨證都需要辨別陰陽順逆。

四、常用脈象的主病與特徵

常用脈象有 28 種，學習脈診，可先將 28 種脈象分為浮、沉、遲、數、虛、實等 6 類，然後再細分 28 種脈象，這樣就較為容易記憶了。

㈠ 浮類脈（圖 6-1）

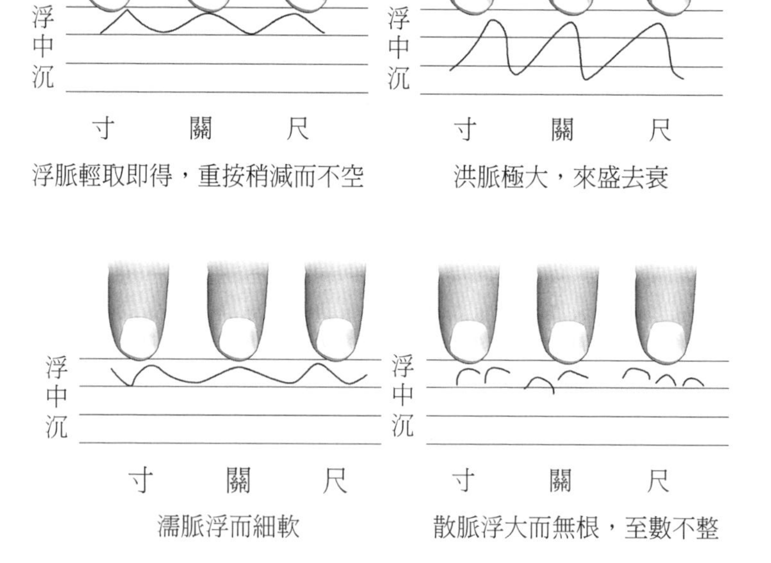

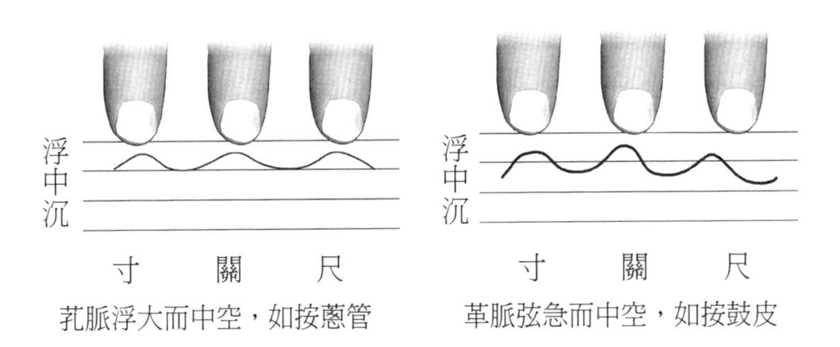

圖 6-1　浮類脈示意圖

1. 浮脈

(1) **主病**：主表證（是指邪氣侵襲人體肌表後，出現惡寒、發熱、四肢痠痛、舌苔薄白，脈浮而有力），亦主虛證（是指由於人體氣血不足，臟腑功能衰退所引起的症候，脈浮而無力），亦可見於風水、皮水（為脾腎陽虛所引起的水濕不化、泛溢於皮膚肌表的病症。發病較為緩慢，全身皮膚冰冷、水腫，肢體疼痛或沉重）。

(2) **特徵**：輕取即得，重按稍減而不空。

2. 洪脈

(1) **主病**：主熱證（是指由於外邪侵襲人體，入裏而化熱，引起如發熱、面紅、口渴、煩躁、便秘、舌苔厚黃等症狀）。

(2) **特徵**：脈極大，來盛去衰。

3. 濡脈

(1) **主病**：主陰陽氣血諸虛。

(2) **特徵**：浮而細軟。

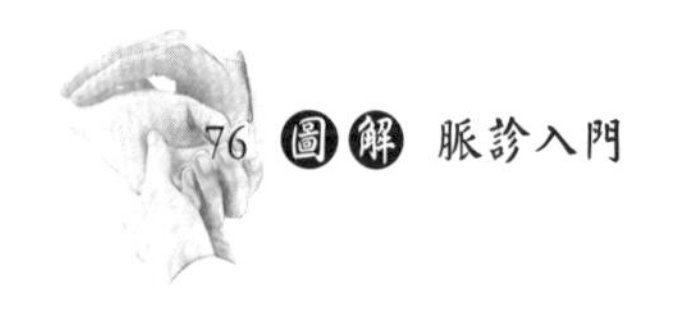

4. **散脈**

⑴ **主病**：主元氣離散（當人體於重病或大失血等生命垂危時，由於陰陽離絕，元氣將無所依附而離散）。

⑵ **特徵**：浮大而無根，至數不齊。

5. **芤脈**

⑴ **主病**：主失血（由於外傷或內因等因素，導致人體內的血液流失時，稱為失血）或陰傷（由於體內的高熱不退或是因過服溫燥的藥物，都會耗損陰液而導致陰液損傷）。

⑵ **特徵**：浮大而中空，如按蔥管。

6. **革脈**

⑴ **主病**：主亡血、失精。

⑵ **特徵**：弦急而中空，如按鼓皮。

㈡ 沉類脈（圖 6-2）

1. **沉脈**

⑴ **主病**：主裏證（是指邪氣侵襲人體的肌表後，邪氣內傳入裏所出現的各種症狀），沉而有力為裏實（是指由於外邪侵襲人體，入裏而化熱，或是由於氣滯血瘀、痰飲、食積等壅滯於腸胃，臨床表現為壯熱、煩渴、便秘等症狀）；沉有而無力為裏虛（是指由於人體的氣血不足，臟腑功能衰退所引起的症候）。

⑵ 特徵：輕取不應，重按始得。

2. **伏脈**

⑴ **主病**：主邪閉（是指疾病發展過程中，由於人體

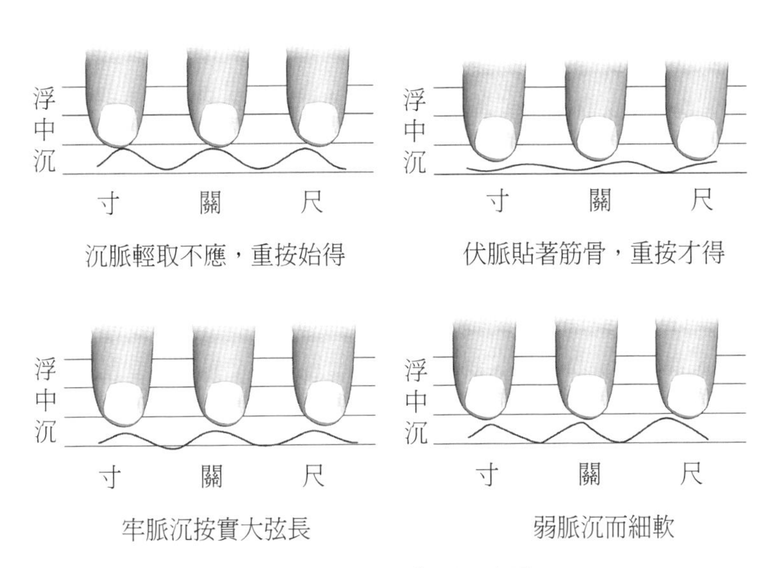

圖 6-2　沉類脈示意圖

正氣不足，致使邪氣更為深入而難出，由於邪氣阻遏陰陽氣血的輸布，因而出現臟腑功能閉塞不通的病症）。

厥證（為平素因元氣虛弱，或是因肝陽偏旺，或是因精神遭受過度刺激等因素，致使氣機逆亂，而引起蒙閉心神的症狀。主要表現為突然昏倒，不省人事，四肢厥冷等）。

痛證（由於體內氣滯血瘀，或是痰飲、食積等因素，阻遏氣血的運行，氣血不通則疼痛內生）。

(2) **特徵**：貼著筋骨重按才得。

3. 牢脈

(1) **主病**：主陰寒內盛。

(2) **特徵**：沉按實大弦長。

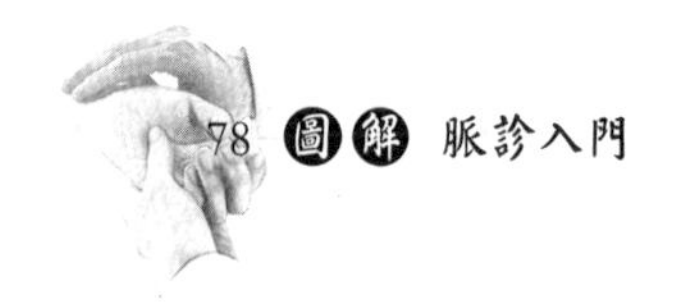

4. 弱脈

⑴ **主病**：主氣血虧虛。

⑵ **特徵**：沉而柔細。

㈢ 遲類脈（圖 6-3）

1. 遲脈

⑴ **主病**：主寒證，遲而有力為寒實證（或為實熱證，是指人體的正氣並不虛衰，但體內有寒邪停滯的病症。表現為食慾缺乏，畏寒肢冷，小便清長，腹痛，便秘，舌苔白，脈沉弦等）；遲而無力為虛寒證（是指人體正氣虛衰，且其體內有寒象的病症。表現為食慾缺乏，畏寒肢冷，面色蒼白，大便稀薄，舌淡白，脈微細等。）

⑵ **特徵**：遲脈來去遲慢，一息三至。

2. 緩脈

⑴ **主病**：主濕，或主脾虛。

⑵ **特徵**：比遲脈稍快，一息四至，脈來怠緩。

3. 澀脈

⑴ **主病**：主精傷（由於先天稟賦不足，或因久病傷及腎陰腎陽，或因房勞過度，致使腎精的生成受阻），血少，氣滯（是指人體內的氣機運行不暢所引起的脹滿或疼痛等症狀），血瘀。

⑵ **特徵**：遲細而短，往來艱澀。

4. 結脈

⑴ **主病**：主陰盛氣結，亦主氣血虛衰。

⑵ **特徵**：遲緩而時止，止無定數。

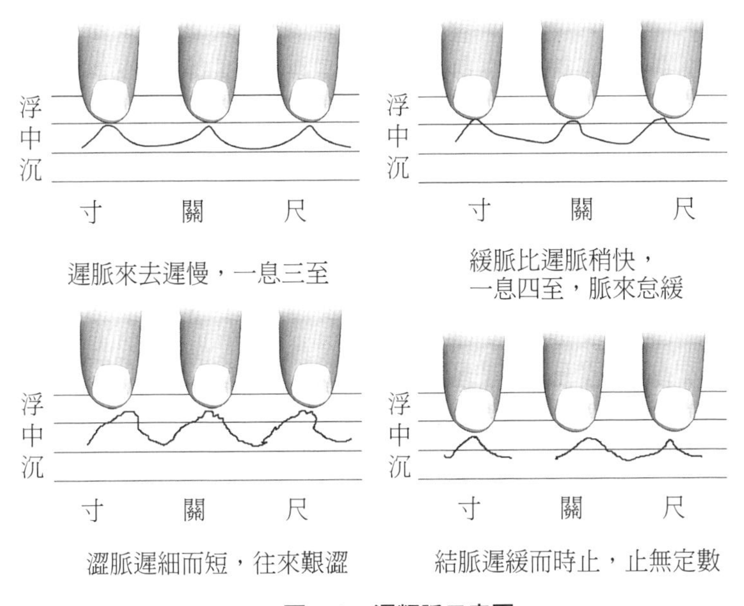

圖 6-3　遲類脈示意圖

㈣ 數類脈（圖 6-4）

1. 數脈

⑴ **主病**：主熱，亦主虛證。

⑵ **特徵**：一息五至以上。

2. 疾脈

⑴ **主病**：主陽極陰竭（人體內的實熱特別熾盛，以致於陰液嚴重虧損不足），元氣將脫。

⑵ **特徵**：一息七八至，脈來急疾。

3. 促脈

⑴ **主病**：主陽盛實熱，血瘀痰飲（痰飲泛指體內的

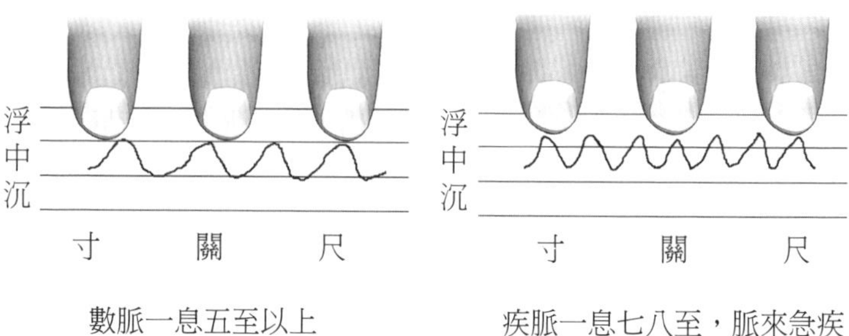

數脈一息五至以上

疾脈一息七八至，脈來急疾

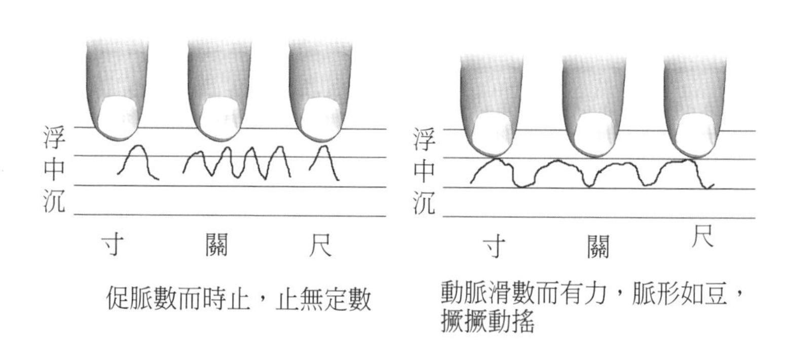

促脈數而時止，止無定數

動脈滑數而有力，脈形如豆，厥厥動搖

圖 6-4　數類脈示意圖

水液由於運化不利，停積於臟腑經絡或四肢等處的病症。其主要病因多與脾、肺、腎三臟的功能失調有關），宿食停滯（主要病因為脾胃運化失常，食物消化不良而停積於胃腸的病症。主要症狀為胸脘滿悶，食慾缺乏，口苦口臭，舌苔厚膩等）；亦主元氣虛衰。

(2) **特徵**：數而時止，止無定數。

4. 動脈

(1) **主病**：主痛，亦主驚。

(2) **特徵**：滑數而有力，脈形如豆，厥厥動搖。

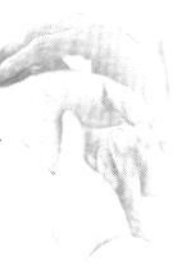

㈤ 虛類脈（圖 6-5）

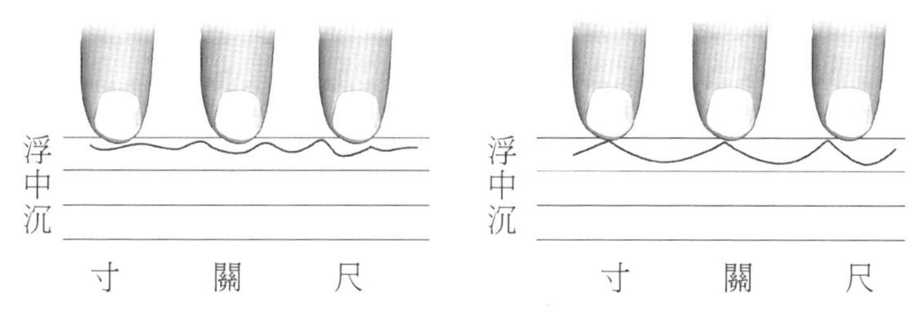

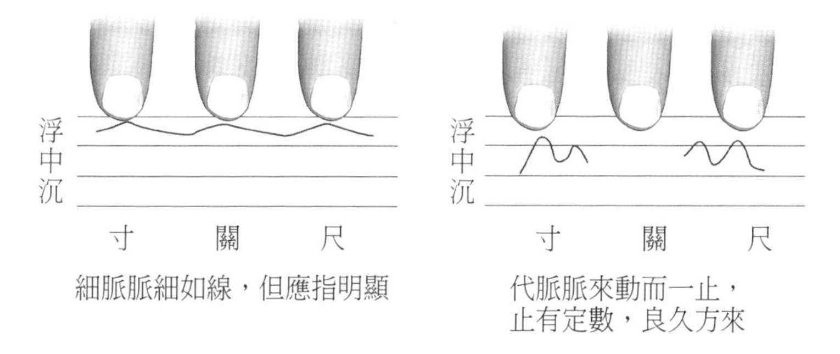

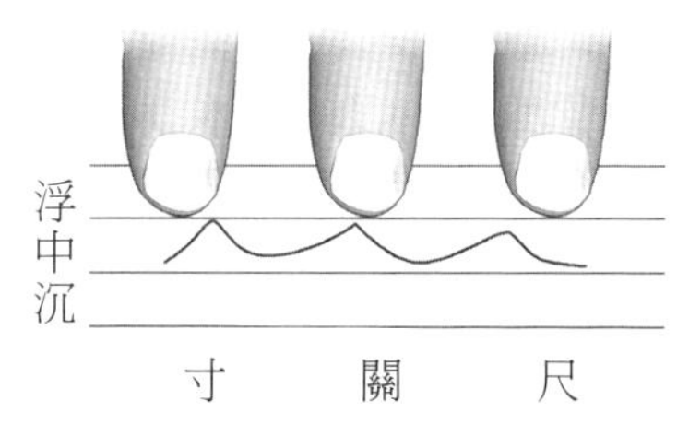

圖 6-5　虛類脈示意圖

1. 虛脈

⑴ **主病**：主虛證。

⑵ **特徵**：舉之無力，按之空虛。

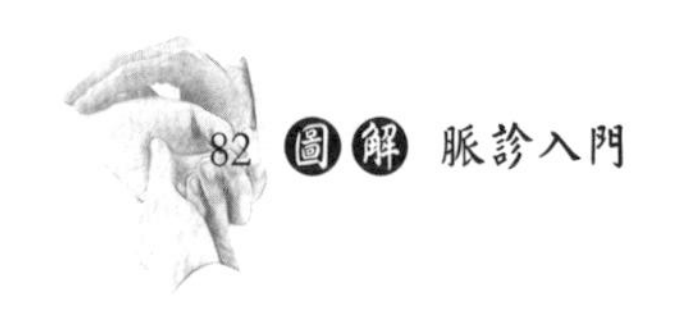

2. 微脈

(1) **主病**：主氣血諸虛。

(2) **特徵**：極細極軟，似有似無，至數不明。

3. 細脈

(1) **主病**：主氣血兩虛，亦主諸虛勞損。

(2) **特徵**：脈細如線，但應指明顯。

4. 代脈

(1) **主病**：主臟氣衰微。

(2) **特徵**：脈來動而一止，止有定數，良久方來。

5. 短脈

(1) **主病**：主氣病，短而無力主氣虛證（是指人體由於先天稟賦不足，或是重病久病損耗元氣，所出現身疲乏力、少氣懶言，動則汗出、心悸等）；短而有力主氣實證（即實證，是指由於外邪侵襲人體，入裏而化熱，或是由於氣滯血瘀、痰飲、食積等壅滯於胃腸，臨床表現為壯熱、煩渴、便秘等）。

(2) **特徵**：首尾俱短，不及本位。

(六) 實類脈（圖 6-6）

1. 實脈

(1) **主病**：主實證，亦主陰寒厥冷證。

(2) **特徵**：浮中沉三部舉按皆有力。

2. 長脈

(1) **主病**：主陽證，如肝陽（肝陽與肝陰皆為肝的重要部分，肝陽在某種意義上來說，幾乎涵蓋了肝氣的成分，

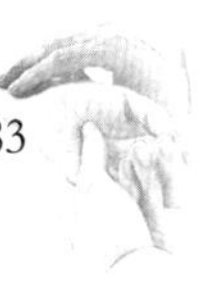

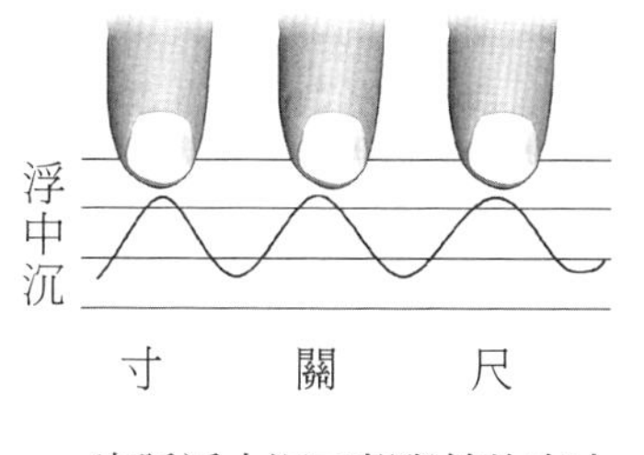

實脈浮中沉三部舉按均有力

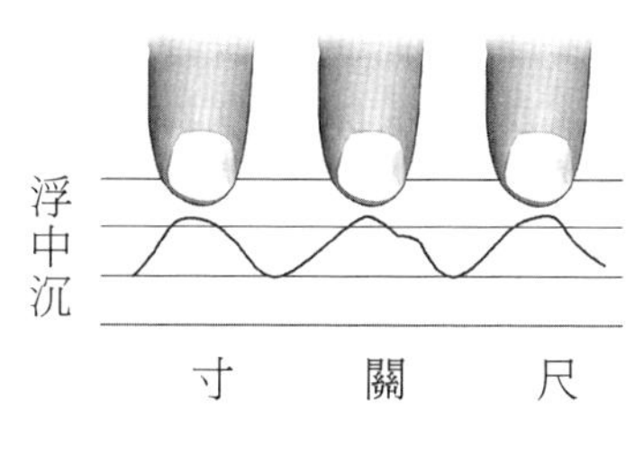

長脈首尾端直，超過本位

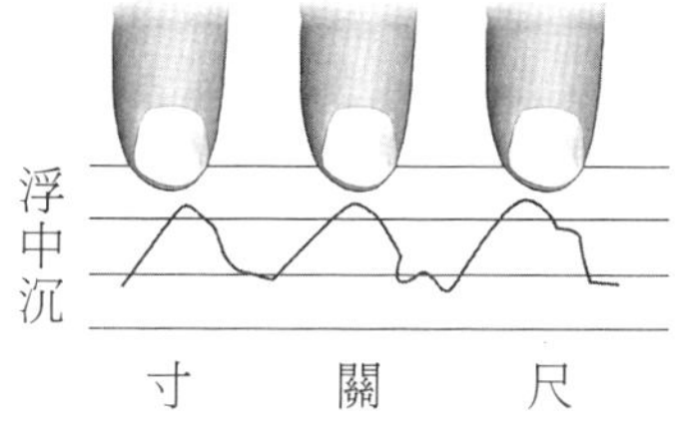

滑脈往來中流，應指圓滑，如盤走珠

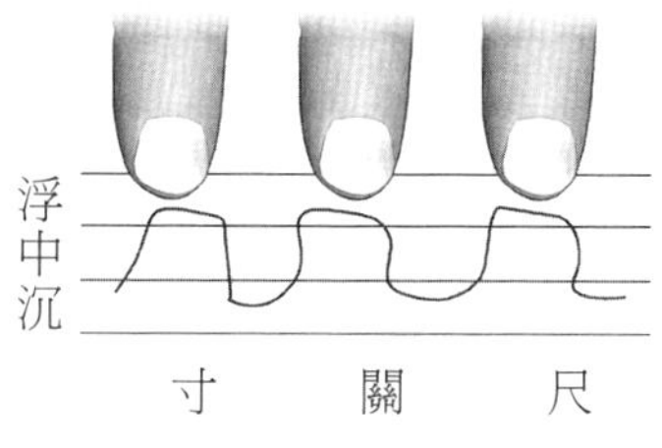

弦脈端直以長，如按琴弦

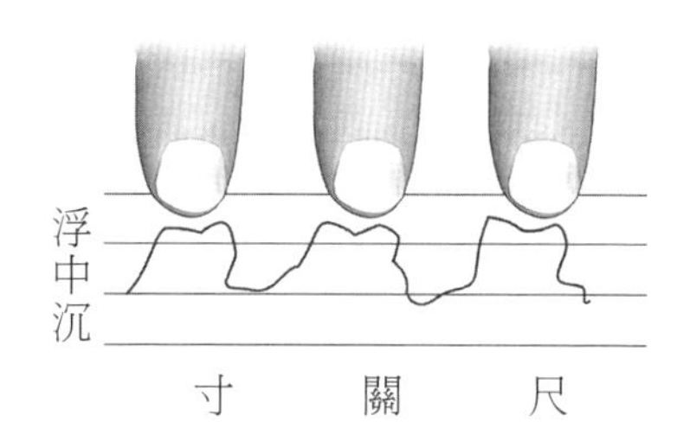

緊脈脈來繃急，狀如牽繩轉索

圖 6-6 實類脈示意圖

具有溫煦氣血，溫通經脈的作用）有餘，或陽盛內熱證。

⑵ **特徵**：首尾端直，超過本位。

3. 滑脈

⑴ **主病**：主痰飲，宿食，實熱，蓄血（共主要病因

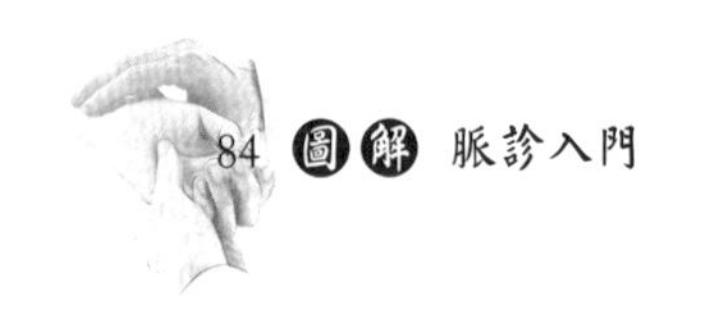

為邪熱入裏，與血相摶，瘀血與邪熱阻滯於少腹，上擾於心神所致。臨床表現為身熱、煩躁不安。發狂、少腹疼痛脹滿，脈沉結等）。

(2) **特徵**：脈往來流利，應指圓滑，如盤走珠。

4. 弦脈

(1) **主病**：主肝膽病，主痰飲，主諸痛，主瘧疾，亦主虛證。

(2) **特徵**：端直以長，如按琴絃。

5. 緊脈

(1) **主病**：主寒，主痛，亦主宿食。

(2) **特徵**：脈來繃急，狀如牽繩轉索。

五、常用脈象的脈理、鑑別與兼脈主病

1. 浮脈

切脈時，用指輕按在肌表上就可以感到搏動；當用力重按時，反而感到指下的搏動減弱，但脈體並沒有空虛的感覺。

(1) **脈理**：

① 當外部有致病因素侵襲肌表時，人體衛氣與外邪互相鬥爭，因此脈氣搏動有力，脈位浮而明顯。

② 當人體因久病而虛衰時，由於體內的氣血虧虛，陽氣不能附於陰液而浮越於外，此時的脈象就顯得浮大而無力。

(2) **鑑別**：

浮脈與芤、濡、虛、散 4 種脈象相類似。這些脈象的

特點是脈位都位於肌表淺處，因此很容易與浮脈相混淆。其鑑別點是：

① 浮脈的脈形不大不小，輕取明顯，重按稍減，脈體沒有空虛感。

② 芤脈的脈位輕浮，脈體型大卻有空虛感，如同按在蔥管上一樣。

③ 濡脈的脈位浮，脈形細小而柔軟。

④ 虛脈的脈象軟弱而無力，脈形細小並有空虛感。

⑤ 散脈的脈位浮，好像沒有根基的浮萍樣散亂，脈形細小且至數不齊（圖 6-7）

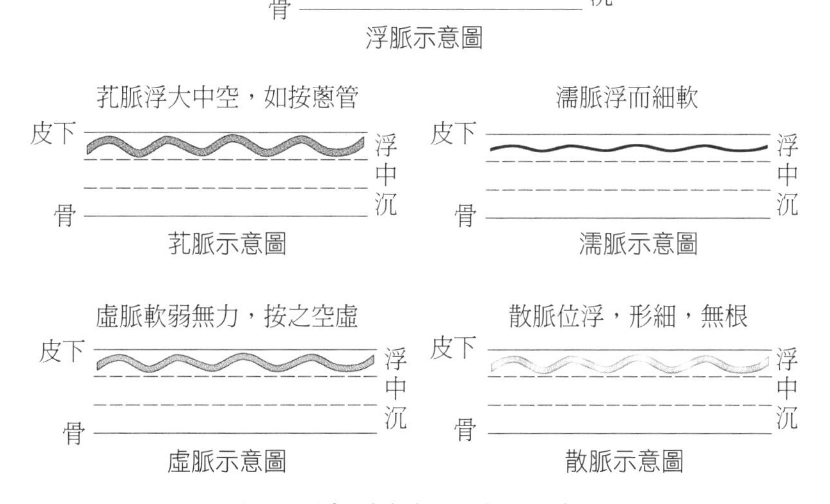

圖 6-7　浮脈與相類似脈鑑別示意圖

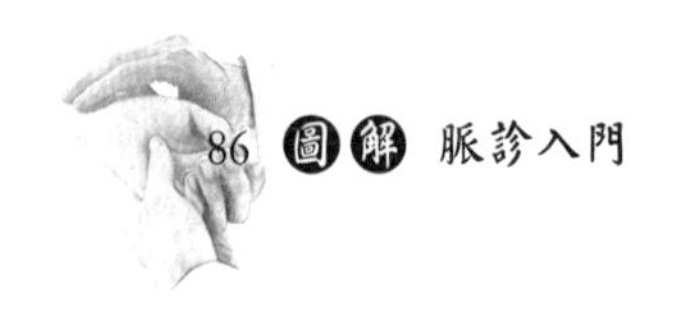

(3) **兼脈主病：**

① 兼脈浮緊主傷寒證。

② 兼脈浮緩主中風證。

③ 兼脈浮數主風熱證。

④ 兼脈浮虛主傷暑證。

⑤ 兼脈浮洪主熱盛證。

⑥ 兼脈浮弦主頭痛證。

⑦ 兼脈浮滑主風痰證。

2. 洪脈

(1) **脈理：**當人體內的邪熱熾盛時，由於邪熱會灼傷陰液，以至陽氣獨盛而衝擊血脈，此時因脈管中的血液遠遠不及陽氣的強盛，因此導致脈管擴張，出現脈來洪大，脈去稍減的洪脈。

(2) **鑑別：**洪脈與實脈相類似，脈象都是強盛有力。

① 洪脈輕取時如波濤洶湧，來盛去衰，沉取時反而略為衰弱。

② 實脈雖然不如洪脈狂急，但在浮取或沉取時，都極為有力，不論來去都十分強盛（圖 6-8）。

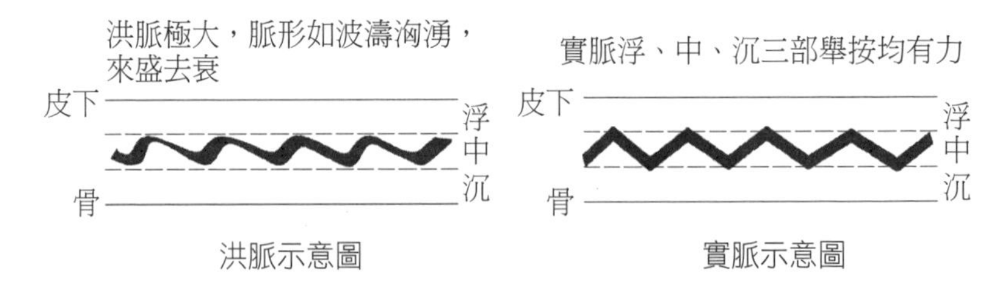

圖 6-8　洪脈與相類似脈鑑別示意圖

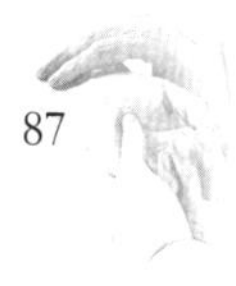

(3) **兼脈主病：**

① 兼脈浮洪主表熱證。

② 兼脈沉洪主裏熱證。

③ 兼脈沉滑主痰熱證。

④ 兼脈洪數主熱盛證。

⑤ 兼脈洪大而長主暑溫兼濕證。

3. 濡脈

(1) **脈理：**

① 濡脈主氣血諸虛，當體內的氣血虧損時，由於陽氣衰弱而無力運行血液，以至血液衝擊脈管的力道不足時，會出現浮軟而無力的脈象。

② 當濕邪壅阻於內時，由於氣血的輸布受到阻遏，此時也會出現濡脈。

(2) **鑑別：**濡脈與弱脈、微脈相類似，都屬於細軟無力的脈象。

① 濡脈的脈位浮，輕取就能感覺得到。

② 弱脈的脈位沉，必須重按才能得到。

③ 微脈的脈位可在浮位或沉位，雖然細面柔軟，卻模糊不清，好像若有若無，欲絕非絕的形態表現（圖 6-9）。

(3) **兼脈主病：**

① 兼脈濡遲主虛冷證。

② 兼脈濡數主陰精虧耗證或濕熱證。

③ 兼脈濡澀主亡血證。

④ 兼脈濡緩主寒濕證。

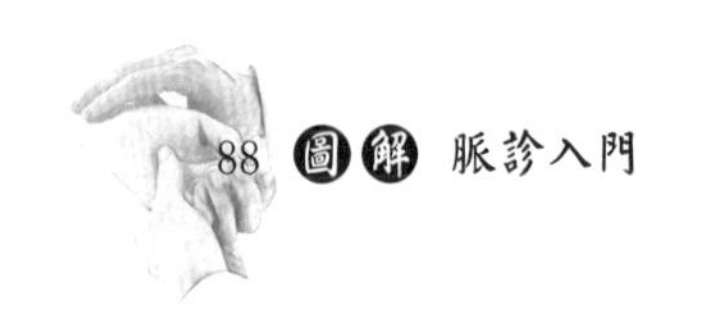

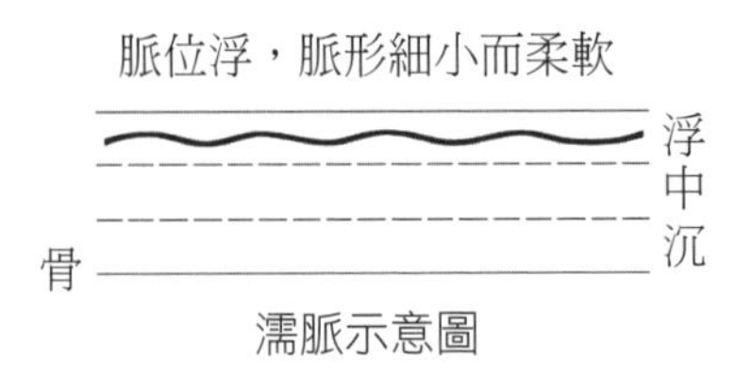

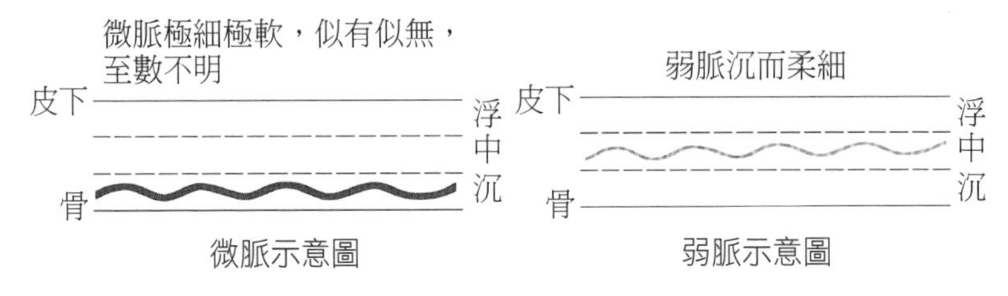

圖 6-9　濡脈與相類似脈鑑別示意圖

4. 散脈

(1) **脈理：**

當臟腑元氣即將絕竭時，由於心力衰竭，陽氣離散，以至血液難以正常運行，因此會出現脈象浮散而無根，時快時慢，沒有規律的散脈。

(2) **鑑別：**

散脈與濡、虛、芤脈相類似，都屬於脈位浮的脈象。

① 散脈浮散而無根，沒有規律可言。

② 濡脈的脈位浮，細小而柔軟，且有脈律。

③ 虛脈的脈位浮大，浮、中、沉三候都軟弱無力，卻仍有根。

④ 芤脈的脈位浮大，浮取時脈管中空，大而柔軟（圖 6-10）。

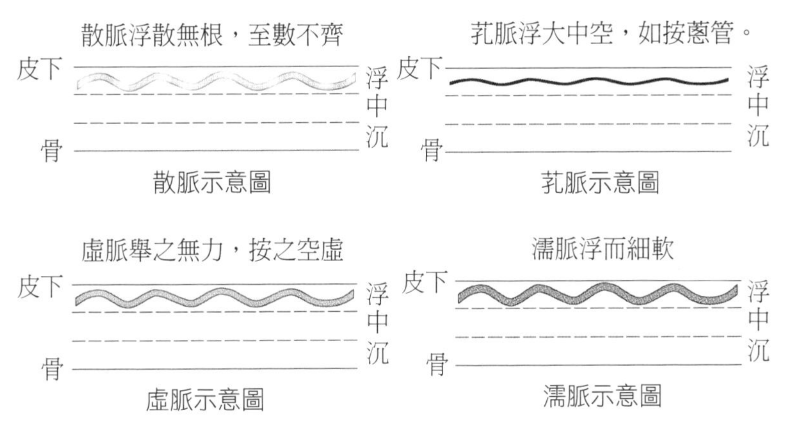

圖 6-10　散脈與相類似脈鑑別示意圖

5. 芤脈

(1) **脈理：**當人體因失血過多或體液大傷時，由於體內的血量突然減少，使得陰血不足以充潤脈管，因而導致脈管空虛，此時陽氣沒有陰液可依附而浮越在外，於是形成脈管浮大中空的芤脈。

(2) **鑑別：**芤脈與革、虛兩脈相類似，三者都具有脈管中空的脈象。

① 芤脈浮大中空，如同按在蔥管上，周圍的脈管較為柔軟。

② 革脈也是浮大中空，卻搏指有力，如同按在鼓皮上，周圍的脈管較為剛硬。

③ 虛脈的脈位浮大，浮、中、沉三候皆軟弱無力，卻仍有根（圖 6-11）。

(3) **兼脈主病：**

① 兼脈浮芤主氣陰兩傷證。

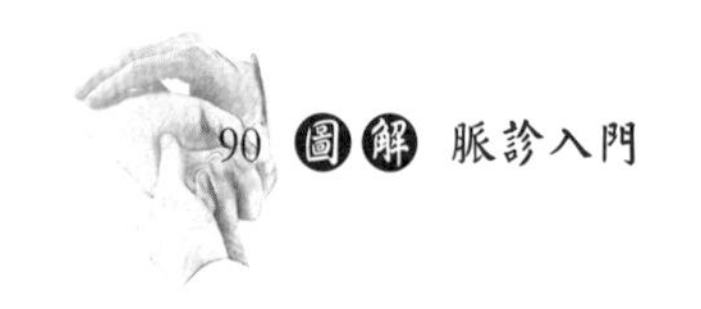

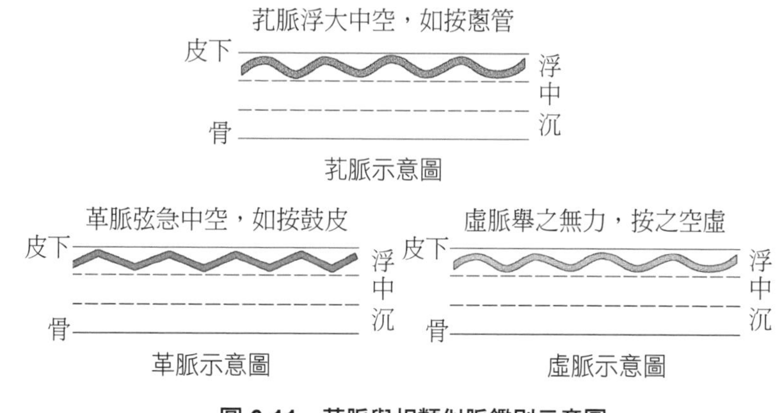

圖 6-11　芤脈與相類似脈鑑別示意圖

② 兼脈芤數主陰虛證。

③ 兼脈芤虛主亡血失精證。

④ 兼脈芤遲主失血正虛證。

6. 革脈

(1) **脈理：**當體內的精血嚴重虧損時，由於陰血不足以充潤脈管，因而造成脈管空虛，此時陽氣沒有陰液可以依附而浮越在外，於是形成脈管浮大中空之革脈。

一般來說，革脈的脈象比芤脈更強而有力，顯示革脈的陽氣比芤脈更為強盛。

(2) **鑑別：**革脈與芤、虛兩脈相類似，三者都具有脈管中空的脈象。

① 革脈浮大中空，卻搏指有力，如同按在鼓皮上，周圍的脈管較為剛硬。

② 芤脈的脈象浮大中空，如同按在蔥管上，周圍的脈管較為柔軟。

③ 虛脈的脈位浮大，浮、中、沉三候皆軟弱無力，卻仍有根（圖 6-12）。

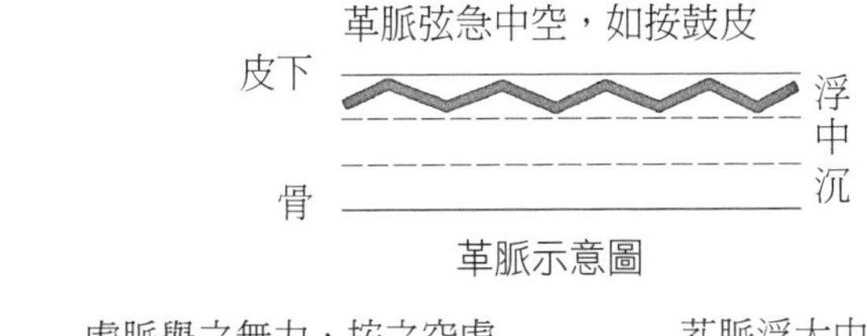

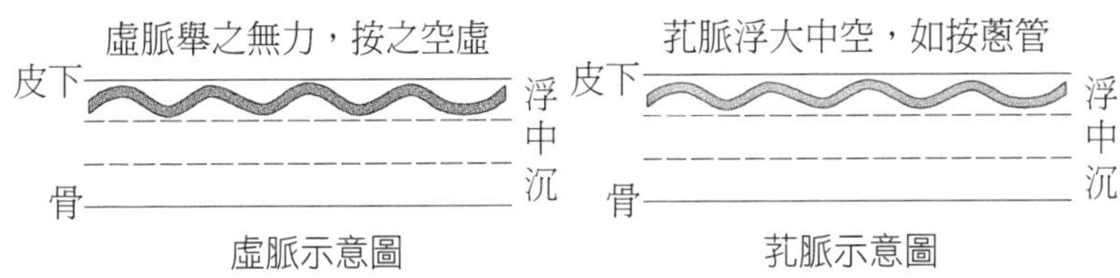

圖 6-12　革脈與相類似脈鑑別示意圖

7. 沉脈

(1) 脈理：

① 裏實證：當病邪入裏時，如患者的氣血充盛，能與病邪相對抗，正氣與邪氣相互爭鬥，以致出現沉而有力的脈象，稱為裏實證。

② 裏虛證：如患者的氣血虧虛，無力輸布氣血，以致出現沉而無力的脈象，稱為裏虛證。

(2) 鑑別：

① 沉脈位於筋骨處，重按才可獲取。

② 伏脈比沉脈的脈位更深，位於筋骨間，即使重按也不可得，必須貼著筋骨才能診及脈象。

③ 牢脈與沉脈很相類似，但脈形較為弦長，像是附著在筋骨上，似乎緊牢而不移。

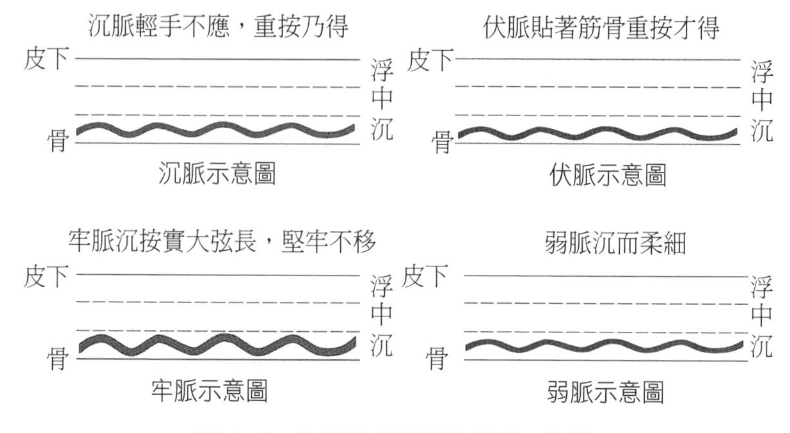

圖 6-13　沉脈與相類似脈鑑別示意圖

④ 弱脈也位於沉位，脈象柔軟而無力（圖 6-13）。

⑶ **兼脈主病：**

① 兼脈沉遲主裏寒證。

② 兼脈沉數主裏熱證。

③ 兼脈沉緩主水濕證。

④ 兼脈沉澀主氣鬱證。

⑤ 兼脈沉滑主痰食證或濕熱證。

⑥ 兼脈沉弦主內痛證。

⑦ 兼脈沉緊主冷痛證。

8. 伏脈

⑴ **脈理：**

① 當體內的邪氣熾盛時，容易阻遏氣血的運行，以致脈氣無法正常運行，因此會出現脈象深伏的伏脈。

② 如因久病不癒而正氣衰微時，陽氣不足以鼓動血脈，也會出現伏脈。

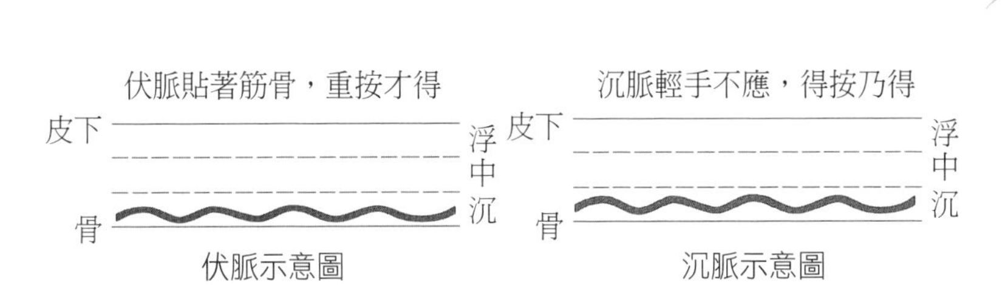

圖 6-14　伏脈與相類似脈鑑別示意圖

⑵ **鑑別**：伏脈與沉脈相類似。

① 伏脈比沉脈的脈位更深沉，幾乎是貼著筋骨的。

② 沉脈在浮位和中位都不明顯，只有重按到筋骨時，才能感覺到搏動（圖 6-14）。

9. 牢脈

⑴ **脈理**：當體內的陰寒亢盛時，由於寒邪的特性為收引凝滯，以致陽氣潛藏面難以升張，因此會出現沉而弦長、牢固不移的牢脈。

⑵ **鑑別**：牢脈與沉脈、伏脈相類似。但牢脈比沉脈深沉，幾乎是貼著筋骨固定不移的搏動。但相對來說，牢脈還比不上伏脈來得深沉（圖 6-15）。

10. 弱脈

⑴ **脈理**：當體內的氣血不足時，由於血液不能充盈脈道，陽氣無力推動血液的運行，因此會出現沉而細軟的弱脈。

⑵ **鑑別**：弱脈與濡脈、微脈相類似，都是細軟而無力的。

① 弱脈在沉位。

② 濡脈在浮位。

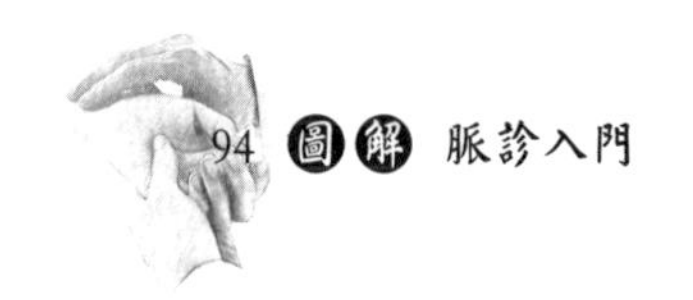

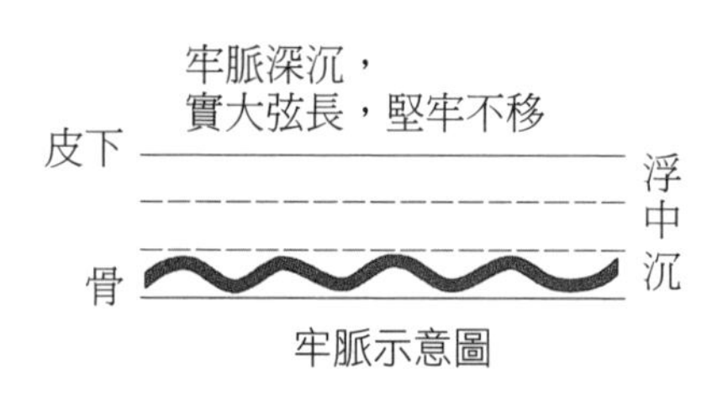

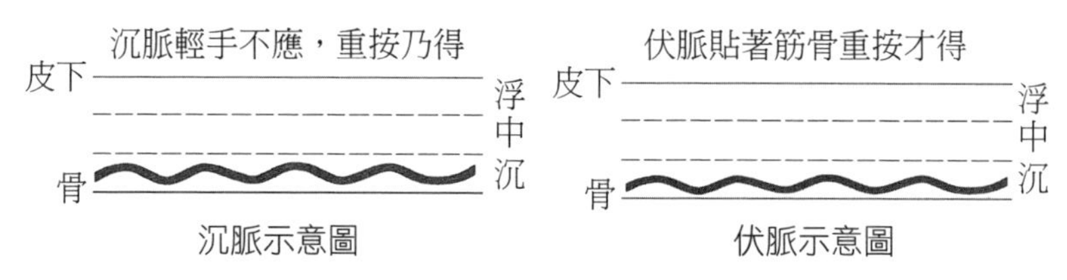

圖 6-15　牢脈與相類似脈鑑別示意圖

③ 微脈可出現在浮位或沉位，脈象卻模糊不清，若有若無，欲絕非絕。

④ 細脈的脈形細小，卻應指明顯，不似微脈的體象模糊不清（圖 6-16）。

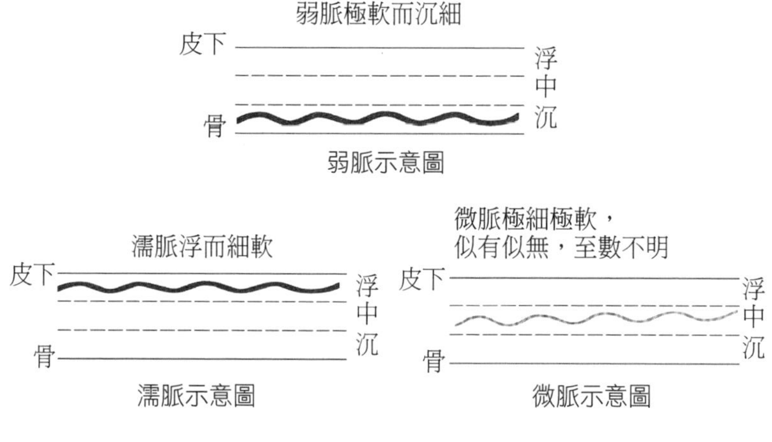

圖 6-16　弱脈與相類似脈鑑別示意圖

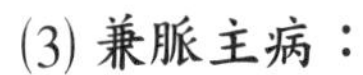
(3) **兼脈主病：**

① 兼脈澀弱主血虛證、血瘀證。

② 兼脈弱微主氣衰證。

③ 兼脈弱數主陰虛證、血虛證。

11. 遲脈

(1) **脈理：**遲脈不僅主寒證，亦主熱證。這是因為當體內的寒邪或熱邪熾盛時，由於氣血的運行受到阻滯，此時，如出現遲而無力的脈象，則提示為虛寒證；如出現遲而有力的脈象，則提示為寒實證或實熱證，因此，對於遲脈的鑑別，應當謹慎鑑別。

(2) **鑑別：**遲脈與緩脈、澀脈相類似。三者的脈象都比正常脈稍慢。

① 遲脈一息只有三至。

② 緩脈比遲脈略快，一息四至。

③ 澀脈的脈形偏細且短促，往來艱澀，因此脈率比正常脈稍慢（圖 6-17）。

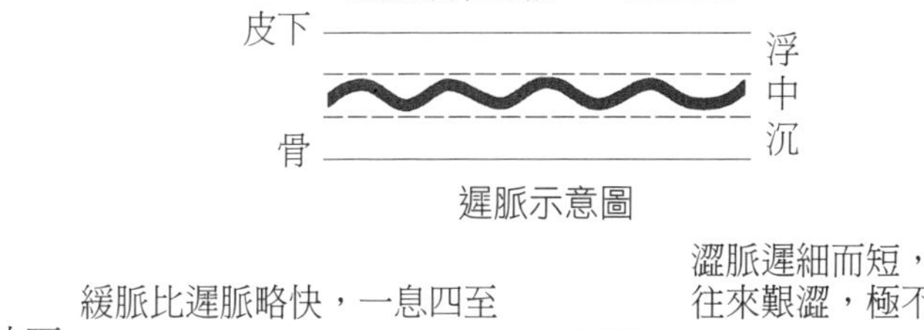

遲脈示意圖

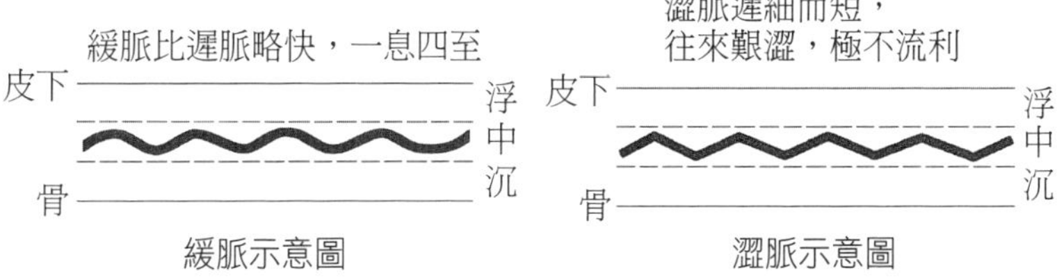

緩脈示意圖　澀脈示意圖

圖 6-17　遲脈與相類似脈鑑別示意圖

(3) **兼脈主病：**

① 兼脈浮遲主表寒證。

② 兼脈沉遲主裏寒證。

③ 兼脈遲滑主痰飲證。

④ 兼脈遲澀主血瘀證或血虛證。

⑤ 兼脈遲細主氣虛證。

12. 緩脈

(1) **脈理：**當體內的脾氣虛弱或是濕邪內困時，由於氣血的運行不暢，氣血不足以充盈脈管，此時就會出現脈來怠慢的緩脈。

(2) **鑑別：**緩脈與遲脈、澀脈相類似。

① 緩脈比遲脈略快，一息四至。

② 遲脈一息只有三至。

③ 澀脈的脈形偏細且短促，往來艱澀，因此脈率比正常脈稍慢（圖 6-18）。

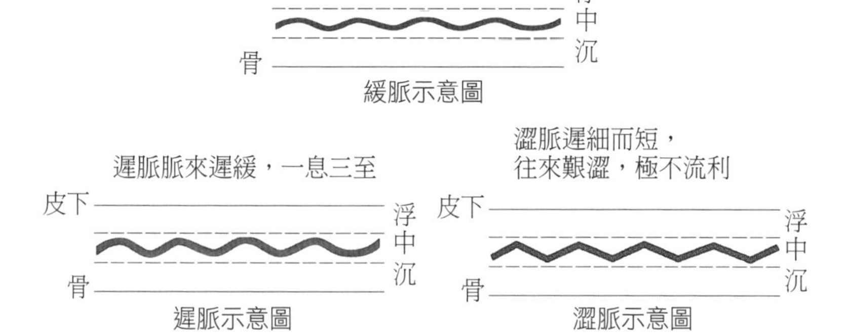

圖 6-18　緩脈與相類似脈鑑別示意圖

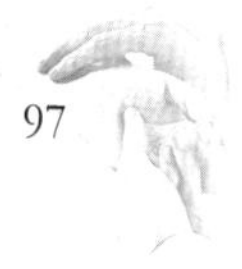

(3) **兼脈主病：**

① 兼脈浮緩主傷風或風濕證。

② 兼脈沉緩主寒濕證或濕痺證。

③ 兼脈緩而滑主脾熱證。

④ 兼脈緩弱主氣虛證。

13. 澀脈

(1) **脈理：**當體內由於精傷、血少、氣滯、血瘀等因素阻遏氣血運行，導致脈氣往來艱澀時，就會出現往來艱澀的澀脈。

(2) **鑑別：**澀脈與結脈相類似，兩者的脈象都較為遲緩。

① 澀脈脈象不流利，往來艱澀，感覺較為遲緩。

② 結脈的脈象遲緩，雖然沒有往來艱澀感，但會突然欲止，並且每次歇止的間隔也沒有一定的規律（圖6-19）。

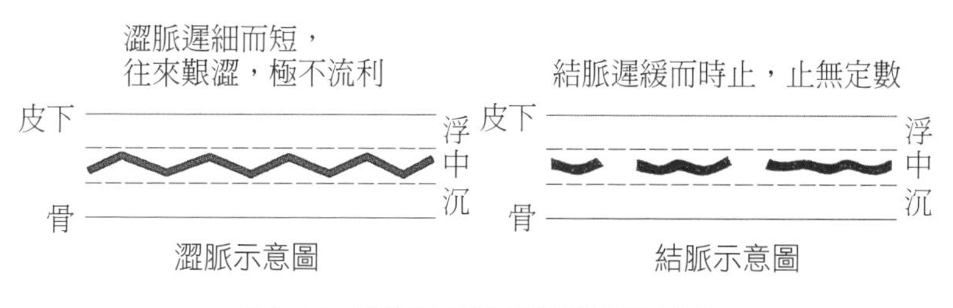

圖 6-19　澀脈與相類似脈鑑別示意圖

14. 結脈

(1) **脈理：**如果因體內有瘀血、痰飲、宿食或氣滯等因素阻遏了氣機的運行，以致陰液獨盛而陽氣潛藏不和，

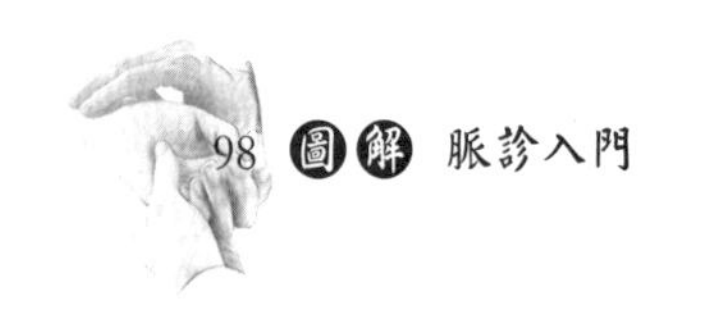

此時就會出現脈來遲緩，時而一止的結脈。

(2) **鑑別：**結脈與促脈、代脈相類似，三者都具有突然歇止的脈象出現。

① 結脈的脈象遲緩，每次歇止的間隔沒有一定的規律，歇止的時間較為短暫。

② 促脈的脈象急而數，每次歇止的間隔也沒有一定的規律，歇止的時間較為短暫。

③ 代脈比促脈遲緩，每到一定的規律就會突然歇止，每次星星點點的時間較長（圖 6-20）。

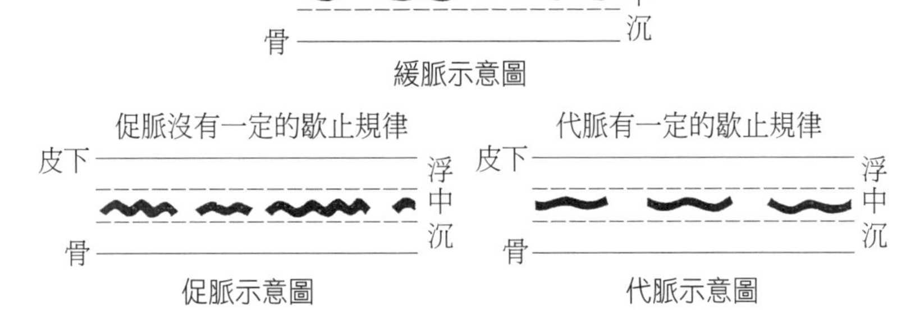

圖 6-20　結脈與相類似脈鑑別示意圖

15. 數脈

(1) **脈理：**

① 當體內的邪熱熾盛時，由於熱邪灼傷陰液，以致陽氣亢奮，氣血疾速地運行，因此會出現數脈。

② 如是陰虛嚴重的患者，由於陰液虧虛，以致虛熱內生，此時也會出現虛而無力的數脈。

(2) **鑑別：**數脈與疾脈、滑脈、動脈相類似，四者的脈率都較快。

① 數脈在一息之間，脈來超過 5 次以上。

② 疾脈的脈率比數脈更快，一息七八至以上，相當於每分鐘 140 次以上。

③ 滑脈往來非常流暢，脈形圓滑而流利，如圓珠般反覆旋轉。

④ 動脈如豆般圓滑，脈象滑數而有力，但卻搖擺不定（圖 6-21）。

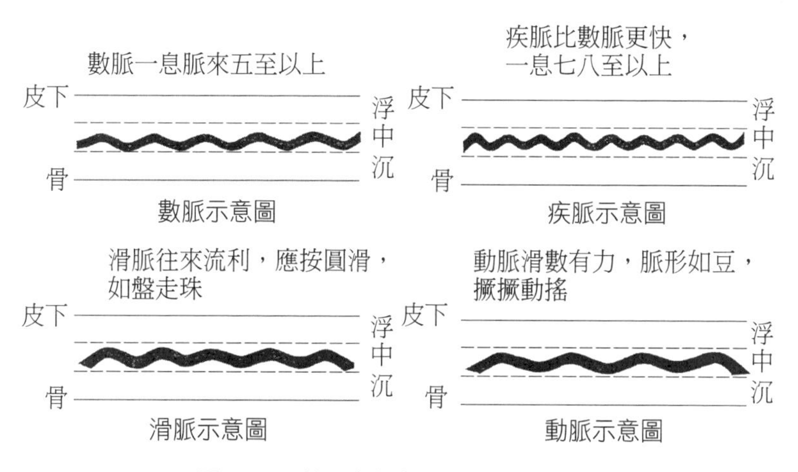

圖 6-21　數脈與相類似脈鑑別示意圖

(3) **兼脈主病：**

① 兼脈浮數主表熱證。

② 兼脈沉數主裏熱證。

③ 兼脈數洪主熱盛證。

④ 兼脈數弦數滑主肝火痰熱證。

16. 疾脈

(1) **脈理：**

① 當體內的實熱熾盛時，由於熱邪灼傷陰液，使得陽氣亢奮，因此會出現脈象急疾的疾脈。

② 如罹患陰液枯竭之虛證，由於陽氣沒有陰液可依附而浮越於外，此時也會出現脈象疾而無力的疾脈。

(2) **鑑別：**疾脈與數脈、滑脈、動脈相類似，四者的脈率都較快。

① 疾脈的脈率比數脈更快，一息七八至以上，相當於每分鐘 140 次以上。

② 數脈在一息之間，脈來超過 5 次以上。

③ 滑脈往來非常流暢，圓滑流利，如圓珠般反覆旋轉。

④ 動脈如豆般圓滑，脈象滑數而有力，但卻搖擺不定（圖 6-22）。

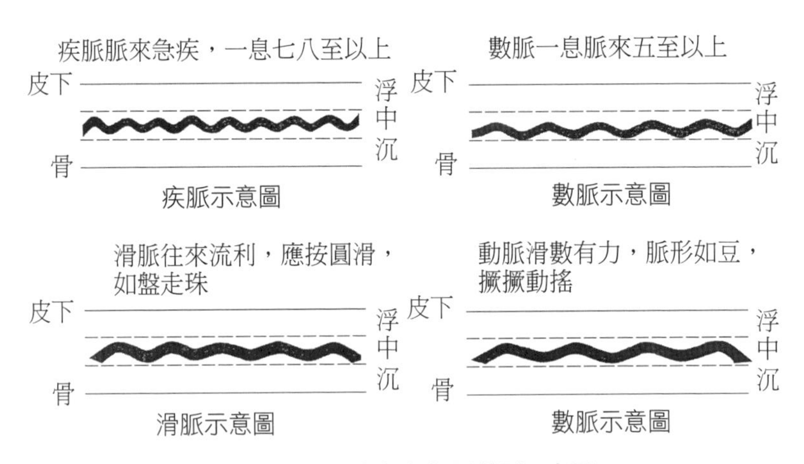

圖 6-22 疾脈與相類似脈鑑別示意圖

17. 促脈

(1) **脈理：**當體內由於瘀血、痰飲和宿食等因素阻遏氣機的運行，或是熱邪熾盛，陽氣亢奮時，以致體內的陰陽失調，此時便會出現脈象急促，突然歇止的促脈。

(2) **鑑別：**促脈與結脈、代脈相類似，三者都具有突然歇止的脈象。

① 促脈的脈象急數，每次歇止的間隔沒有一定的規律，歇止的時間較為短暫。

② 結脈的脈象遲緩，每次歇止的間隔沒有一定的規律，歇止的時間較為短暫。

③ 代脈比促脈遲緩，每到一定的規律就會突然歇止，每次歇止的時間較長（圖 6-23）。

(3) **兼脈主病：**

① 兼脈浮而促主陽明溫病。

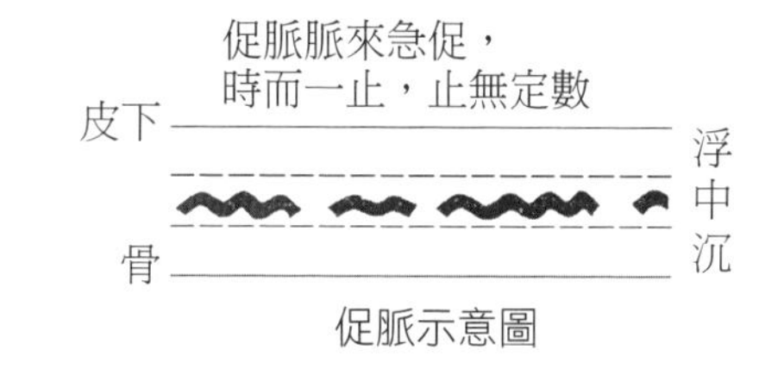

促脈示意圖

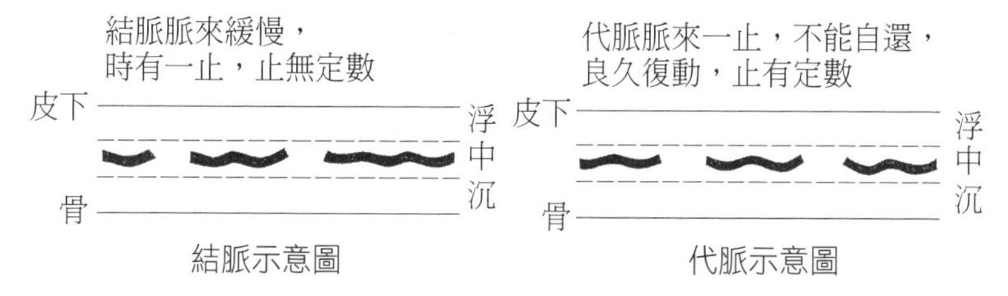

結脈示意圖　代脈示意圖

圖 6-23　促脈與相類似脈鑑別示意圖

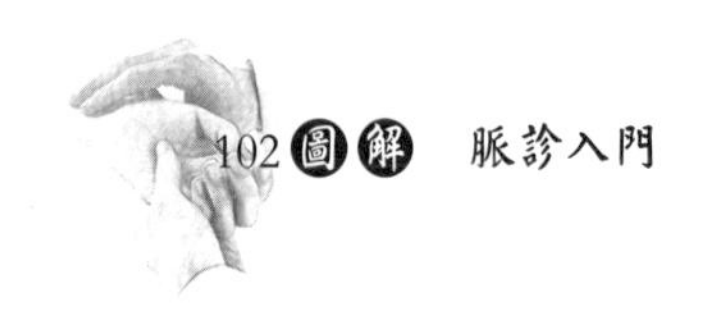

② 兼脈促而有力主實邪鬱滯證。

③ 兼脈促而無力主真元虛衰證。

18. 動脈

(1) **脈理：**

① 當體內有瘀血、氣滯等痛證時，容易導致陰陽失調，或當驚恐慌張時，則易導致氣血紊亂，這些因素會使得體內氣血的運行升降失常，此時就會出現撅撅動搖，滑數有力的動脈。

② 如人體的氣血失去制約而竄動，以致陰陽氣血在脈管中相互搏擊，就會出現脈管隨著氣血竄動而搖擺不定的動脈。

(2) **鑑別：**動脈與數脈、疾脈、滑脈相類似，四者的脈率都較快。

① 動脈如豆般圓滑，脈象滑數而有力，但卻搖擺不定。

② 數脈在一息之間，脈來超過 5 次以上。

③ 疾脈比數脈更快，一息七八至以上，相當於每分鐘 140 次以上。

④ 滑脈往來非常流暢，圓滑流利，如圓珠般反覆旋轉（圖 6-24）。

(3) **兼脈主病：**

① 兼脈動弱主驚悸證。

② 兼脈動數主熱證。

③ 兼脈動實主痛證。

④ 兼脈動滑主痰濕證。

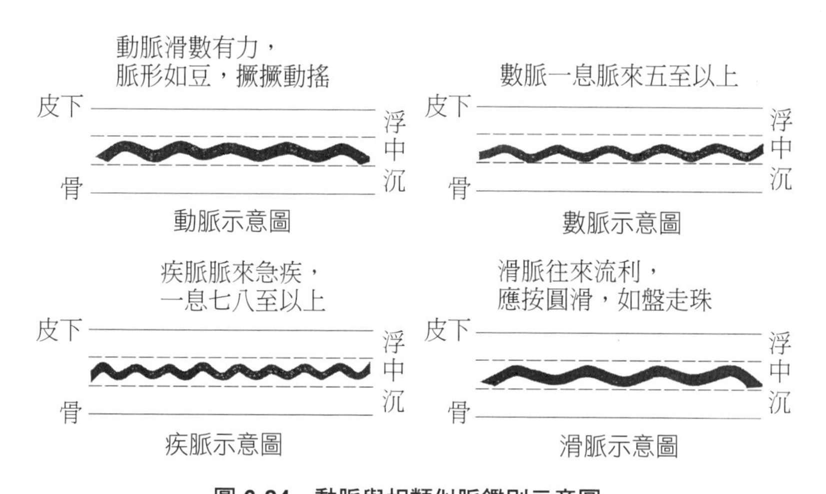

圖 6-24　動脈與相類似脈鑑別示意圖

19. 虛脈

(1) **脈理：**

① 當體內陽氣虧虛時，由於推動血液運行的力量薄弱，因此出現軟弱無力的虛脈。

② 當血液不足時，由於陽氣沒有陰液可依附而浮越於外，此時也會出現脈管形體虛大而軟的虛脈。

(2) **鑑別：**虛脈與浮脈、芤脈、濡脈和散脈相類似，這些脈象的主要特點都是位於肌表淺處。

① 虛脈無論是浮、中、沉取時，脈象都是軟弱無力的，脈形細小，且有空虛感。

② 浮脈的脈形不大不小，輕取明顯，重按稍減，脈體沒有空虛感。

③ 芤脈的脈位浮，脈象的外形很大，裏頭卻空空如也，如同按在蔥管上有空虛感。

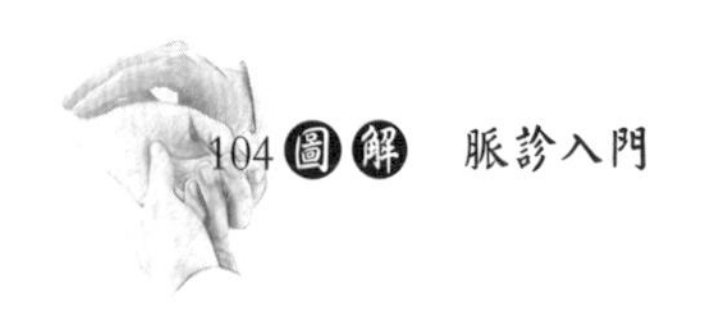

④ 濡脈的脈位浮，脈形細小而柔軟。

⑤ 散脈的脈位浮，好像沒有根一樣散亂，脈形細小，且至數不齊（圖 6-25）。

(3) **兼脈主病：**

① 兼脈浮虛主氣虛證。

② 兼脈表虛主自汗症。

③ 兼脈沉虛主裏虛證。

④ 兼脈虛澀主血虛證。

⑤ 兼脈虛數主陰虛證。

⑥ 兼脈虛遲主虛寒證。

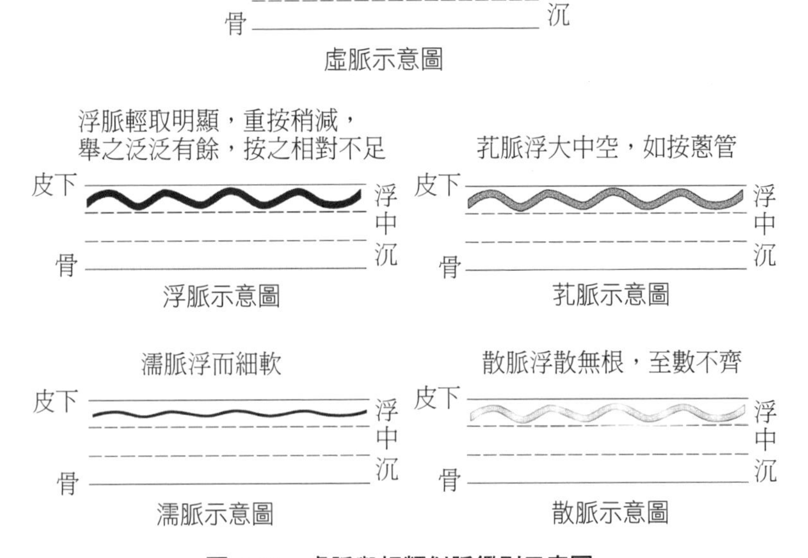

圖 6-25　虛脈與相類似脈鑑別示意圖

20. 微脈

(1) **脈理：**當體內陽氣或陰液虧虛嚴重時，由於陽氣不足以推動血液的運行，以致血液不能充潤脈管，因此出現模糊不清，若有若無，欲絕非絕的微脈。

(2) **鑑別：**微脈與弱脈、濡脈和細脈相類似，都是細軟而無力的。

① 微脈出現在浮位或沉位，脈象模糊不清，若有若無，欲絕非絕。

② 弱脈位於沉位。

③ 濡脈位於浮位。

④ 細脈的脈形細小，卻應指明顯，不似微脈的脈象模糊不清（圖 6-26）。

(3) **兼脈主病：**

① 兼脈浮微主氣衰證。

② 兼脈沉微主陰虛證。

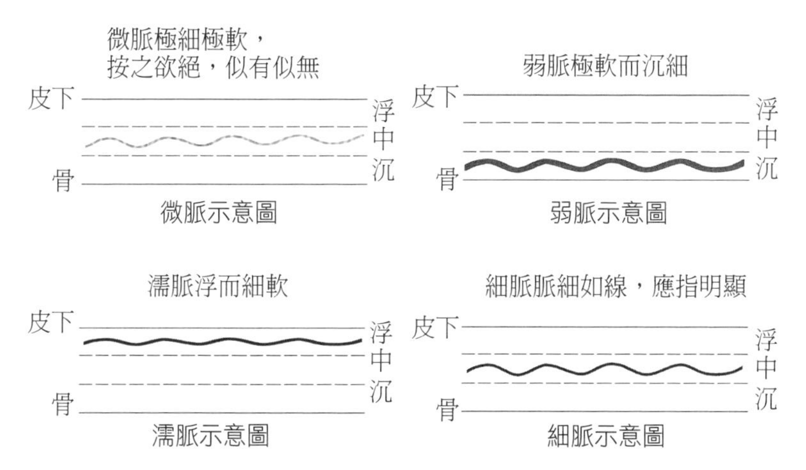

圖 6-26　微脈與相類似脈鑑別示意圖

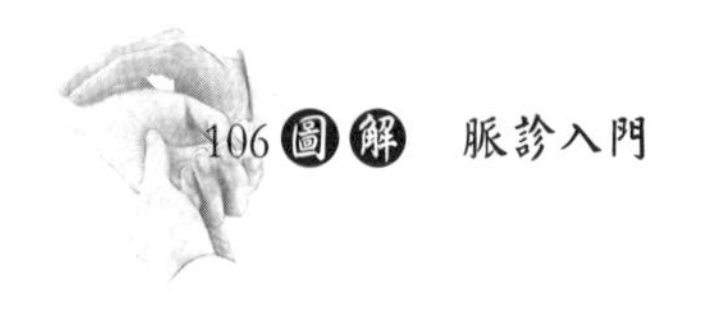

③ 兼脈微澀主亡血證。

21. 細脈

(1) **脈理：**

① 當人體氣血虧虛時，由於血液不能充潤脈管，陽氣也不足以鼓動血液，因此就會出現脈體縮小而無力的細脈。

② 當濕邪壅阻於內，或邪熱深入營血時，也見出現細脈。

(2) **鑑別：**細脈與弱脈、濡脈和微脈相類似。

① 細脈的脈形細小，卻跳動明顯，不似微脈的脈象模糊不清。

② 弱脈位於沉位。

③ 濡脈位於浮位。

④ 微脈出現在浮位或沉位，脈象模糊不清，若有若無，欲絕非絕（圖 6-27）。

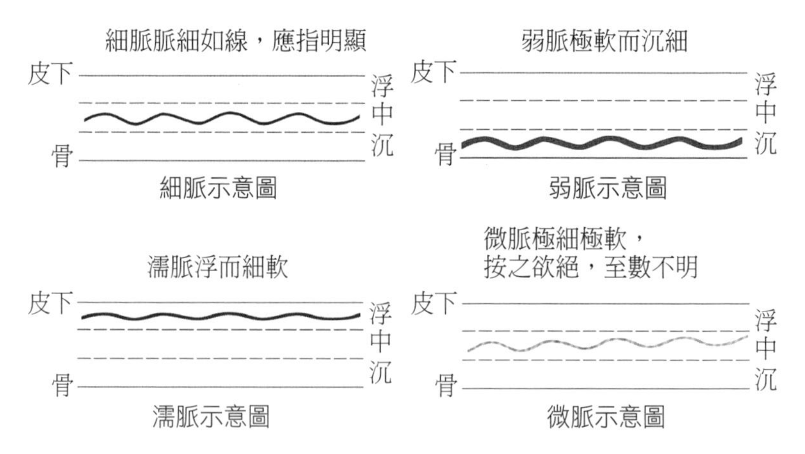

圖 6-27 細脈與相類似脈鑑別示意圖

(3) 兼脈主病：

① 兼脈細弦主肝腎陰虛證。

② 兼脈數數主陰虛證或血虛有熱證。

③ 兼脈細澀主血虛證或血瘀證。

④ 兼脈細微主陽虛陰盛證。

⑤ 兼脈沉細主裏虛證或濕痺證。

22. 代脈

(1) 脈理：

① 當人體氣血虧虛，臟氣衰微，或因傷風、痛極、驚恐、跌打損傷等因素，以致脈氣無法連續搏動，此時就會出現代脈。

② 如婦女妊娠時出現代脈，這是因為體內的氣血用於養胎的緣故。

(2) 鑑別：

代脈和結脈、促脈相類似，三者都具有突然歇止的脈象出現。

① 代脈比促脈遲緩，每到一定時間就會突然歇止，每次歇止的時間較長。

② 結脈的脈象遲緩，每次歇止的間隔沒有一定的規律，歇止的時間較為短暫。

③ 促脈的脈象急數，每次歇止的間隔也沒有一定的規律，歇止的時間較為短暫（圖 6-28）。

(3) 兼脈主病：

① 兼脈代而緩弱主臟氣衰微證。

② 兼脈代而兼數主傷風、痛極或驚恐。

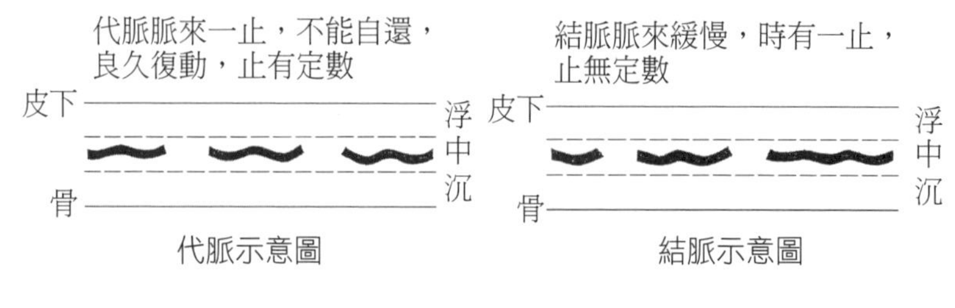

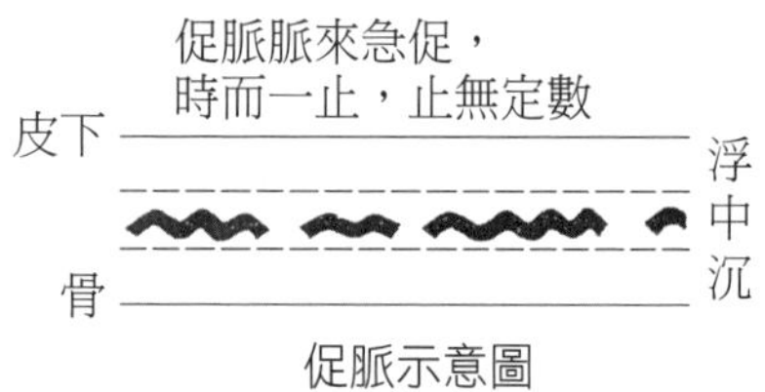

圖 6-28　代脈與相類似脈鑑別示意圖

23. 短脈

(1) **脈理：**

① 短而無力：當陽氣虧虛，推動血液運行的力量薄弱時，就會出現脈短而無力的短脈。

② 短而有力：如因氣滯、血瘀、痰飲、食積等因素，導致脈氣受阻而難以升張，此時就會出現短而有力的短脈。

(2) **鑑別：**短脈與動脈相類似，兩者都具有短小的脈形。

① 短脈形體短小，不能滿部。

② 動脈如豆般圓滑，脈象滑數而有力，卻搖擺不定（圖 6-29）。

(3) **兼脈主病：**

① 兼脈短而浮主肺氣虛證或血澀證。

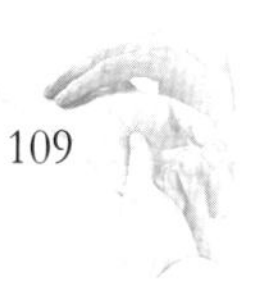

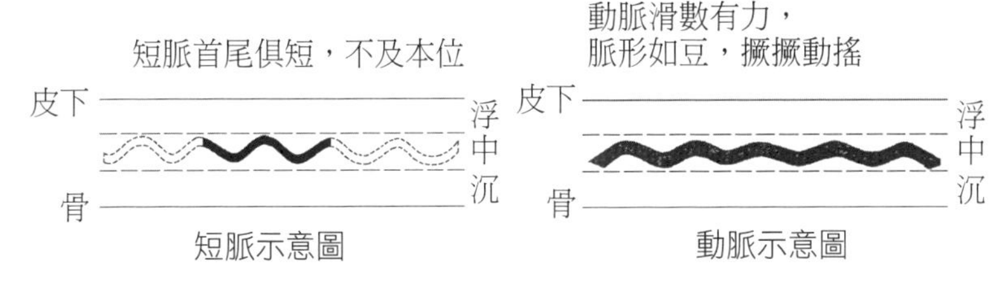

圖 6-29 短脈與相類似脈鑑別示意圖

② 兼脈短而澀主心氣虛證或血瘀證。

③ 兼脈短而沉主痞證或心脈瘀阻證。

④ 兼脈短而遲主虛寒證。

24. 實脈

(1) **脈理**：當體內邪氣亢盛而正氣不虛時，邪氣與正氣相互搏擊，使得脈管內的氣血壅阻而亢盛，脈管堅硬而飽滿，因此脈來時跳動堅實而有力。

(2) **鑑別**：實脈與緊脈和洪脈相類似，同樣為脈勢較強的脈象。

① 實脈雖然不如洪脈狂急，但不論浮取或沉取時，都極為有力，來去非常強盛。

② 緊脈繃急有力，如轉繩索樣。

③ 洪脈輕取就能感受到如波濤般洶湧，來盛去衰的脈勢，沉取時反而略為衰弱（圖 6-30）。

(3) **兼脈主病**：

① 兼脈浮實主表邪實證。

② 兼脈沉實主裏邪實證、脹滿證、閉結證、積滯證。

③ 兼脈洪實主實熱證。

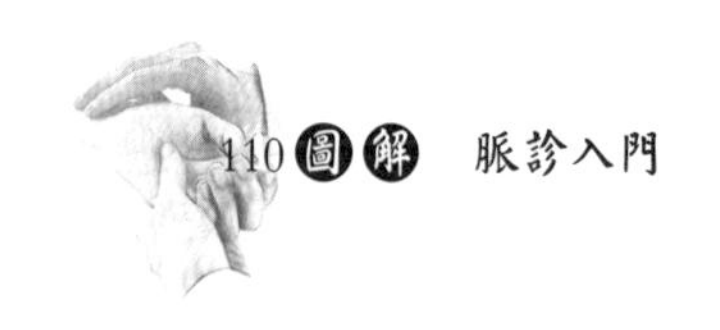

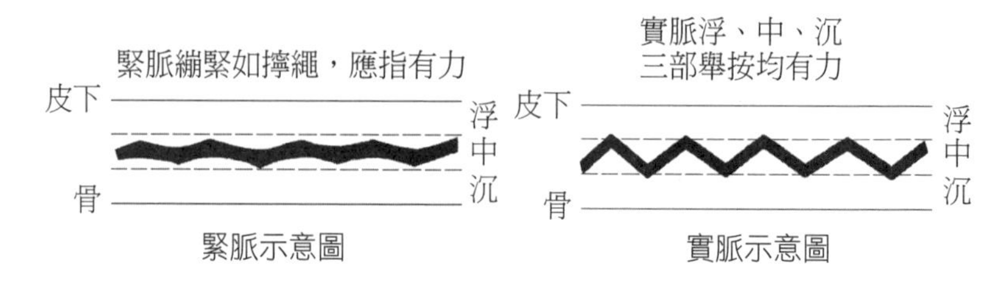

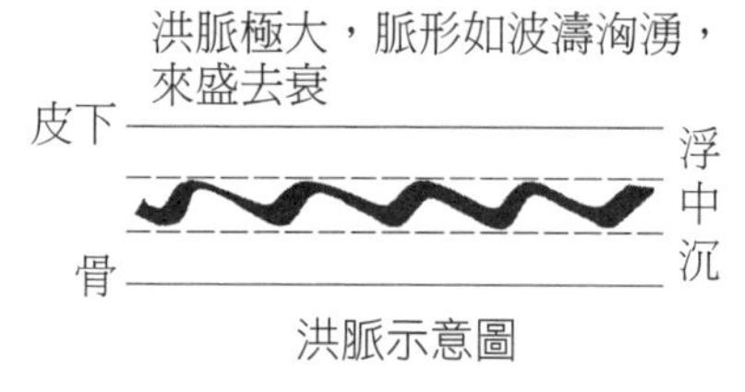

圖 6-30　實脈與相類似脈鑑別示意圖

④ 兼脈滑實主痰凝證。

25. **長脈**

⑴ **脈理：**

① 正常人的長脈表現為脈氣暢通，脈象長而柔緩，此時稱為平脈（正常脈）。

② 如體內的肝陽亢盛有餘，或陽盛而內熱時，邪氣與正氣會相互搏擊，此時就會出現脈象長直而強硬的長脈。

⑵ **鑑別：**長脈與弦脈相類似，兩者的脈象都顯得直而長。

① 長脈超過本位，遠遠超過寸、關、尺三部的每一部。

② 弦脈的脈管如同繃緊的琴紘，雖然缺少圓滑的流暢感，卻不超過本位（圖 6-31）。

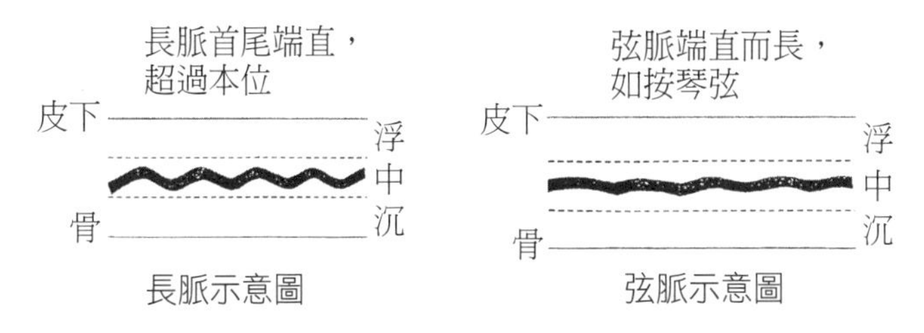

圖 6-31　長脈與相類似脈鑑別示意圖

(3) **兼脈主病：**

① 兼脈長弦主肝病。

② 兼脈長洪有力主陽明熱盛證。

③ 兼脈長實主邪氣內結證。

④ 兼脈長滑主痰熱壅盛證。

⑤ 兼脈長而沉細主積聚證。

26. 滑脈

(1) 脈理：

① 當體內邪氣壅盛時，如人體的正氣並不因此而衰減，邪氣與正氣相互搏擊，以致氣機實盛而血脈奔湧，因此脈象表現多為往來極為流利，指下圓滑而流暢無阻。

② 當正常人出現滑脈時，脈象必定表現為滑而和緩，這是由於氣血充盛，血脈流暢的緣故，因此脈來滑而和緩。

③ 如婦女於妊娠時出現滑脈，則是體內氣血充盛，且調和的表現。

(2) **鑑別：**滑脈與數脈相類似，兩者的脈率都較快。

① 滑脈往來非常流暢，脈形圓滑而流利，圓珠般反

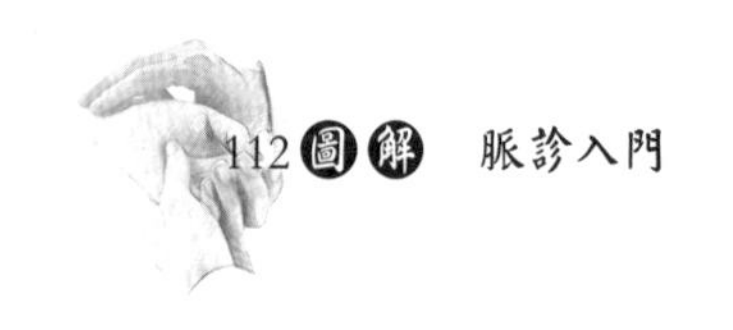

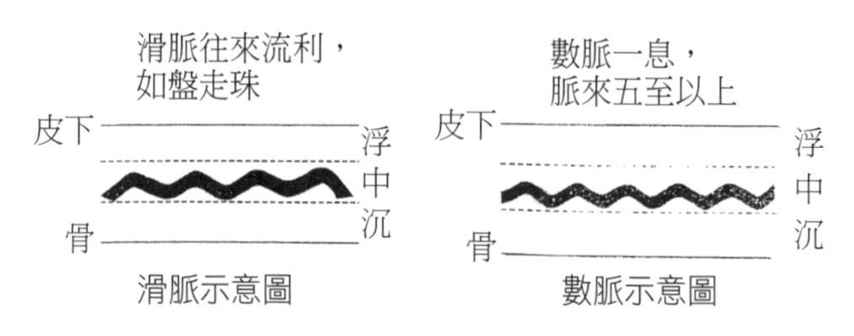

圖 6-32　滑脈與相類似脈鑑別示意圖

覆旋轉。

② 數脈在一息之間，脈來超過 5 次以上（圖 6-32）。

(3) **兼脈主病：**

① 兼脈浮滑主風痰證。

② 兼脈沉滑主痰食證。

③ 兼脈滑數主痰火證，或濕熱證，或熱盛證。

④ 兼脈滑弦主痰聚證。

27. 弦脈

(1) **脈理：**弦脈是脈氣緊張的表現。

① 肝的功能主要為疏洩與調暢氣機，本應以柔和為貴，如因為邪氣壅滯於體內，以致肝的疏洩功能失常，氣機壅塞不暢時，就會出現弦脈。

② 如因裏有瘀血痛證，或痰飲壅結，導致氣機阻滯，陰陽不和時，脈氣因而緊張不暢，此時也會出現弦脈。

(2) **鑑別：**弦脈與緊脈相類似，兩者脈氣皆緊張。

① 弦脈端直而長，如按在琴弦之上，無繃急之勢。

② 緊脈如按在拉緊的繩索上，脈繃急而有力（圖 6-33）。

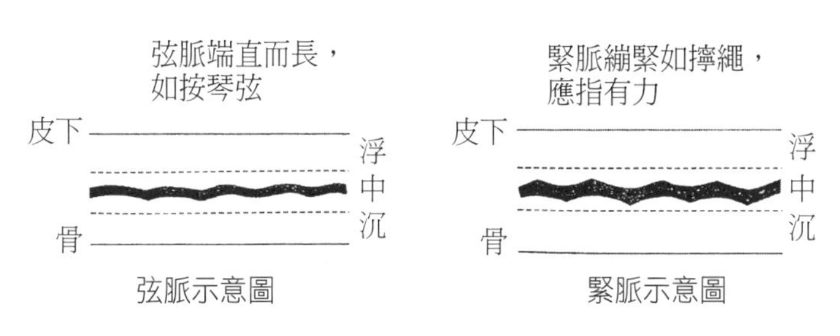

圖 6-33　弦脈與相類似脈鑑別示意圖

(3) **兼脈主病：**

① 兼脈弦數主肝膽實火證。

② 兼脈弦遲主虛寒證。

③ 兼脈弦緊主諸痛證，或疝氣。

④ 兼脈弦細主拘急證。

⑤ 兼脈浮弦主支飲證、風邪頭痛證。

⑥ 兼脈弦滑主痰飲證。

⑦ 兼脈弦大無力主虛證。

28. 緊脈

(1) **脈理：**

當寒邪侵襲人體後，由於寒邪的特性為收引凝滯，以致脈管緊縮而拘急，因此出現脈來繃急的緊脈。

(2) **鑑別：**

緊脈與弦脈相類似，兩者的脈象都很緊張。

① 緊脈的脈形緊張而有力，如同拉緊的繩索般彈指而絞轉不定。

② 弦脈如同繃緊的琴弦，雖然缺少圓滑的流暢感，卻不像緊脈彈指而絞轉不定（圖 6-34）。

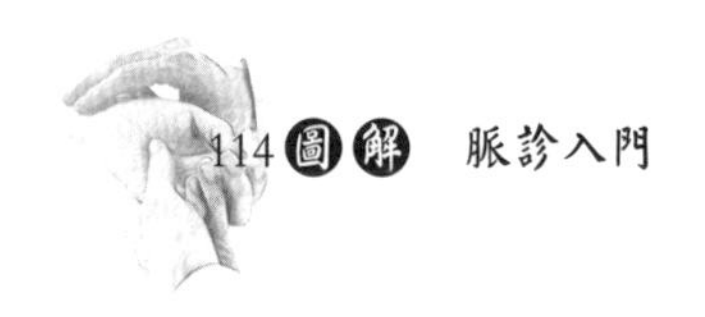

(3) **兼脈主病：**

① 兼脈浮緊主表寒實證。

② 兼脈沉緊主裏寒證或痰飲宿食證。

③ 兼脈緊弦主痛證或痙病。

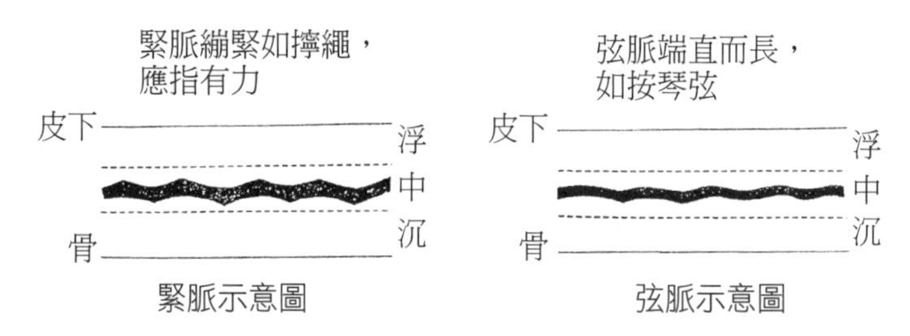

圖 6-34 緊脈與相類似脈鑑別示意圖

下篇

辨脈診病

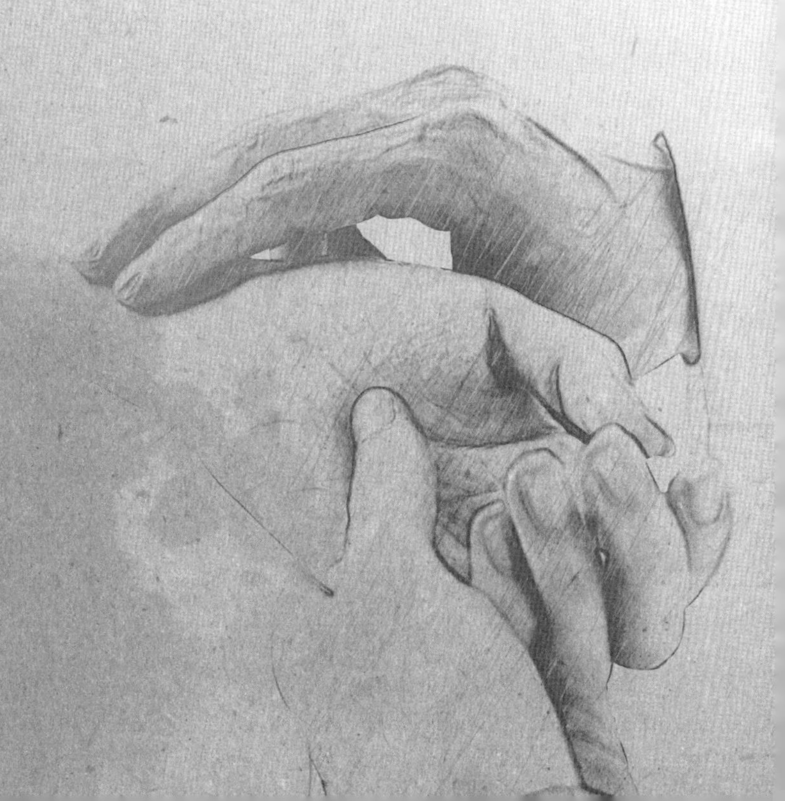

第七章 辨脈診治外感病

一、感 冒

感冒，俗稱「傷風」，是感受風邪，引起肺衛功能失調，臨床出現鼻塞、流涕、噴嚏、惡寒、發熱、頭痛、全身不適等症狀的一種外感性疾病。

該病相當於西醫學中的普通感冒、急性上呼吸道感染等。該病四季皆發，以冬、春兩季最為多見，邪毒由口鼻或皮毛而入，病程較短，一般 3～7 日，不傳變，部分患者病及脾胃，而表現為胸悶、噁心、嘔吐、食慾減退、大便稀溏等症狀。

其脈象為：冬季夾寒多浮緊，春季夾熱多浮數，夏季夾暑多濡數，秋季夾燥多浮弱等。

【脈象辨析】

⊙脈浮緊　多為風寒襲表，肺衛功能失調所致。症見鼻塞聲重，噴嚏連連，時流清涕，惡寒，不發熱或微熱，無汗，周身痠痛，咳嗽痰白質稀，舌苔薄白。

⊙脈浮數　多為風熱犯肺，肺衛功能失調所致。症見鼻塞噴嚏，流稠涕，發熱或高熱，微惡風，汗出口乾，咽痛，咳嗽痰稠，舌苔薄黃。

⊙脈濡數　多為暑邪襲表，肺衛功能失調所致。症見發熱，汗出熱不解，鼻塞，時流濁涕，頭昏重脹痛，身重倦怠，心煩口渴，胸悶欲嘔，尿短赤，舌苔黃膩。

⊙脈浮弱　多為素體氣虛，復感外邪所致。症見惡寒較重，或發熱，熱勢不高，鼻塞流涕，頭痛無汗，肢體倦怠乏力，咳嗽咳痰無力，舌質淡，苔薄白。

【中醫簡易治療】

⊙中藥塞鼻療法　大蒜 2 瓣，搗汁後伴麵粉適量做成圓錐狀，塞入鼻孔內，兩側鼻腔交替進行。每次留塞 15 分鐘左右，每日 4～5 次。適用於風寒束表者。

⊙中藥吸鼻療法　鵝不食草 15 克，上藥研細末，每次取適量吸入鼻內。適用於風寒或風熱感冒。

⊙中藥熱敷療法　生薑 60 克，淡豆豉、食鹽各 30 克，蔥白適量，上藥搗爛成糊狀，貼敷於臍部及兩側太陽穴（眉梢與目外眥之間向後約 1 吋的凹陷中，圖 7-1），先用塑料薄膜覆蓋，再加蓋紗布，用膠布固定，最後用熱水袋熨敷，每日 2 次。適用於風寒感冒。

⊙中藥貼敷療法　鮮芭蕉根 500 克，梔子 30 克。先將梔子研成細末，芭蕉根搗爛，二者混合，每次取適量置於紗布上，貼敷於兩側湧泉穴（足心，圖 7-1），外以膠布固定，每 4 小時換藥 1 次。適用於風熱感冒。

⊙刮痧療法　先用熱毛巾擦洗雙肘窩、雙腋窩、肋骨間隙、脊柱兩旁、手心、雙足心等準備劃刮部位的皮膚，醫者再以刮具蘸水或植物油後，由上向下，由內而外，順同一方向劃刮，使皮膚呈現紫紅色痧點為止。適用於各種感

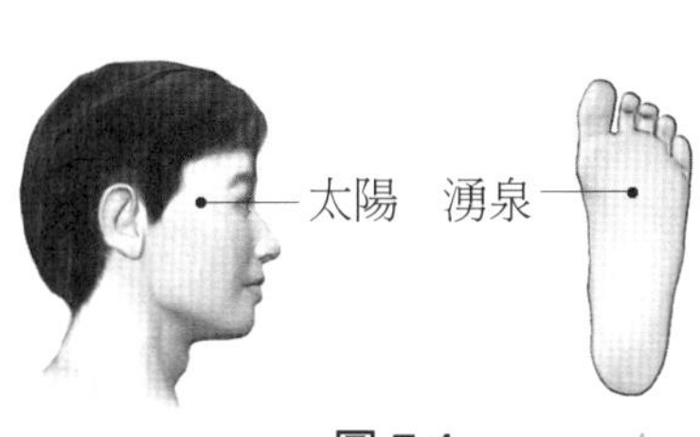

圖 7-1

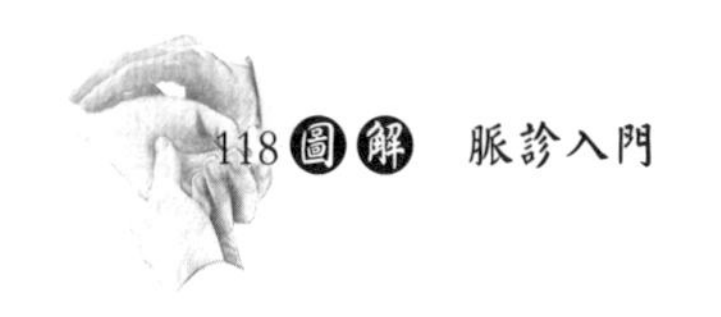

冒。

⊙**單方驗方** 蘇葉、薄荷、藿香、防風、荊芥、蒼朮、黃耆各10克，金銀花12克，甘草3克。上藥為1劑量，煎2次，第1次用清水200毫升，浸泡30分鐘，煎取藥汁100毫升左右；第2次用清水約120毫升，煎取80毫升，去渣。兩次藥汁混勻後，分早、中、晚3次溫服。咽喉腫痛者，加桔梗10克，殭蠶6克；咳嗽痰多稠者，加浙貝母10克；痰清稀者加半夏6克，陳皮9克；頭痛者，加白芷、川芎各9克；夏季感冒、惡寒無汗者，加藿香6克；口渴汗出、小便短赤者，加滑石15克，石膏20克，荷葉15克。具有解邪固表的功效。適用於普通感冒。

【預防調護】

⊙注意居室的清潔衛生、保暖通風。

⊙根據氣候變化而增減衣服。

⊙鍛鍊身體，增強體質，多參加戶外活動，提高抗病能力。

⊙感冒流行期間應少去公共場所，避免感染。

⊙患病期間應多飲水，進食易消化食物。

【自療要點】

⊙對易患感冒的老年人，可用艾條溫和灸足三里、石門等穴，以強壯身體、抵禦病邪，此法冬天尤為合適。

⊙用中藥洗浴法治療感冒根據的是中醫發汗解表的原理，但冬天要慎用，以免受涼。

⊙上呼吸道感染90%以上為病毒感染，因此不要常

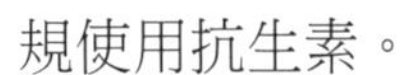

規使用抗生素。

⊙一些急性傳染病（如麻疹、風疹、猩紅熱等）的早期可發現類似感冒的症狀，應結合流行病史動態觀察病情變化，如發現持續發熱不退、皮疹、咳嗽、氣促等症狀，應及時到醫院診治，以免貽誤病情。

二、中　暑

中暑是指夏季的高溫或烈日下勞作，或處於氣候火熱濕悶的環境，暑熱或暑濕穢濁之邪卒中臟腑、熱悶心神，或熱盛傷津、引動肝風，或暑閉氣機所致以高熱汗出、煩躁口渴、神昏抽搐或嘔惡腹痛、頭痛為主要表現的時行性熱病。

【脈象辨析】

⊙**脈洪大**　多為暑熱內鬱所致。症見壯熱煩躁，頭痛頭暈，口渴多飲，汗多體倦，面赤氣粗，舌質紅，苔黃而少津。

⊙**脈濡數**　多為暑濕襲表所致。症見身熱少汗，微惡風，心煩口渴或黏膩，渴不多飲，肢體酸重或疼痛，鼻流濁涕，胸悶泛惡，小便短赤；舌苔薄黃而膩。

⊙**脈弦數**　多為暑熱動風所致。症見壯熱不退，躁動不寧或神昏，四肢抽搐，角弓反張，牙關緊閉，雙目上視，面赤息粗，舌質紅，苔黃少津。

⊙**脈滑數或沉**　多為熱閉心神所致。症見發熱口渴，神志躁擾不寧或昏迷，身灼熱，尿短赤，息粗氣喘，面赤，舌質紅，苔黃。

⊙脈細數無力 多為暑傷氣陰所致。症見發熱，汗多或無汗，口渴心煩，神疲思睡，氣短乏力，小便短黃，大便乾結，或見口燥咽乾，五心煩熱，四肢抽搐或痙攣性疼痛，肢體顫震，舌質紅，苔黃而少津。

⊙脈細欲絕 多為氣虛陽脫所致。症見冷汗淋漓，四肢厥冷，神志不清，尿少，面色蒼白，呼吸淺促，舌質淡，苔白。

【中醫簡易治療】

⊙藥茶療法 鮮藿香葉、青蒿各 30 克，綠豆 60 克，白糖適量，茶葉 10 克。將前 3 味藥水煎，水沖茶葉、白糖，每次 500 毫升，服 3 次。適用於中暑、悶煩不安、倦怠懶食，亦可預防暑熱症。

⊙藥食療法 薏苡仁 30～60 克，冬瓜 500 克，白糖（或食鹽）適量。薏苡仁、冬瓜加水適量煎湯，加白糖或食鹽調味後，即可食用。具有清熱解暑、健脾滲濕的功效。可作為暑天清涼飲料飲用。

⊙刮痧療法（圖 7-2）

① 刮拭頭部百會穴，從前頭往後頭方向連刮 30 次或刮至頭皮發熱。

② 刮拭項背部大椎、胸夾脊穴，上肢曲澤、內關穴，直至出痧。

③ 用點揉法點揉腹部神闕、關元穴及掌心勞宮穴，直至出現酸脹感為度。

④ 刮拭下肢委中穴，直至出痧。

⑤ 點揉足底湧泉穴 30 次。

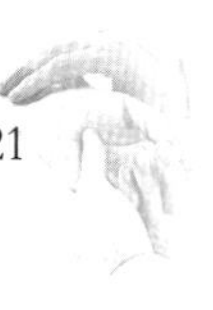

⑥每日 1 次，中病即止。

⊙單方驗方

① 鮮荷葉或鮮荷花適量，水煎服。適用於身熱多汗、煩渴。

② 鮮荷葉 1 張，鮮竹葉 60 克。水煎服。適用於中暑身熱。

③ 韭菜汁（或薑汁）20 毫升，灌下。適用於中暑神昏。

④ 冰片 1 克，生石膏 30 克。共研細末，每取 1.5 克，以開水送服。適用於中暑發熱、胸悶不適。

【預防調護】

⊙患者中暑後，應立即轉移至通風陰涼處，解開上衣，讓其迅速散熱。

⊙採用必要的降溫措施，對危重者要積極搶救。

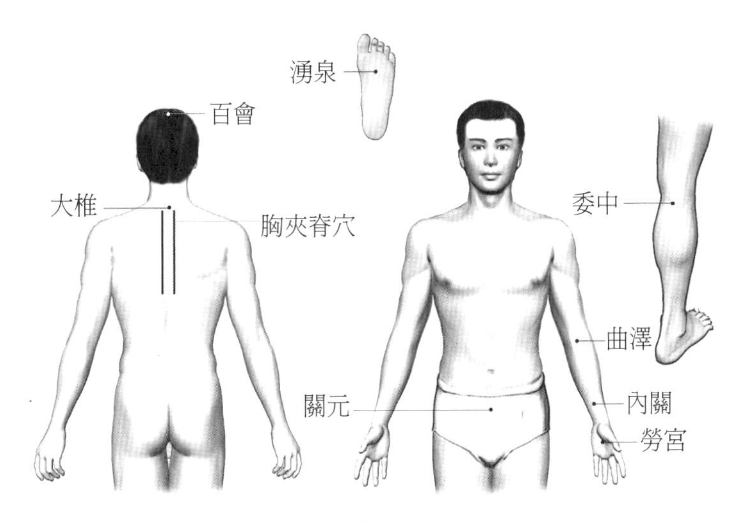

圖 7-2

⊙刮痧後，讓患者喝一杯溫開水，以補充消耗的體液。

⊙刮痧治療後，會使汗孔擴張，30 分鐘內不要沖冷水澡，也不要吹涼風。但可洗熱水澡或邊洗邊刮。

【自療要點】

⊙發生輕度中暑時，可暫時離開高溫環境，通風降溫，口服一些防暑中成藥，並多飲淡鹽涼水，經適當休息後，即可恢復。

⊙對於中度以上的中暑，經上述方法處理後仍未恢復時，應考慮應用針灸、穴位注射療法及其他治療方法進行搶救治療，以儘快消除患者的症狀和體徵，以免延誤病情。

三、痢　疾

痢疾是因外感時邪疫毒，內傷飲食而致邪蘊腸腑、氣血壅滯、傳導失司，以腹痛腹瀉、裏急後重、排赤白膿血便為主要臨床表現的具有傳染性的外感疾病。

該病為西醫學中的細菌性痢疾、阿米巴痢疾以及潰瘍性結腸炎等。本病發病前常有不潔飲食史，多流行於夏秋之交季節。初期有食慾減退、噁心嘔吐，繼而腹部陣痛，痛而欲便，便而不爽。

腹瀉開始有稀溏糞便，爾後即見排出物呈白色膠凍狀如魚腦之物，或沾有「赤膜薄血」，隨後為赤紅色膠凍樣物，每日大便次數 10～20 次不等，裏急後重感顯著，病情一般在 2 週左右。

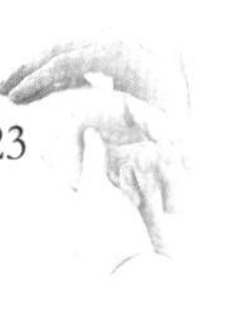

【脈象辨析】

⊙**脈滑數**　多為腸道濕熱所致。症見腹痛陣陣、痛而拒按，便後腹痛暫緩，痢下赤白膿血、黏稠如膠凍、腥臭，肛門灼熱，小便短赤，舌苔黃膩。

⊙**脈濡緩**　多為腸道寒濕所致。症見腹痛拘急、痢下赤白黏凍、白多赤少或純為白凍，裏急後重，脘脹腹滿，頭困身重、舌苔白膩。

⊙**脈沉細而弱**　多為脾胃虛寒所致。症見腹部隱痛、纏身不已，喜按喜溫，痢下赤白清稀、無腥臭，或為白凍，甚則滑脫不禁、肛門墜脹，便後更甚；形寒畏冷、四肢不溫、食少神疲、腰膝痠軟，舌質淡、苔薄白。

【中醫簡易治療】

⊙**藥食療法**　黑木耳適量，用冷開水泡開，洗淨後拌白糖少許，服食，每日 2 次。適用於噤口痢。

⊙**藥食療法**　蘿蔔絞汁 60 毫升，薑汁 15 克，蜂蜜 30 克，濃茶 1 杯。一起攪勻，放入鍋內蒸煮，1 次服完。適用於痢疾諸證型，赤痢尤宜。

⊙**中藥灌腸療法**

① 30%黃連液 200 毫升，作保留灌腸 20～30 分鐘，每日 1 次。適用於慢性痢疾。

② 5%～10%大蒜浸液 100 毫升，作保留灌腸 20～30 分鐘，每日 1 次。適用於暴痢、疫毒痢。

③ 白頭翁、鐵莧菜、苦參各 30 克，金銀花、連翹各 15 克，加水 500 毫升，濃煎至 150 毫升，作保留灌腸 20～30 分鐘，每日 1 次，適用於阿巴痢疾。

⊙單方驗方

① 石榴皮 30 克，水煎分 2 次服，每日 1 劑。適用於虛寒痢、阿米巴痢疾。

② 鴉膽子，每次 10～15 粒，裝入膠囊或龍眼肉內吞服，每日 3 次，飯後服，連服 2～10 日。適用於阿米巴痢疾。

【預防調護】

⊙平時要養成良好的飲食習慣，不飲不潔生水，少食生冷瓜果，夏秋之際應注意食物的保鮮。

⊙飲食要適當控制，給予清淡有營養的半流質飲食，忌油膩、生冷及刺激性食物。

⊙居處應冷暖適宜，久瀉之人尤不可冒風受寒，並應注意腹部的保暖，尤其要避免汗出當風。

⊙泄瀉頻作者，可囑其每次大便後用軟紙輕拭肛門，並用溫水清洗，以免肛門染毒、潰破。

【自療要點】

⊙東漢張仲景治療熱痢的名方白頭翁湯（白頭翁、秦皮、黃連、黃柏），迄今已有 1000 多年的歷史，療效一直不衰。

⊙目前研究表明，許多中草藥具有明顯的抗痢疾桿菌作用，例如白頭翁、黃連、地錦草、鐵莧菜、鳳尾草、辣蓼、黃芩、葎草、山楂、苦參、金銀花等，可在辨證的基礎上選用。

第八章 辨脈診治疫病

一、春 溫

春溫，又稱「春瘟」，是指因溫熱疫毒經口鼻而入，侵及營血，上犯於腦，擾亂神明所致。

以冬春季驟起高熱，頭痛，項強，嘔吐，發斑，煩躁，繼則神昏，驚厥為主要臨床表現的疫病類疾病。

該病相當於西醫學的流行性腦脊髓膜炎、冬春季散發性腦炎。本病主要見於兒童，多數患者具有傳染性和流行性，初起可見表證，短時間內驟起高熱，頭痛，嘔吐呈噴射狀，頸項強直，煩躁不安，皮膚黏膜有斑疹，甚至神昏譫語或驚厥抽搐，小兒前囟隆起，腦膜刺激徵陽性。

【脈象辨析】

⊙**脈數** 多為熱閉心包所致。症見全身灼熱，神昏譫語，或昏聵不語，舌蹇肢厥，舌質絳、苔黃。

⊙**脈細數** 多為營熱熾盛所致。症見身熱夜甚，心煩躁擾，甚或時有譫語，斑疹隱隱，咽乾口燥而不甚渴，舌質絳，苔乾。亦可為熱盛動血所致。症見身躁擾動，昏昏譫語，斑色紫黑，顯露成片成塊，或吐衄便血，舌質深絳。

⊙**脈滑數或弦數** 多為衛氣同病所致。症見發熱微惡風寒，或寒戰，頭痛項強，面赤汗出，噁心嘔吐，咽喉腫痛，口渴引飲，心煩嗜睡。小兒可見驚跳，舌質紅、苔白

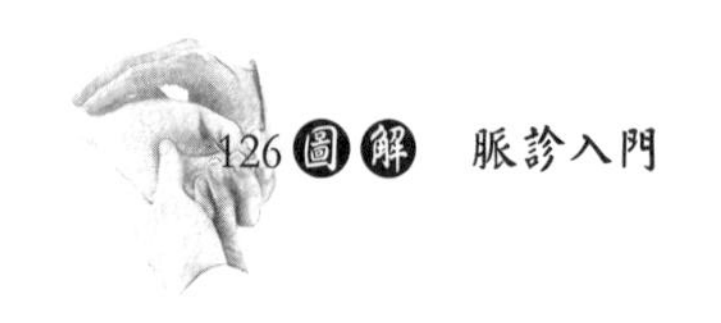

或微黃。

⊙**脈沉細數或洪數** 為氣血兩燔所致。症見壯熱口渴，頭痛欲裂，頸項強直，手足抽搐，甚則角弓反張，嬰兒前囟膨隆，煩躁不安，神昏譫語，乾嘔頻作，或嘔吐如噴，肌膚發斑，或吐血、衄血等，舌質絳，苔黃。

【中醫簡易治療】

⊙**藥食療法** 蓮子 20 克，生地黃、鮮藕節各 3 克，粳米 40 克。洗淨後加水慢火煮熟爛，成稀薄粥狀，加冰糖適量攪勻，等涼後服食。適用於疫疾熱盛迫血。

⊙**單方驗方**

① 大青葉、金銀花、野菊花各 15 克，板藍根 30 克。水煎分 2 次服，每日 1 劑。

適用於氣分熱盛。

② 丹皮 10 克，生地黃 15、赤芍各 15 克，黃芩、山梔子各 10 克，當歸 6 克，茜草根、槐花各 15 克，板藍根 20 克。上藥水煎服，每日 2 劑。

適用於高熱、肌膚發斑。

③ 鮮蔥白 10 克，苦桔梗 6 克，淡豆豉 15 克，焦山梔 10 克，薄荷 6 克，連翹 9 克，鮮淡竹葉 12 克。上藥水煎服，每 1 劑。

適用於疫疾初起裏熱而盛而有表證。

【預防調護】

⊙早期發現病人，及時隔離治療。

⊙流行期間，對易感人群，可用 0.3%呋喃西林消毒液噴咽喉，亦可用杜滅芬含片口含，有預防作用。

二、暑溫

暑溫，又稱「暑瘟」，是指因暑熱疫毒隨蚊子叮咬而進入人體，上犯肺衛，擾亂神明所致。

以暑季驟起高熱、頭痛、嘔吐、項強，甚則神昏、抽搐為要表現的疫病類疾病。

該病相當於西醫學的流行性日本腦炎。多集中發生於夏至至處暑期間，呈季節性流行，好發於 10 歲以下的兒童。初起較少衛分過程，發病以高熱、汗多、煩渴、脈洪等入氣分的裏熱見證為典型表現。病程中變化較快，可有化火、生痰、生風等較多的病理變化，易見出現津氣欲脫、內閉、動風、血等嚴重證侯。

【脈象辨析】

⊙脈滑　多為痰蒙心竅所致。症見疾病後期，痴呆失語，神志恍惚不清，智能減退，言語蹇澀，喉間痰鳴，流涎，呼吸不暢，四肢拘急，舌質紅、苔膩。

⊙脈浮數　多為衛氣同病所致。症見壯熱微惡風寒，頭痛，汗出，神倦，嗜睡，心煩口渴，面赤氣粗，或嘔吐，小便短赤，舌質紅、苔薄白或微黃。

⊙脈細數而澀　多為瘀熱入絡所致。症見低熱不退，肢體痿軟癱瘓，或失語、痴呆，口乾咽燥，大便秘結，小便黃赤，舌質紅或有苔點、少苔。

【中醫簡易治療】

⊙單方驗方

① 全蠍、殭蠶各 9 克，硃砂 15 克，牛黃 1.8 克，天

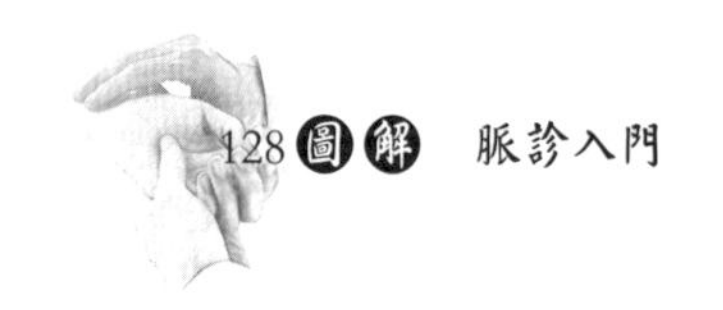

麻 12 克，龍膽草、甘草各 6 克。上藥共研細末，每次取服 2 克，每日 3 次，用薄荷湯送服，兒童減半。適用於驚厥昏迷、頭痛嗜睡。

② 板藍根 15 克，銀花 9 克，酢漿草、鴨趾草、一枝黃花、蒲公英、紫花地丁各 30 克。早期即可服用。每日 1 劑，水煎分 2 次服。直至痊癒。

③ 大青葉、鮮藿香、鮮佩蘭各 30 克，連翹 12 克，黃芩 9 克，玉樞丹（化沖）1 粒，青蒿、金銀花各 12 克。上藥水煎，分 2 次服，每日 1 劑。適用於流行性日本腦炎暑濕期，症見頭痛、項強、嘔吐。

【預防調護】

⊙防蚊，滅蚊，減少媒介蚊的密度，是預防日本腦炎的重要環節。

⊙**恢復期或後遺症期處理：**針對肢體癱瘓、手足震顫、呆痴、失語等同後遺症採取不同的措施，一般採用針灸、理療、中藥等方法。

三、濕　溫

濕溫，又稱「濕瘟」。是因濕熱疫癘之邪，經口鼻而入，蘊結於中焦，阻滯氣機，濕熱燻蒸瀰漫所致。

以持續發熱、脘痞腹脹、苔膩、脈緩、神情淡漠、玫瑰疹或白疹，左脅下痞塊為主要表現的疫病類疾病。

該病相當於西醫學的傷寒及副傷寒。多見於夏、秋兩季，以兒童及青壯年居多。起病較緩，初起時雖有惡寒發熱，但熱勢不揚，且頭身重痛，胸脘痞悶，舌苔垢膩，脈濡緩；傳變較慢，病勢纏綿，故病程較長，其中以濕熱留戀氣分階段較長。病程中易見白㾦，後期可見便血的嚴重證候。

【脈象辨析】

⊙**脈濡數**　多為氣分濕熱所致。症見高熱，汗出而熱不減，口渴而不欲飲，胸脘痞悶，噁心欲嘔，大便溏洩，小便色黃，舌質紅、苔黃滑膩。

⊙**脈濡緩**　多為濕鬱衛分所致。症見惡寒少汗，身熱不揚，午後熱較甚，頭痛而重，身重肢倦，胸脘痞悶，舌尖邊紅、苔白膩。

⊙**脈細數**　多為氣血虛脫所致。症見大便下血量多，面色蒼白或萎黃，汗出肢冷，神疲氣短，小便短少，舌質淡、苔白。

⊙**脈細數或弦數**　多為熱入營血所致。症見身熱，神昏，煩躁譫語，大便下血或黑便如同柏油樣，口渴唇燥，舌質紅絳、苔少。

【中醫簡易治療】

⊙**單方驗方**

① 蒲黃炭 20 克，丹皮炭 15 克，白及 20 克。上藥水煎，分 2 次服，每日 1 劑。

適用於便血。

② 金銀花、連翹、黃芩、黃柏、板藍根、生地黃、地錦草、丹皮各 12 克，上藥水煎，分 2 次服，每日 1 劑。適用於邪在氣分，熱甚濕微。

③ 生石膏、生地黃、知母各 30 克，鮮蘆根 60 克。

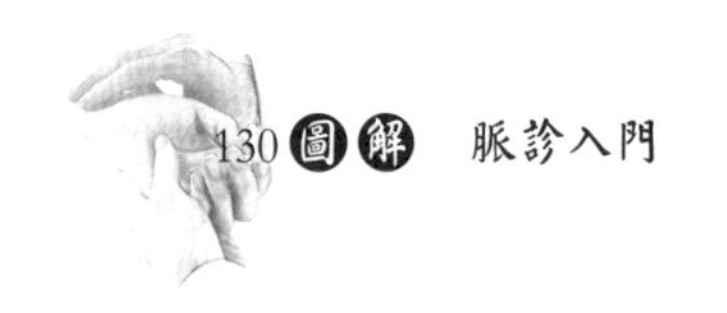

上藥水煎，分 2 次服，每日 1 劑。適用於熱邪內結，津液耗傷。

【預防調護】

⊙發現病人後應及時按規定報告，並按腸道傳染病管理常規，隔離治療患者。隔離期自發現日起至臨床症狀完全消失，體溫下降正常 15 日後，經 3 次（隔日 1 次）糞便培養陰性為止。對此期內患者的排泄物及用具應實施隨時消毒。

⊙患者周圍的接觸者，要醫學觀察 23 日，注意查找或發現帶菌者，並及時給予治療。

⊙加強衛生宣教，養成良好的衛生習慣，提高自我防病能力。

⊙患者應臥床休息，供給足夠營養，發熱期以半流質或流質飲食供給。病程至第 2 週後期則以易消化無渣飲食供給，忌用易產氣飲食。注意病情觀察，做好皮膚和口腔護理，防止褥瘡發生和其他繼發感染。發熱時可施以物理降溫，不宜用大量退熱藥。毒血症嚴重時，可用少量腎上腺皮質激素，但有鼓腸者慎用。注意妥善處理便秘和腹瀉症狀，一般應禁用瀉藥。

四、肝熱病

肝熱病，是指因濕熱疫毒之邪侵及中焦，鬱蒸肝膽，肝失疏洩，脾失健運所致。以腹脹納差，噁心厭油，右脅疼痛，肝大，或有黃疸為主要表現的疫病類疾病。

該病相當於西醫學的急性病毒性肝炎。本病發病前常有與肝熱病患者接觸史，或近半年內接受過輸血、注射史，或食用被濕熱疫毒污染之物。持續數日後出現無其他原因可解釋的納差厭油，脘痞腹脹，噁心欲嘔，右脅疼痛等症狀。可有身黃、目黃、尿黃，肝大，肝區有壓痛或叩擊痛等症狀和體徵。

【脈象辨析】

⊙**脈弦**　多為肝鬱氣滯或肝胃不和所致。症見右脅脹滿或脹痛，脘腹痞悶，精神抑鬱，或煩躁易怒，噯氣口苦，善太息，或納呆厭油，噁心欲嘔，舌苔薄白。

⊙**脈浮或弦**　多為濕熱兼表所致。症見黃疸初起，白睛微黃，脘腹痞悶，噁心納呆，伴惡寒發熱，頭痛身重，舌苔薄膩。

⊙**脈濡或滑**　多為濕困脾胃所致。症見脅肋隱痛，脘腹痞滿，噁心欲吐，胃納不佳，口淡而不欲食，身重肢倦，大便溏瀉，或身目發黃，色不甚鮮明，小便短少，舌質淡，苔白膩。

【中醫簡易治療】

⊙**單方驗方**

① 田基黃、茵陳各 30 克，上藥水煎，分 2 次服，每日 1 劑。適用於濕熱黃疸。

② 虎杖、茵陳、板藍根、蒲公英各 30 克，陳皮 10 克。上藥水煎，分 2 次服，每日 1 劑。適用於濕熱黃疸。

③ 五味子適量，研成粉末，每次取服 3 克，每日服 2～3 次，30 日為 1 個療程。適用於轉氨酶持續升高，有效後逐漸減量。

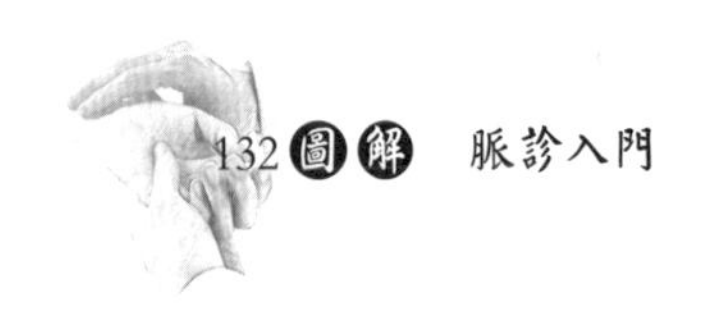

④ 生大黃 20 克，生甘草 10 克。上藥水煎，分 2 次服，每日 1 劑。適用於黃疸，口臭便秘。

【預防調護】

⊙A 型肝炎隔離期自發病日起不少於 21 日；B 型肝炎應按其臨床表現適當延長。B 型慢性肝炎患者，不能從事飲食，食品加工和從事幼教、保育等特殊工種的工作，並切實注意養成良好的個人衛生習慣。A 型肝炎病人糞便應嚴格消毒，對 A 型肝炎的密切接觸者應進行醫學觀察。

⊙加強衛生宣傳和健康教育，增強自我防病能力。加強飲水、飲食和糞便衛生管理。大力消滅蒼蠅。所有醫療器具應嚴格按規定消毒。

⊙推廣 A 型肝炎疫苗接種。 A 型肝流行時，可以用茵陳 15～30g，梔子、板藍根各 9g 煎服，作預防性治療。

⊙嚴格實施對新生兒進行 B 型肝炎疫苗計劃免疫，在條件許可地區可在學齡兒童中推廣 B 型肝炎疫苗接種，增強他們對 B 型肝炎的抗病能力。

⊙急性肝炎應臥床休息，飲食以含維生素豐富的清淡易消化食物為主，少食多餐。

慢性肝炎應增加蛋白質含量。重症肝炎應限制蛋白及脂肪攝入。

【自療要點】

⊙**藥食自療**　對於肝氣鬱滯，肝胃不和者：

① 取珍珠殼 120 克，煮湯，取汁煮鯽魚，熟後食肉飲湯。

② 取泥鰍烘乾，焙末，每次 9 克，每日 3 次，飯後

服用。

③ 取綠豆 50 克，大米 10 克，鮮豬肝 100 克。先煮綠豆，半熟時加入大米，將熟時加入切碎的豬肝，爛熟後服食。

④ 取瘦豬肉、雞骨草、山梔根各 30 克，雞蛋 2 枚，共煮熟後，食肉吃蛋。

對於肝膽濕熱，蘊而發黃者：

① 取荸薺 120 克，煎湯代茶水飲用。

② 取甘藷 50 克，金針菜 10 克，煮湯後飲食。

③ 取西瓜皮、赤小豆、白茅根各 50 克。上藥水煎服，每日 1 次。

④ 取雞骨草 60 克，紅棗 10 枚煎後服汁。或取雞骨草 60 克，與田螺 400 克同煮服食。

⑤ 取茵陳 40 克，先煎去渣取汁，加粳米 100 克，煮粥，加白糖攪勻後服食，每日 2～3 次，7～10 日為 1 個療程。或取茵陳 15 克，紅糖 60 克，煎湯代茶水飲用。

⊙點穴自療（圖 8-1）

將拇指置於陽池、上脘、中脘、氣海、關元、神闕穴，手法大多由輕至重，向右揉轉 180°，行間、足三里穴由輕至重向左揉轉 120°。如為消化不良，加承滿、梁門穴，手法由輕至重，向左揉按 120°。每次 30 分鐘，15 日為 1 個療程。

五、瘧　疾

瘧疾是由於感受瘧邪，邪正交爭所致，以寒戰壯熱，

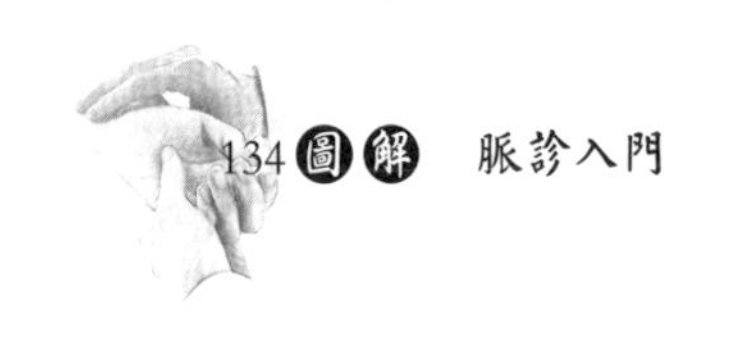

頭痛汗出，休作有時為特徵的疫病類疾病。

該病相當於西醫學的瘧疾。本病好發於南方，夏秋季節多見，有瘧區生活、瘧疾發作或輸血史。典型的發作過程為發病急驟，首先表現惡寒戰慄，面色蒼白，肢體厥冷，雖蓋厚被而不覺溫熱；繼則壯熱，面色潮紅，頭痛，口渴，雖近冰水而不見涼；最後，全身大汗，體溫驟然降至正常，頓感輕鬆舒適，常能安然而睡。

整個過程通常持續 5～8 小時。多數瘧疾患者，間歇一日後，又出現類似症狀發作，所以週期性及間歇性是本病臨床表現的重要特點。

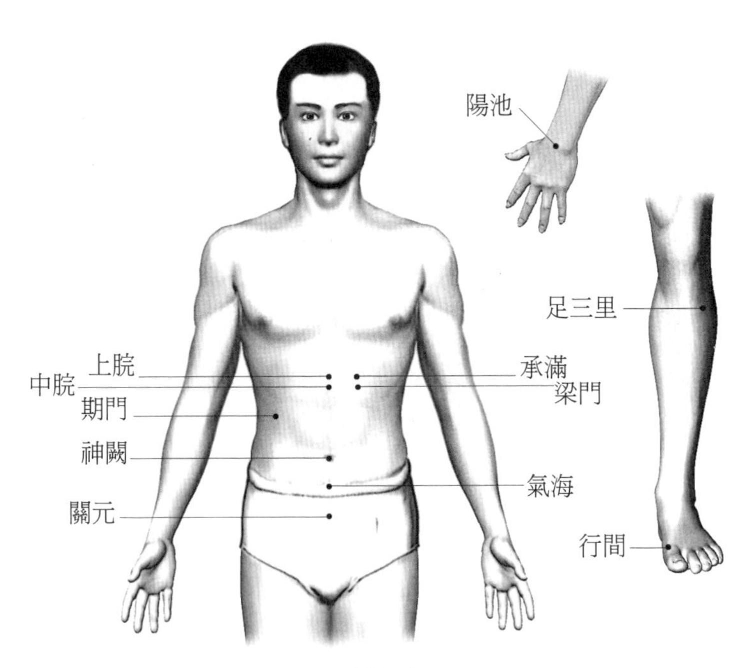

圖 8-1

【脈象辨析】

⊙**脈弦數**　多為熱熾氣分所致。症見寒熱休作有時，寒少熱多，或但熱不寒，汗出不暢，骨節煩疼，口渴引飲，頭痛目赤，小便短黃，舌質紅、苔黃。

⊙**脈弦遲**　多為寒濕阻滯所致。症見寒熱定時而作，寒重熱輕，頭痛，汗出惡風，肢體疼痛，口不見渴，或渴喜熱飲，胸膈痞悶，神疲體倦，舌質淡、苔白或白膩。

⊙**脈沉細**　多為寒毒內閉所致。症見寒戰較甚而熱較微，胸悶嘔吐，或神昏不語，面色蒼白，四肢厥冷，舌質淡、苔白厚膩。

⊙**脈洪或弦數**　多為熱毒內陷所致。症見寒戰壯熱，煩躁口渴，面紅目赤，頭痛嘔吐，頸項強直，神昏譫語，或四肢抽搐，或皮膚黃染，小便短赤，舌質絳、苔焦黑。

【中醫簡易治療】

⊙**中藥敷臍療法**　生甘草、生甘遂各 10 克，上藥共研成極細末，於瘧發前 3 小時左右，取藥末 0.5 克，納入臍內，用膠布固定，病癒後 3 日去藥。適用於瘧疾各證型。

⊙**中藥貼敷療法**　山大蒜、蕃薯葉各適量，共搗爛後，貼敷於橈骨動脈處。適用於瘧疾各證型。或桃樹葉 10 克，經搗爛後，於瘧未發前，貼敷於寸口處，約貼燒一炷香時間，男左女右。適用於惡性瘧疾。

⊙**單方驗方**

① 何首烏 25 克，甘草 3 克。上藥濃煎 2 小時，分 3 次於食前服用。適用於各類瘧疾。

② 馬鞭草 60 克，水煎。分 2 次，於瘧發前 2 小時、4 小時各服 1 次，瘧止後連服 3 日。適用於瘧疾各證型。

③ 鮮青蒿 120 克，或乾品 50 克。水煎 15 分鐘，於瘧發前 3 小時服下。適用於瘧疾各證型。

【預防調護】

⊙因地制宜地採用各種滅蚊措施，是消滅瘧疾的重要環節。

⊙發現瘧疾病人及時進行徹底根治，對近 1 年內有瘧疾史者及瘧原蟲者，應給予全程抗復發治療。

⊙在瘧疾流行區，作業採用預防服藥，同時做好個人防護，以防感染。

⊙發作期臥床休息，高熱時可採用物理降溫。嚴重嘔嘔吐、瀉者應補液。貧血嚴重者給予鐵劑及高營養飲食。

【自療要點】

⊙三棱針放血自療 取 75%乙醇於雙手指尖十宣穴消毒，用消毒三棱針點刺十宣穴使之出血，再用消毒棉球擦去血跡。亦可用同樣方法點刺委中穴放血，能起到使瘧疾停止發作的作用。適用於病情初起的瘧疾發作期。

⊙貼臍自療

① 取阿魏 15 克，搗成末後置於臍部，外用膠布固定。另取常山、烏梅、全蟲各 15 克，水煎服，每日 1 劑。

② 取甘草、甘遂各等份，共研細末，備用。用時，取藥末 1 克，用棉花包裹，成球狀，置於臍中，外用膠布固定，四周用膠布粘緊，勿使洩氣，每次貼藥 2 日。

第九章 辨脈診治五臟病

一、肺系病症

㈠咳　嗽

咳嗽是由六淫外邪侵襲肺系，或臟腑功能失調，內傷及肺，肺氣不清，失於宣肅而成。臨床以咳嗽、咳痰為主要表現的肺系疾病。可分為暴咳和久咳兩種。

該病相當於西醫學的急性、慢性氣管炎或支氣管炎，上呼吸道感染，肺炎等以咳嗽為主症者。本病發病無年齡、季節限制，但以氣候突變時多見，病情一般不超過 1 個月。外感咳嗽，起病急，可伴有寒熱等表證；內傷咳嗽，每因外感而反覆發作，病程較長，咳且伴喘息。

【脈象辨析】

⊙脈浮或浮緊　多為風寒襲肺所致。症見咽癢，咳嗽聲重、氣急、咳痰稀薄色白，常伴見鼻塞、流清涕、頭痛、肢體酸楚、惡寒發熱、無汗等表證，舌苔薄白。

⊙脈浮數或浮滑　多為風熱犯肺所致。症見咳嗽頻劇、氣粗或咳聲嘎啞、喉燥咽痛、咳痰不爽、痰黏稠或稠黃、咳時汗出，常伴鼻流黃涕、口渴、頭痛、肢楚、惡風、身熱等表證，舌苔薄黃。

⊙脈濡數　多為痰濕蘊肺所致。症見咳嗽反覆發作、咳聲重濁、胸悶氣憋，尤以晨起咳甚，痰多，痰黏膩或稠

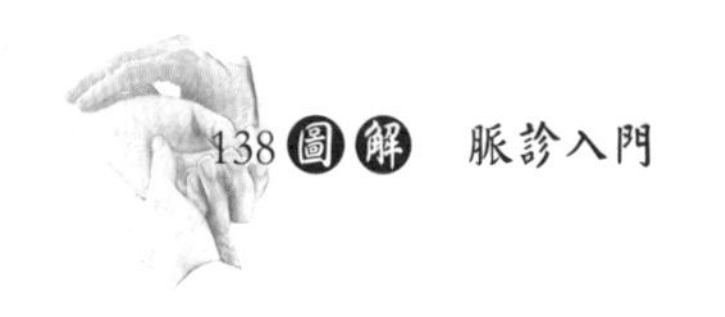

厚成塊，色白或帶灰白色，痰出則憋減咳緩。

⊙**脈弦滑**　多為肝火犯肺所致。症見上氣咳逆陣作、咳時面赤、咽乾口苦、常感痰滯咽喉而咳之難出、量少質黏，或如絮條狀、胸脅脹痛、咳時引痛。症狀可隨情緒波動而增減。舌質紅或舌邊紅、苔薄黃而少津。

⊙**脈細數**　多為肺陰虧耗所致。症見乾咳、咳聲短促，或痰中帶有血絲、低熱不退、午後顴紅、盜汗、口乾、舌質紅少苔。

【中醫簡易治療】

⊙單方驗方

① 紫河車 1 具，研成粉末，每次取服 3 克，每日 2 次，長期服用。適用於肺脾兩虛。

② 虎耳草 15 克，蘇子、萊菔子各 6 克。上藥水煎，分 2 次服，每日 1 劑。適用於痰濕阻肺。

③ 虎杖 15 克，枇杷葉 10 克，桔梗 6 克，蘆根 15～30 克。上藥水煎，分 2 次服，每日 1 劑。適用於燥邪犯肺咳嗽。

④ 紫蘇葉、枇杷葉各 10 克，矮地茶 15 克。上藥水煎，分 2 次服，每日 1 劑。適用於風熱咳嗽。

【預防調護】

1. 急性支氣管炎

⊙有上呼吸道感染病灶者應積極治療，並防止反覆發作。

⊙注意氣候變化，防止受涼，

⊙加強鍛鍊，增強體質，提高抗病能力。

⊙治療期間，飲食應清淡，忌食肥甘厚膩、辛辣刺激之物，少食蝦、蟹等發物。

⊙發病期間，注意休息。

2. 慢性支氣管炎

⊙預防感冒，可使用流感疫苗。

⊙消除致病因素，戒菸，保暖，注意通風，避免有害的刺激性氣體，清除煙塵。

⊙注意飲食清淡，應富於營養，易消化，忌生冷、肥甘厚膩及辛辣食物。

⊙加強體育活動，注意環境及個人衛生。

3. 肺　炎

⊙預防上呼吸道感染，積極治療感冒及支氣管炎。

⊙積極鍛鍊身體，提高機體抗病能力。

⊙防止受寒，避免過度疲勞，禁菸，戒酒，保持室內空氣新鮮。

⊙患病期間應注意臥床休息，飲食宜清淡而富有營養，忌生冷、辛辣刺激性食物。

⊙高熱時，可於前額放置冰袋或用乙醇擦浴。若出現氣急或發紺、體溫驟降、血壓下降等，為發生感染性休克，應立即就醫。

【自療要點】

1. 急性支氣管炎

⊙具有發病快、病程短的特點，臨床以實證居多。急性期治療以疏散外邪、宣通肺氣為主，不宜過早使用苦寒收澀鎮咳藥，以免閉門留邪。臨床多以止咳散加減治療，

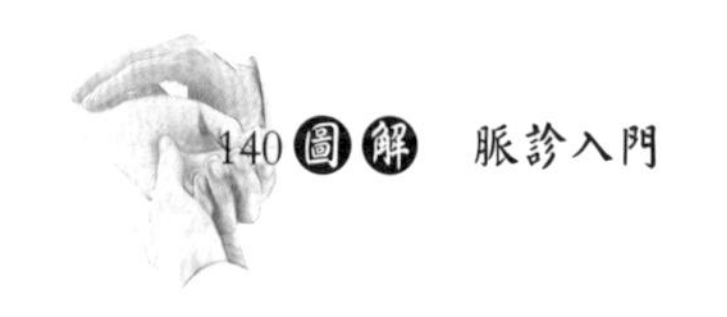

能收到滿意療效。

其藥物組成：桔梗，白前、紫菀、炙百部各 9 克，荊芥、陳皮各 6 克，甘草 3 克。

證屬風寒襲肺者，加防風、蘇葉各 9 克，生薑 3 克；證屬風熱犯肺者，加桑葉、菊花、牛蒡子各 9 克，薄荷 6 克（後下），蘆根 15 克；熱甚者，加黃芩 9 克，天花粉、蘆根各 15 克，梔子 9 克；證屬風燥傷肺者，加瓜蔞皮 12 克，貝母 6 克，天花粉、沙參各 15 克等。

⊙感冒是引起急性支氣管炎發生、復發和加重的重要因素，應極力避免。體虛易感冒者，可服用玉屏風散之類方藥益氣固表。吸菸對呼吸道是一種刺激，應當戒除。此外還應大力改善環境衛生，積極消除煙塵和有毒廢氣的危害，加強勞動保護。

⊙本病預後良好，大多可在較短時間內治癒。

2. 慢性支氣管炎

⊙多在春夏及秋冬之交發病，具有反覆發作的特點，臨床以虛證或虛中夾實者居多，治療多以調理臟腑為主，採用健脾、清肝、養肺、補腎等法。

健脾可選用黨參、白朮、茯苓、半夏、陳皮、砂仁、生薑等；清肝可選用木蝴蝶、枇杷葉、蛤殼、青黛等；養肺可選用沙參、天門冬、麥門冬、玉竹等；補腎可選用淫羊藿、仙茅、補骨脂等。

若咳而兼喘者，可加厚朴、杏仁、炙麻黃、射干等：若發熱、痰黃稠者，可加大青葉、板藍根、蒲公英、魚腥草等；若唇舌黯淡，兼有血瘀徵象者，可加當歸、桃仁、

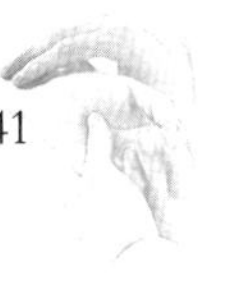

絲瓜、地龍乾等，每能取效。

此外可在藥膳中使用核桃肉、枸杞子、芡實等，以補脾益腎、扶正補虛固本。

3. 肺　炎

⊙是一種常見病、多發病，不分年齡、性別，均可罹患。本病由於感受風熱病毒而起，故病勢較急。臨床多針對特異的病原和肺部炎症的病理變化來進行治療。中藥多選用清熱解毒、抗菌消炎作用較強的藥物，如金銀花、連翹、魚腥草、大青葉、板藍根、蘆根、葦莖等，可大量應用，每劑每味藥可用至 50～90 克。藥量大，藥液多，囑患者多次頻服，方能奏效。

此外，穿心蓮、虎杖、半枝蓮、黃芩、白花蛇舌草等抗菌效果也較好，亦可配合使用，以縮短發熱時間，促進炎症吸收。

⊙一般來說，肺炎若能及時、正確治療，大多預後良好；若出現熱毒內陷、內閉外脫等變化時，同預後不良，應中西醫結合進行搶救，以挽救生命。

㈡ 哮　證

哮證是由於宿痰伏肺，每遇誘因或感邪而引觸，以致痰阻氣道、肺失肅降、氣道攣急所致發作性的痰鳴氣喘疾患。發作時喉中哮鳴有聲，呼吸氣促困難，甚則喘息不能平臥為主要臨床表現。

該病相當於西醫學支氣管哮喘、哮喘型支氣管炎等。常因氣候變化、飲食勞倦、情志失調等而誘發。

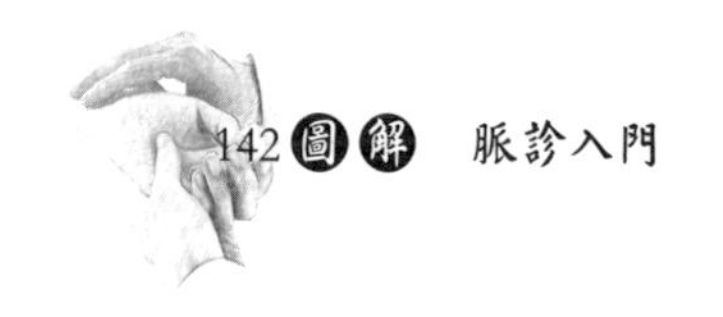

【脈象辨析】

⊙脈浮緊　多為風寒束肺所致。症見呼吸急促，喉中哮鳴有聲，胸部緊閉，咳痰稀薄色白；兼有頭痛，惡寒，或伴發熱，口不渴，無汗；舌苔薄白而滑。

⊙脈弦滑　多為痰氣互結所致。症見呼吸急促，哮鳴有聲，胸悶脅脹，咳嗽痰多，痰白黏膩或呈泡沫狀，短氣喘促，端坐而不得平臥，舌苔白滑。

⊙脈滑數　多為痰熱壅肺所致。症見呼吸氣促，喉中哮鳴有聲，喘息氣粗，胸部緊悶，痰多黏稠色黃；煩躁不安，身熱有汗，渴喜冷飲，面紅，咽乾，便秘；舌質紅、苔黃膩。

⊙脈弱或細軟　多為肺脾氣虛所致。症見平素食少脘痞，大便不實，腹瀉便溏，自汗畏風，常易感冒，每因氣候變化或飲食不當而誘發，氣短聲低、倦怠無力，咳痰清稀；舌質淡、苔薄白或薄膩。

⊙脈沉細數　多為肺腎陰虛所致。症見口咽乾燥，痰少而黏，五心煩熱，動則喘促，舌質紅、苔少。

⊙脈微欲絕　多為哮喘發作過程中的陽脫所致。症見吐瀉不止，神倦氣短，面色青紫，汗出如油，四肢厥冷，呼吸微弱，舌質紫，苔白滑。

【中醫簡易治療】

⊙單方驗方

① 地龍適量焙乾，研細末裝膠囊後吞服，每次 3 克，每日 2 次。適用於熱哮。

② 皂角 15 克、煎水浸白芥子 30 克，待 12 小時後焙

乾，研細末吞服，每次 1 克，每日 3 次。適用於發作時痰湧氣逆。

③ 殭蠶 5 條，浸薑汁後曬乾，瓦上焙脆，和入細茶適量，共研細末，以開水送服，每日 1 次。適用於喉中痰鳴。

【預防調護】

⊙積極防治呼吸道感染性疾病。

⊙加強體育活動，增強體質，避免接觸誘因，堅持鞏固治療。

⊙飲食宜清淡，忌食辛辣、油膩厚味之品，戒菸，忌酒，慎食魚、蝦、蟹等易致過敏的發物。

⊙哮喘持續狀態應儘早就醫。

【自療要點】

⊙支氣管哮喘是一種頑固難癒的疾病，病程較長，易反覆發作，根深蒂固，難以速除。患者平素應注意調養正氣，可堅持服用扶正固本為主的方藥，部分患者可望得以根治，即使未能根治，亦可望減少或減輕發作。發作期以袪邪為主，治宜宣肺、化痰、定喘。

以蘇子降氣湯為主方，方中不用肉桂。偏熱者，加葶藶子、桑白皮；熱甚者，加梔子、黃芩；偏寒者，加白芥子、射干、麻黃；喘甚者，加杏仁、炙麻黃。

⊙還可用乾地龍研末口服，每日服地龍末 3～4 克，有控制症狀的作用，對預防本病季節性復發有效。

⊙參蛤散（人參、蛤蚧）對腎虛哮喘有效。

⊙緩解期用補肺、健脾、益腎之法，針對個人的不同

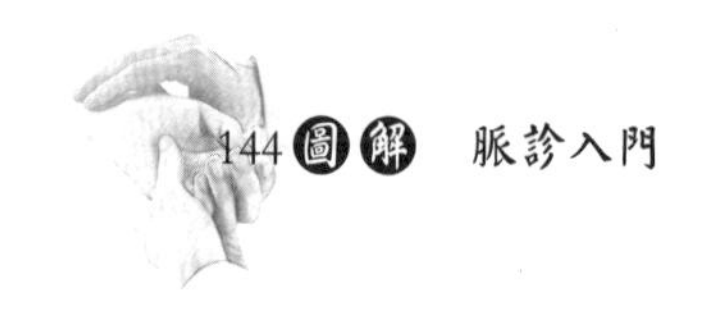

情況，可選用玉屏風散、六君子湯、金匱腎氣丸或七味都氣丸等，作為平時保健常用方劑，經常服用。

㈢肺　脹

肺脹是指多種慢性肺系疾患反覆發作，遷延不癒，肺、脾、腎三臟虛損，從而導致肺管不利，肺氣壅滯，氣道不暢，胸膺脹滿不能斂降所致。典型的臨床表現是胸部膨滿，脹悶如塞，喘咳上氣，痰多及煩躁，心悸等，以喘、咳、痰、脹為特徵。

該病相當於西醫學的慢性阻塞性肺氣腫。本病病程纏綿，時輕時重，日久可見面色晦黯，唇甲發紺，脘腹脹滿，肢體浮腫，甚或喘脫等危重症候。病重可併發神昏、動風或出血等症狀。發病年齡多為老年人，常因外感而誘發，其中以寒邪為主，其次過勞、暴怒、炎熱也可誘發。

【脈象辨析】

⊙脈弦滑　多為痰瘀阻肺所致。症見咳嗽痰多，色白或呈泡沫狀，喉間痰鳴，喘息不能平臥，胸部膨滿，憋悶如塞，面色灰白而黯，唇甲發紺，舌質黯，或黯紫，舌下脈絡增粗，苔膩或濁膩。

⊙脈滑數　多為痰熱鬱肺所致。症見咳逆喘息氣粗，胸滿煩躁，目睛脹突，痰黃或白、黏稠難咳，或發熱微見惡寒，溲黃便乾，口渴欲飲，舌質黯紅、苔黃或黃膩。

⊙脈浮緊　多為外寒內飲所致。症見咳逆喘滿不得平臥，氣短氣急，咳痰白稀，呈泡沫狀，胸部膨滿，口乾而不欲飲，周身酸楚、惡寒，面色青黯，舌體胖大，舌質黯

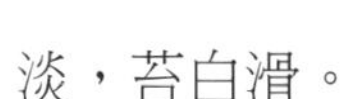

淡，苔白滑。

⊙脈沉細無力，或有結代　多為肺腎氣虛所致。症見呼吸淺短難續、咳聲低怯、胸滿短氣，甚則張口抬肩、倚息不能平臥、咳嗽、痰自如沫、咳吐不利、心慌不安、形寒汗出、面色晦黯、舌質淡或黯紫、舌苔白潤。

【中醫簡易治療】

⊙單方驗方

① 胎盤 1 具，焙乾研末，裝入空心膠囊之中，每次口服 6 克，每日 3 次。可長期服用。

② 麻黃 6 克，五味子 3 克，甘草 6 克。上藥水煎，分 2 次服，每日 1 劑。適用於各證型咳喘。

③ 百合 30 克，訶子 10 克，甘草 15 克，加水 200 毫升，煎服，每日 1 劑。適用於胸腹脹滿。

【預防調護】

⊙飲食宜清淡而富於營養，忌食辛辣炙煿厚味、魚腥之品，忌菸、戒酒。

⊙積極開展醫療體育，鍛鍊身體，增強體質，提高抗病能力。

⊙注意天氣變化增減衣服，防止著涼感冒。

⊙工作、生活勞逸結合，注意休息，做到不疲勞過度。

⊙病情嚴重者，可配合中西藥物及多種特色療法做綜合性治療。

【自療要點】

⊙請參閱「咳嗽」、「喘證」。

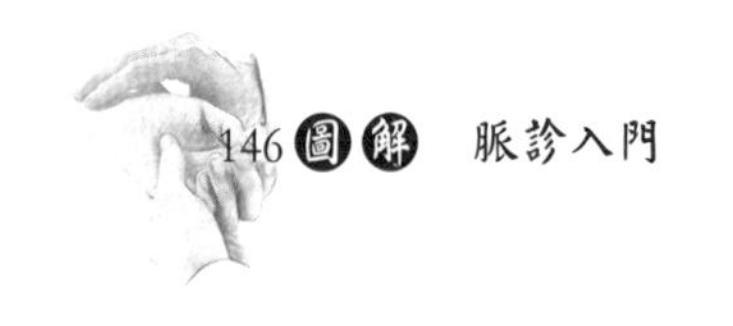

㈣肺 癰

肺癰是指因熱毒瘀結於肺內，以致肺葉生瘡，血敗肉腐，而形成膿瘍，臨床以發熱、咳嗽、胸痛、咳吐腥臭濁痰，甚則膿血相兼為主要表現的內臟癰病類疾病。

該病相當於西醫學的肺膿腫。在病理演變過程中，初期因風熱之邪侵入衛表，內鬱於肺，或內外合邪，肺衛同病，蓄熱內蒸，熱傷肺氣，肺失清肅，出現惡寒、發熱、咳嗽等肺衛表證。

成癰期為邪熱壅肺，蒸液成痰，氣分熱毒浸淫及血，熱傷血脈，血之凝滯，熱壅血瘀，醞釀成癰，表現為高熱、畏寒、咳嗽、氣急、胸痛等痰瘀熱毒蘊肺的證候。

潰瘍期為痰熱與瘀血壅阻肺絡，肉腐血敗化膿，肺損絡傷，膿瘍潰破，排出大量腥臭膿痰或膿血痰。

恢復期為膿瘍內潰外洩之後，邪毒漸盡，病情趨向好轉，但因肺體損傷，故可見邪去正虛、陰傷氣耗的病理過程，繼則正氣漸復，癰瘍漸致癒合；若潰後膿毒不盡，邪戀正虛，每致遷延反覆，日久不癒，病勢時輕時重，而轉為慢性。

【脈象辨析】

⊙脈浮數而滑　多為初期風熱犯肺所致。症見發熱微惡寒、咳嗽、咳黏液痰或黏液濃性痰，痰量由少漸多，咳時尤甚；呼吸不利、口乾鼻燥、舌苔薄黃或薄白。

⊙脈滑數　多為成癰期痰熱蘊肺所致。症見身熱較甚，時時振寒，繼則壯熱不寒，汗出煩躁，咳嗽氣急，胸

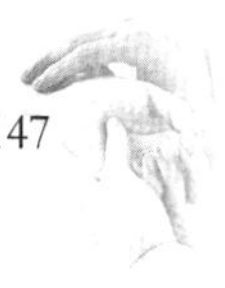

滿作痛，轉側不利，咳吐濁痰，呈黃綠色，自覺喉間有腥臭味，口乾咽燥，舌質紅、苔黃膩。

⊙**脈滑數或數實** 多為潰膿期膿毒蘊積所致。症見咳吐大量膿血痰，或如米粥湯、腥臭異常，有時咯血、胸中煩滿而痛，甚則氣喘不能平臥，身熱面赤，煩渴喜飲，舌質紅、苔黃膩。

⊙**脈細或細數無力** 多為恢復期正虛邪戀所致。症見身熱漸退，咳嗽減輕，咯吐膿血逐漸減少，臭味亦減，痰液轉為清稀，精神逐漸振作，食慾轉好，或見胸脅隱痛，氣短，自汗盜汗，心煩，口乾咽燥，面色不華，形瘦神疲，舌質紅或淡紅、苔薄。

【中醫簡易治療】

⊙**單方驗方**

① 鮮薏苡仁適量，搗汁，燉熱服用，每次 30～50 毫升，每日 3 次。適用於肺癰期及潰膿期。

② 魚腥草、蒲公英各 30 克，上藥水煎，分 2 次服，每日 3 次。適用於肺癰期及潰膿期。

③ 白及 120 克，浙貝母、百合各 30 克。上藥共研細末，早晚各服 6 克。適用於恢復期。

【預防調護】

⊙急性期臥床休息，供給高熱量易消化飲食，居室保持空氣通暢，呼吸困難、紫紺者應予以吸氧。

⊙膿痰多者應做體位引流或支氣管鏡引流。

⊙對經藥物治療 3 個月後，膿腔仍持續存在，且部位較侷限者，應考慮送醫院手術治療。

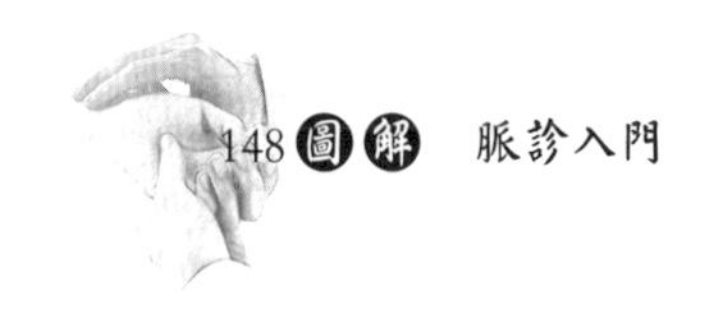

【自療要點】

⊙請參閱「肺炎」。

㈤ 肺　癆

肺癆是指由於正氣虛弱、感染癆蟲、侵蝕肺臟所致的，以咳嗽、咯血、潮熱、盜汗以及身體逐漸消瘦等症狀為主要表現，具有傳染性的慢性消耗性疾病。

該病相當於西醫學的肺結核。據 1985 年全國性結核病流行病學抽樣調查，本病患病率為 550/10 萬，平均死亡率在 30/10 萬左右，是肺病中的常見病。

【脈象辨析】

⊙脈細數　多為陰虛火旺所致。症見嗆咳氣急、痰少質黏，或吐黃稠痰、痰量多、時時咯血、血色鮮紅、午後潮熱、骨蒸、五心煩熱、顴紅、盜汗量多、口渴心煩、失眠、性情急躁易怒，或胸脅掣痛，男人可見遺精，婦女月經不調、形體日漸消瘦、舌紅而乾、苔薄黃或剝脫。

⊙脈微細而數，或虛大無力　多為陰陽兩虛所致。症見咳逆喘息少氣、咳痰色白，或夾血絲、血色暗淡，潮熱、自汗、盜汗、聲嘶或失聲、面浮肢腫、心慌、肢冷，或見五更泄瀉、口舌糜爛、大肉盡脫，男人滑精、陽痿，婦女經少、經閉，舌質光淡隱紫、少津。

⊙脈細弱而數　多為氣陰耗傷所致。症見咳嗽無力、氣短聲低、咳痰清稀色白，偶或夾血或咯血、血色淡紅，午後潮熱，伴有畏風、怕冷、自汗與盜汗並見，納少神疲，大便溏薄，面白無華，兩顴發紅，舌質光淡、邊有齒痕、苔薄。

⊙脈澀 多為瘀阻肺絡所致。症見咳嗽、咯血不止、血色暗而有塊、胸痛如刺、午後或夜間發熱、肌膚甲錯、面色黧黑，身體消瘦，舌黯或有瘀點、瘀斑。

【中醫簡易治療】

⊙中藥霧化吸入療法 大蒜 30～35 克，經搗爛後，放入霧化器內，行霧化吸入，每次 30～60 分鐘，每週 2 次，3 個月 1 個療程。適用於肺結核各證型。

⊙單方驗方

① 百部、白及、三七各等量，共研細末，每次取服 1～5 克，每日 3 次。適用於肺結核咳嗽、咯血。

② 白及、百部、牡蠣、炮穿山甲（代）各等份，共研細末，如在病灶活動期，百部量加倍，每次取服 3～5 克，每日 2～3 次。適用於肺結核各證型。

③ 天龍（壁虎）適量，烘乾研末，裝入空心膠囊內，每次吞服 3 粒，每日 3 次。適用於肺門淋巴結核及胸膜、腰椎結核。

【預防調護】

⊙注意防寒保暖，隨其天氣變化添減衣服。

⊙注意適當休息，做到勞逸結合，不要過度疲勞。

⊙合理搭配膳食，飲食宜富於營養而易於消化，忌菸，戒酒。

⊙活動期宜臥床休息，保持室內空氣新鮮，冬日常到屋外多曬太陽。

⊙恢復期及病癒後，積極開展適當的體育活動，如散

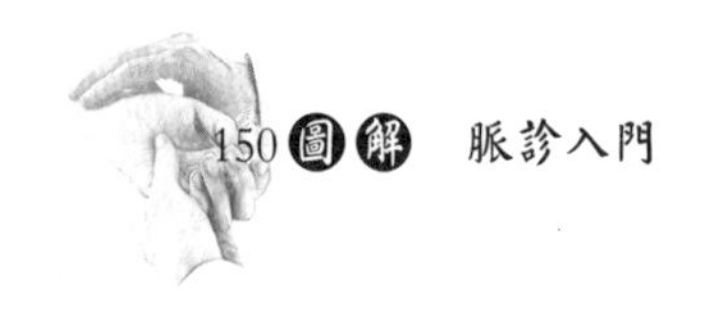

步或慢跑，或練氣功。

⊙如若配合應用西藥，則可提高療效，縮短療程，加速治癒。

【自療要點】

⊙**中成藥自療**　可分以下 3 型進行：

① 陰虛肺熱型（症狀見脈象分析，下同）。可選用貝母二冬膏、保肺散、貝母梨膏、百花膏、羊膽丸、羅漢果玉竹顆粒、複方抗結核片等。

② 肺腎陰虛型，可選用玉露保肺丸、金貞麥味地黃丸、補金片、養陰清肺膏、養陰脈安片、麥味地黃丸等。

③ 氣陰兩虛型，可選用潤肺止嗽丸、人參固本丸、天麻王漿、百部丸、人參滋補膏、萬年春蜂王漿、雪哈銀耳膠丸等。

⊙**藥食自療**　對於陰虛肺熱型者：

① 取雪耳 12 克，用冷水泡發後，加冷開水與冰糖隔水燉 2～3 小時，飲服。

② 取百合 100 克，蜂蜜 35 克，白糖 50 克。共置於大砂鍋內，加清水煮沸後，加蓋以小火燉 15 分鐘，放桂花少許，晾涼飲用；或用百合 100 克，煎湯加糖適量，隨意飲服。

③ 取燕窩 6 克，銀耳 9 克，用熱水泡發，加冰糖適量，隔水燉熟，晚間服用，連服 15 日。

對於肺腎陰虛型者：

① 取冬蟲夏草、麥門冬、沙參各 9 克，瘦豬肉 100 克。共燉湯服食，每日 1 次，連服 10～15 日。

② 取韭菜 250 克，切段，蛤蜊肉 250 克，切片，加入調味品，用武火同燒沸，再以文火燉至蛤蜊肉熟，服食。

對於氣陰兩虛型者：

① 取羊髓 100 克，生地黃 30 克，用文火燉熟，加羊油 20 克，白蜜 30 克及蔥薑少許，煮至湯沸，每日分 2～3 次服，連服 15 日。

② 取鱉肉 250 克，百部 15 克，地骨皮 15 克，生地黃 20 克，北耆 15 克，水煎後，去除藥渣服食，每日 1 次，連服 7～10 日。

③ 取生大蒜剝皮後嚼食，每次 4～5 瓣，每日 6～7 次。

④ 取白蓮藕適量，搗爛取汁 500 克，人乳、白蜂蜜各 120 克，攪勻蒸片刻，早晚各服 1 盅。忌飲茶水，渴時用藕煎汁飲，對咳血者療效頗佳。

⑤ 取金針茶，水煎服，對咯血效佳。

⑥ 取燕麥煮粥，經常服食，對盜汗效佳。

⊙艾灸自療

取膏肓、足三里、三陰交穴（圖 9-1），以膏肓穴為主穴。切一 0.3 公分厚薑片，置於膏肓穴，用艾條點燃，隔薑片灸膏肓穴，並直接用艾條溫和灸足三里、三陰交穴，每次 5～10 分鐘，每日 1 次，10 日為 1 個療程。

⊙耳穴自療

取肺、脾、腎、屏間、神門穴（圖 9-2），可採用毫針刺穴或配合電針、耳穴壓豆法等，均有一定的療效。

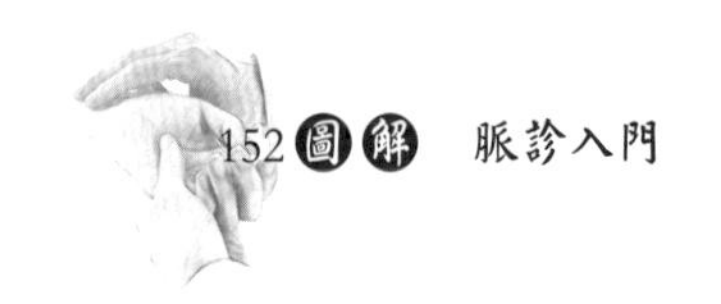

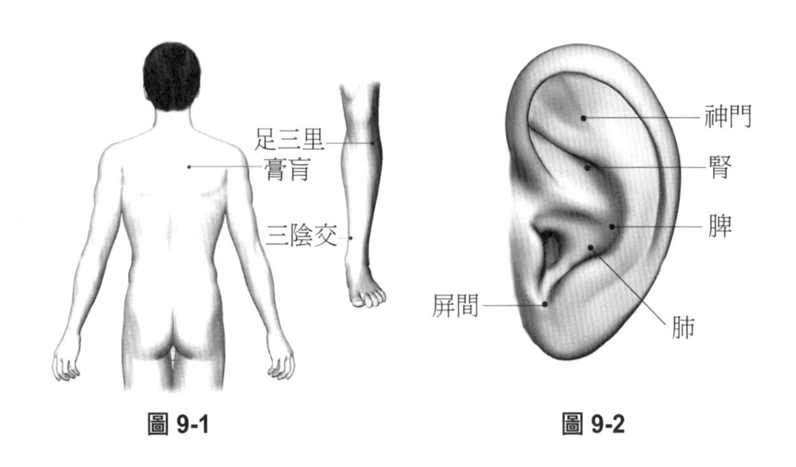

圖 9-1　　圖 9-2

⊙拔罐自療

取中府、肺俞、結核穴、足三里、三陰交穴（圖 9-3），每次留罐 15 分鐘，每日 1 次，12 次為 1 個療程。

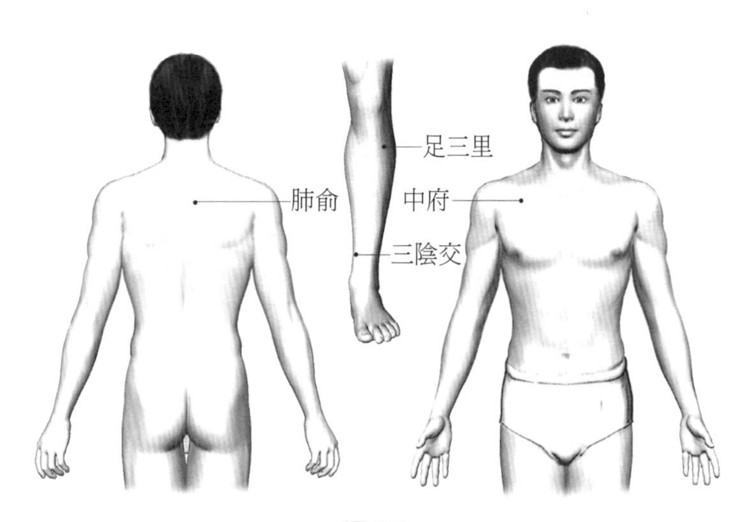

圖 9-3

㈥肺　癌

肺癌是由於正氣虛弱，邪毒外侵，痰濁內聚，氣滯血瘀，阻結於肺，肺失肅降所致。臨床以咳嗽、咯血、胸痛、發熱、氣急為主要表現的惡性疾病。

該病相當於西醫學的原發性支氣管肺癌。其發病年齡多在 40 歲以上，男女之比為 5：1，常有長期吸菸、毒氣刺激、慢性肺臟疾病等誘因，個別患者有明顯家族遺傳史。其病理變化，虛證以陰虛、氣陰兩虛為多見，實證不外乎氣滯、血瘀、痰凝、毒聚等。

【脈象辨析】

⊙脈細弦或細澀　多為氣滯血瘀所致。症見咳嗽不暢，胸悶氣憋，胸痛有定處，如錐如刺，或痰血黯紅，口唇紫黯，舌質黯或有瘀點、瘀斑，苔薄。

⊙脈弦滑　多為痰濕蘊肺所致。症見咳嗽，咳痰，氣憋，痰質黏稠，痰白或黃白相間，胸悶胸痛，納呆，大便溏薄，神疲乏力，舌質黯、苔白黃膩或黃厚或黃厚膩等。

⊙脈細數或數大　多為陰虛毒熱所致。症見咳嗽無痰或少痰，或痰中帶血，甚則咯血不止，胸痛不已，心煩少寐，低熱盜汗，或熱勢壯盛，久而不退，口渴口乾，大便乾結，舌質紅、苔薄黃。

【中醫簡易治療】

⊙單方驗方

① 半枝蓮 30 克，蚤休（七葉一枝花）20 克，白花蛇舌草 30 克。上藥水煎，分 2 次服，每日 1 劑。適用於肺

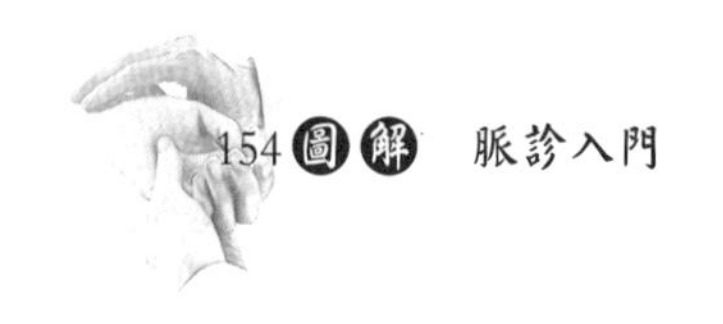

癌各證型。

② 蟾蜍膽，每次服 5 個，每日 2 次，連服 2 個月。適用於肺癌各證型。

③ 半枝蓮 50 克，蜈蚣、全蠍各 20 克，馬錢子 1 克。上藥加水 3 公升，煎煮 2 小時後服用，每次 50 毫升，每日 4 次。適用於肺癌體實者。

④ 百合、熟地黃、生地黃、玄參、當歸、麥冬、白芍各 IO 克，南沙參、北沙參、桑白皮各 15 克，黃芩 10 克，臭牡丹、蚤休、白花蛇舌草各 30 克。上藥水煎，分 2 次服，每日 1 劑。具有養陰潤肺，扶正抗癌的功效。適用於中、晚期原發性支氣管肺鱗癌。

氣短乏力，加黃耆、黨參各 10 克；胸痛、舌質紫黯有瘀斑，加紅花、川芎各 10 克，桃仁 6 克；瘀血加蒲黃炭、藕炭各 5 克，仙鶴草 15 克；胸水，加葶藶子 10 克，芫花 3 克；痰多，加生南星 10 克、生半夏各 10 克（均先煎 30 分鐘）；低熱，加銀柴胡 15 克，地骨皮 10 克；高熱，加生石膏 30 克。

【預防調護】

⊙加強醫療體育鍛鍊，增強機體抗病能力。

⊙避免致癌因素的長期刺激，如戒菸。如因工作需要，要做好個人防護工作。

⊙平素宜心情開朗、起居有時，保持室內空氣清新。

⊙對 40 歲以上肺部感染的患者，經過 2 週治療不能改善的，要進一步檢查，以早期發現、早期診斷與早期治療。

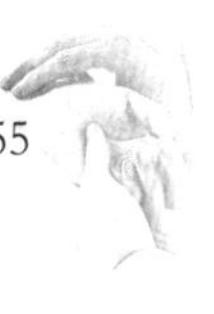

⊙對手術後或放、化療的患者，要給予中藥調理，包括飲食治療。

⊙對肺癌患者要調整好心理狀況，提高生活品質及治療效果。

二、脾胃病症

㈠胃　痛

胃痛，又稱「胃脘痛」，是由於外感邪氣、內傷飲食情志、臟腑功能失調等，導致氣機鬱滯，胃失所養，以上腹胃脘部近歧骨處疼痛為主的病症。

該病相當於西醫學的急、慢性胃炎、消化性潰瘍、胃痙攣、胃下垂、胃黏膜脫垂症、胃神經官能症等疾病。該病起病或急或緩，常有反覆發作的病史，以胃脘部疼痛為主要症狀，並同時兼見泛惡、脘悶、噯氣、痞悶、食慾不佳、噁心嘔吐、吞酸嘈雜等症狀。胃痛初期，病變臟腑單一，久則相互影響，由實轉虛，虛實錯雜，遷延不癒。

臨床上寒邪、食停、氣滯、熱鬱、血瘀、濕阻多屬實證；脾胃虛寒、胃陰虧虛等多為虛證。且各證型之間，可合併出現，並可相互轉化，可由實轉虛，可因虛致實，可虛實夾雜，可由寒化熱，寒熱錯雜；亦可因氣滯而血瘀；亦可由瘀血阻遏氣機而氣滯。

【脈象辨析】

⊙脈弦　多為肝氣犯胃所致。症見胃脘脹滿，攻撐作痛，脘痛連脅，胸悶暖氣，喜長嘆息，大便不暢，得噯

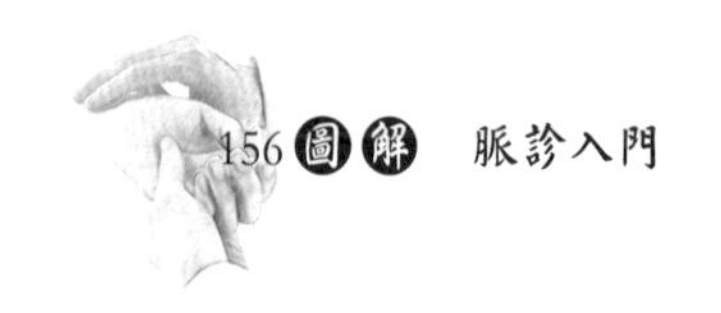

氣、矢氣則舒，遇煩惱鬱怒則痛，舌質淡、苔薄白。

⊙**脈滑** 多為飲食停滯所致。症見胃脘疼痛，脹滿拒按，噯腐吞酸或嘔吐不消化食物，其味腐臭，吐後痛減，不思飲食，大便不爽，得矢氣及便後稍舒，舌苔厚膩。

⊙**脈弦緊** 多為寒邪客胃所致。症見胃痛暴作，惡寒喜暖，得溫痛減，遇寒加重，口淡不渴，或喜熱飲，舌質淡紅或紅、苔薄白。

⊙**脈弦數** 多為肝胃鬱熱所致。症見胃脘灼痛，痛勢急迫，心煩易怒，反酸嘈雜，口乾口苦，舌質紅、苔黃。

⊙**脈滑數** 多為濕熱中阻所致。症見胃脘疼痛，嘈雜灼熱，口乾口苦，渴不欲飲，頭重如裹，身重肢倦，納呆噁心，小便色黃，大便不暢，舌質淡紅、苔黃膩。

⊙**脈弦而澀** 多為瘀血停滯所致。症見胃脘疼痛，如針刺、似刀割，痛有定處，按之痛甚，痛時持久，食後加劇，入夜尤甚，或見吐血，黑便，舌質紫暗或有瘀斑。

⊙**脈細數** 多為胃陰虧虛所致。症見胃脘隱隱灼痛，似飢而不欲食，口燥咽乾，五心煩熱，消瘦乏力，口渴思飲，大便乾結，舌紅少津。

⊙**脈虛弱** 多為脾胃虛寒所致。症見胃痛隱隱，綿綿不休，喜溫喜按，空腹痛甚，得食則緩，勞累或受涼後發作或加重，泛吐清水，神疲納呆，四肢倦怠，手足不溫，大便溏薄，舌質淡、苔白。

【中醫簡易治療】

⊙單方驗方

① 瓦楞子、甘草、炒白朮各 20 克，延胡索 15 克。

上藥共研細末，每次取服 3 克，每日 3 次，飯前 30 分鐘用溫開水送服。適用於胃脘疼痛。

② 延胡索、高良薑、厚朴各 10 克，當歸 6 克，肉桂 3 克。上藥水煎，分 2 次服，每日 1 劑。適用於寒凝氣滯，心腹絞痛，脈緊澀者。

③ 甘松、香附各 60 克。上藥共研細末，每次取服 6 克，以白開水送下。適用於胃神經痙攣作痛，憤怒易發者。

【預防調護】

⊙保持樂觀情緒，不可憂思愁慮。注意適當休息，勞逸結合。

⊙飲食要軟爛，不可過硬難於消化。

⊙保持良好生活習慣，進食要有規律，細嚼慢嚥，避免辛辣、炙煿、厚膩之品以及刺激性食物，禁忌菸、酒、濃茶、咖啡等。

⊙切忌暴飲暴食，過飢過飽。

【自療要點】

1. 急性胃腸炎

⊙本病是臨床常見病症，多於夏日飲食不慎，或受涼飲冷後發病，具有發病急、病程短的特點，若治療及時，則預後良好。

⊙中藥藿香正氣水是治療寒濕型急性胃腸炎的代表方，尚有丸劑、軟膠囊、散劑等不同劑型，均可選用。

⊙對於受寒明顯、嘔吐清水頻頻、畏寒重、腹中冷痛者，可取生薑 4～5 片，熬少量湯水，調紅糖溫熱服用，

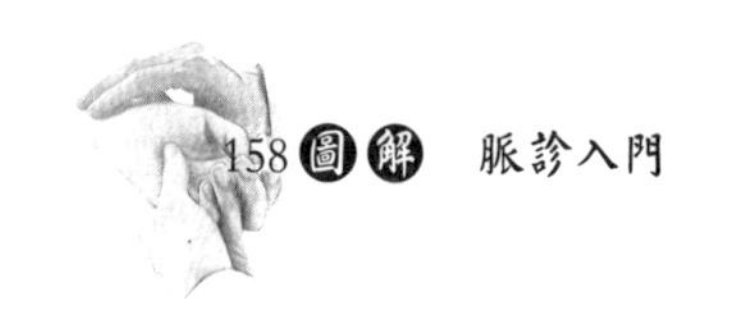

並輔以清涼油或風油精塗擦臍周，起效迅速，療效令人滿意。

⊙對於飲食過度、食滯胃腸者，可適當予以禁食；對於嘔吐、腹瀉過度，傷陰耗氣造成口乾、尿少，皮膚乾燥，甚至皺縮的，應及時予以補液治療，以防亡陰亡陽之變，

2. 胃、十二指腸潰瘍

⊙本病因長期飲食不節、勞倦內傷而導致脾胃虛弱、氣血失調所致。臨床以中、青年發病者居多，男性多見。病位雖在胃部，但與肝、脾關係密切。脾胃虛寒是臨床較為常見的證型。

常用黃耆建中湯治療，選用黃耆、飴糖、桂枝、白芍、甘草、大棗、生薑等。若嘔吐清水較多，可加陳皮、半夏、茯苓；若吐酸水較多，去飴糖，加吳茱萸、黃連；若胃痛而寒，加高良薑、香附。

⊙痛止後，可服用一段時間六君子丸或香砂六君子丸，以溫健脾胃，鞏固療效。

⊙內服湯藥時，虛寒性胃痛者，宜溫服，並宜在疼痛發作前服藥；胃陰不足，虛熱胃痛者，則宜稍涼後服。

⊙如患者嘔吐，可在服藥前用生薑擦舌面，湯藥宜多次分服。有的丸藥質地較硬，則需用溫開水化服。

㈡腹　痛

腹痛是指胃脘以下、恥骨毛際以上的部位發生疼痛為主要表現的病症。多由臟腑氣機不利，經脈失養所致。

該病可見於西醫學中的急慢性胰腺炎、胃腸痙攣、不完全性腸梗阻、結核性腹膜炎、腹型過敏性紫癜、腸道激惹綜合徵、消化不良性腹痛、輸尿管結石等。其發作常與飲食、情志、受涼、勞累等誘因有關，疼痛性質可表現為隱痛、脹痛、冷痛、灼痛、絞痛、刺痛等多種，起病或緩或急，多伴有飲食、大便失常，但外無脹大之形，觸之腹壁柔軟，可有壓之痛劇，但無反跳痛，其痛可呈持續性，亦可時緩時急，或常反覆發作。

【脈象辨析】

⊙**脈沉緊**　多為寒邪內阻所致。症見腹痛急起，劇烈拘急，得溫痛減，遇寒尤甚，惡寒身踡，手足不溫，口淡不渴，小便清長，大便正常，舌質淡、苔白膩。

⊙**脈滑數**　多為濕熱壅滯所致。症見腹部脹痛，痞滿拒按，胸悶不舒，煩渴引飲，大便秘結，或溏滯不爽，身熱自汗，小便短赤，舌質淡或淡紅、苔黃燥或黃膩。

⊙**脈弦**　多為氣機鬱滯所致。症見脘腹疼痛，脹滿不舒，攻竄兩脅，痛引少腹，時驟時散，得暖矢氣則舒，遇憂思惱怒則劇，舌質淡、苔薄白。

⊙**脈細澀**　多為瘀血阻滯所致。症見少腹疼痛，痛勢較劇，痛如針刺，甚則尿血有塊，經久不癒，舌質紫暗。

【中醫簡易治療】

⊙**單方驗方**

① 大黃 12 克（後下），肉桂、乾薑各 10 克。水煎 2 次，溫服，每 2 日 1 劑。適用於寒積裏實而致的腹痛。

② 小茴香 30 克，陳皮、白蔻仁各 15 克。小茴香鹽

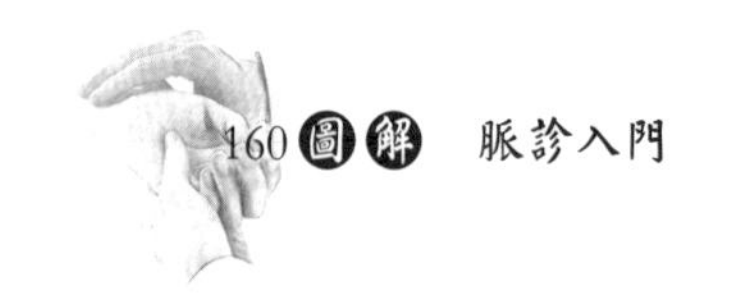

炒後，3 味藥混合研細末，瓶裝待用。每次取服 3 克，以開水沖服，每日 2～3 次。適用於腹脹、脘滿、嘔吐、納差。

【預防調護】

⊙注意飲食衛生，預防腸道感染。

⊙宜食易消化而富有營養的食物，忌食辛冷、甘肥、刺激之物，戒菸酒。

⊙保持心情舒暢，起居有常。

⊙避免勞累過度，增強體質，對預防本病的發作也可起到一定的作用，

【自療要點】

⊙腹痛的治療需分清急症與緩症，在治療前要先結合檢查排除急腹症。

⊙治療腹痛當在辨清病因之前，勿急於止痛，以免延誤病病情。

⊙對於腹痛久治不癒者當考慮其他病因，予以進一步檢查。

㈢痞　滿

痞滿是由外邪內陷，飲食不化，情志失調，脾胃虛弱導致中焦氣機不利，或虛氣留滯，升降失常而成的胸腹間痞悶滿脹不舒的一種自覺症狀。以心下痞塞，滿悶不舒，觸之無形，按之柔軟，壓之無痛，外無脹大之形為臨床特點的病症。

該病相當於西醫學的慢性胃炎、胃神經官能症、胃下

垂、消化不良等。常與飲食、情志、起居等誘因有關。一般起病緩慢，時輕時重，呈反覆發作的慢性過程。

【脈象辨析】

⊙脈滑數　多為邪熱內陷所致。症見胃脘痞滿，灼熱急迫，按之滿甚，心中煩熱，咽乾口燥，渴喜飲冷，身熱汗出，大便乾結，小便短赤，舌質紅、苔黃。

⊙脈弦滑　多為飲食停滯所致。症見脘腹滿悶，痞塞不舒，按之尤甚，噯腐吞酸，噁心嘔吐，畏食，大便不調，舌質淡、苔厚膩。

⊙脈沉滑　多為痰濕內阻所致。症見脘腹痞滿，悶塞不舒，胸膈滿悶，頭暈目眩，頭重如裹，身重肢倦，咳嗽痰多，噁心嘔吐，不思飲食，口淡不渴，小便不利，舌體胖大、邊有齒痕、苔白厚膩。

⊙脈弦　多為肝鬱氣滯所致。症見脘腹不箭悶，胸脅脹滿，心煩易怒：喜長嘆息，噁心噯氣，大便不爽，每因情志因素而加重，舌質淡、苔薄白。

⊙脈沉弱　多為脾胃虛弱所致。症見脘腹痞悶，時緩時急，喜溫喜按，不知飢餓，不欲食物，身倦乏力，四肢不溫，少氣懶言，大便溏薄，舌質淡、苔薄白。

【中醫簡易治療】

⊙藥茶療法　番瀉葉 IO 克，木香 5 克。泡開水後代茶水飲用，每日 1 劑。適用於邪熱內陷型痞滿。

⊙單方驗方

① 雞蛋殼 80 克，甘草、貝母、佛手各 20 克，枳實 10 克。雞蛋殼揀去雜質，洗淨烘乾；枳實置於熱麩裏炒

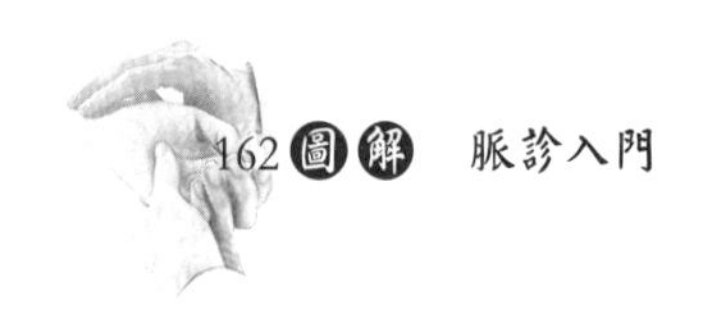

至微黃色，再與其他藥物共研成細末，放入玻璃瓶內貯存備用。每日飯後 1 小時，調服 4 克。適用於胃脹痛、痞滿。

② 萊菔子 12 克，焦山楂、焦麴、焦麥芽、厚朴、枳實各 10 克。上藥水煎，分 2 次服，每日 1 劑。適用於飲食停止型痞滿。

③ 枳實、白朮各 15 克，生薑 10 克。上藥水煎成藥汁 150 毫升，每日 3 次，食前 30 分鐘服下。適用於胃下垂。

【預防調護】

請參閱「胃痛」。

【自療要點】

⊙請參閱「胃痛」。

㈣嘔　吐

嘔吐是指胃失和降，氣逆於上，胃中之物從口中吐出的一種病證。以嘔吐食物、痰涎、水液諸物，或乾嘔無物為主症，一日數次不等，持續或反覆發作，常兼有脘腹不適、噁心納呆、反酸嘈雜等症狀。

該病在西醫學可見於急性胃炎、心因性嘔葉、胃黏膜脫垂症、賁門痙攣、幽門痙攣、幽門梗阻、十二指腸壅積症、腸梗阻、肝炎、胰腺炎、尿毒症、顱腦疾病以及一些急性傳染病等。

本病起病或急或緩，常先有噁心欲吐之感，多由氣味、飲食、情志、冷熱等因素而誘發，或因服用化學藥

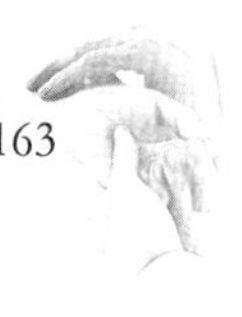

物，誤食毒物等而致。

【脈象辨析】

⊙脈濡緩　多為外邪犯胃所致。症見突然嘔吐，起病較急，常伴有發熱惡寒，頭身疼痛，胸脘滿悶，不思飲食，舌質淡、苔白。

⊙脈滑實　多為飲食停滯所致。症見嘔吐酸腐，脘腹脹滿，噯氣畏食，得食愈甚，吐後反快，大便或溏或結，氣味臭穢，舌質淡、苔厚膩。

⊙脈弦　多為肝氣犯胃所致。症見嘔吐吞酸，噯氣頻作，胸脅脅脹滿，煩悶不舒，每因情志不遂而嘔吐吞酸更甚，舌邊質紅，苔薄膩。

⊙脈細數　多為胃陰不足所致。症見嘔吐反覆發作，但嘔量不多，或僅唾涎沫，時作乾嘔，口燥咽乾，胃中嘈雜，似飢而不欲食，舌質紅而少津。

⊙脈濡數　多為脾胃虛弱所致。症見飲食稍有不慎，即易嘔吐，時作時止，胃納不佳，食入難化，脘腹痞悶，口淡不渴，面白少華，倦怠乏力，大便溏薄，舌質淡、苔薄白。

【中醫簡易治療】

⊙飲食療法

生薑 3 片，食醋 250 毫升，紅糖 1 匙，用沸水沖泡 5 分鐘，然後頻頻服用。適用於寒邪嘔吐。

⊙單方驗方

① 半夏（炒神麴不拘多少，炒黃色後去半夏，留神麴）10 克，丁香 5 克。上藥加水 75 毫升，煎成藥液 60

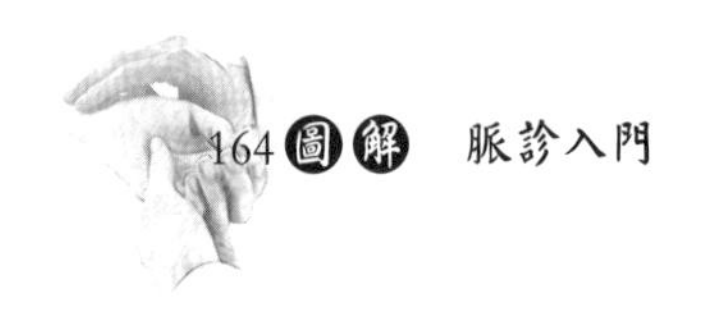

毫升，分 2 次口服，每日 1 劑。適用於痰飲嘔吐。

② 藿香、半夏、陳皮、厚朴、蒼朮各 3 克，甘草 1 克。上藥加水 300 毫升，薑 7 片，棗 2 枚，煎成藥汁 200 毫升，於兩餐之間服用。適用於一切嘔吐不止。

③ 柿蒂、蘆根各 10 克。上藥水煎取汁，頻頻溫服。適用於胃熱嘔吐。

【預防調護】

⊙避免風寒暑濕之邪或穢濁之氣的侵襲，避免精神刺激。

⊙注意合理飲食，忌腥穢之物，忌辛辣，忌生冷，忌過飽過飢，忌菸酒。

⊙臥床休息，頭偏向一側以防嘔吐物誤人呼吸道而發生窒息。

⊙嘔吐頻繁者暫禁食。

【自療要點】

⊙引起嘔吐的原因很多，病情輕重不一，臨床診斷需注意以下幾點：

如果嘔吐突然發生，沒有噁心等先兆，伴有明顯頭痛，且嘔吐往往於頭痛劇烈時出現，常見於血管神經性頭痛、腦震盪、腦出血、腦炎、腦膜炎及腦腫瘤等；

如果食物尚未到達胃內就發生嘔吐，多為食管的疾病，如食管癌、食管賁門失弛緩症。

食後即有噁心、嘔吐，伴腹痛、腹脹者，常見於急性胃腸炎等；突然持續性腹鈍痛，吐早期吐出物有膽汁，後有腸內容物並發熱，為急性瀰漫性腹膜炎；嘔吐呈噴射狀，伴高熱、頭痛、頸強硬，常見於腦炎、腦膜炎等顱壓增高的患者；嘔吐伴有上腹劇烈疼痛與發熱，且在發病前有暴飲暴食，應疑為急、慢性胰腺炎；嘔吐伴昏迷，應考慮尿毒症、糖尿病酮症酸中毒、肝昏迷等。

⊙在自行處理以嘔吐為主要症狀的病證時，要詳細觀察伴隨症狀，注意鑑別診斷，臨證要結合病史予以 X 光、CT、血尿糞常規、生化、超聲等相關檢查，或轉入上級醫院進一步檢查以明確診斷，以免耽誤病情。

⊙嘔吐在治療時，應先分清虛實。實證多以祛邪化濁，和胃降止嘔等治法；虛證予以健脾和胃，溫中健脾或滋養胃陰等法。

㈤ 呃　逆

呃逆是指胃氣動膈，氣逆上衝，喉呃連聲，聲短而頻，不能自止為主要表現的病症。

該病相當於西醫學的膈肌痙攣、胃神經症等。該病證多有受涼、飲食、情志等誘發因素。起病較急，常伴有胸脘膈間不舒、嘈雜灼熱、腹脹、噯氣等表現。多見於青壯年，女性多於男性。

【脈象辨析】

⊙**脈滑數**　多為胃火上逆所致。症見呃聲洪亮有力，沖逆而出，口臭煩渴，多喜冷飲，脘腹滿悶，大便秘結，小便短赤，舌質淡或微紅，苔黃燥。

⊙**脈遲緩**　多為胃中寒冷所致。症見呃聲沉緩有力，胸膈及胃脘不舒，得熱則減，遇寒更甚，進食減少，惡食

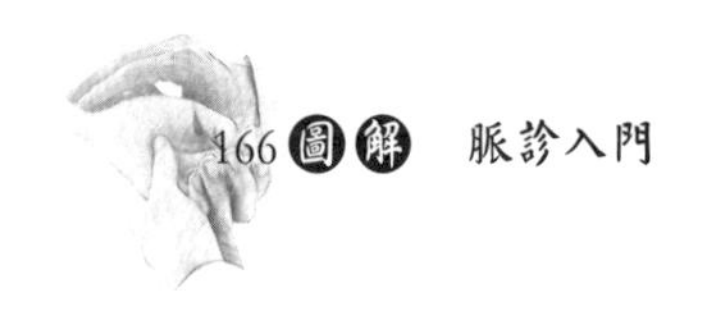

冷涼，喜飲熱湯，口淡不渴，舌質淡、苔白。

⊙脈弦 多為氣機鬱滯所致。症見呃逆連連有聲，每因情志不暢而誘發或加重，胸脅滿悶，脘腹脹滿，噯氣納減，腸鳴矢氣，舌質淡、苔薄白。

【中醫簡易治療】

⊙單方驗方

① 柿蒂 20 克，水煎，分 2 次服，每日 1 劑。適用於氣滯呃逆。

② 蓽澄茄、高良薑各等份，共研細末。每次取 6 克，水煎後，加食醋少許攪勻後服用，每日 3 次。適用於胃寒呃逆。

③ 荔枝 7 枚。連殼燒灰為末，以開水送服，每日 1 劑。適用於胃虛呃逆。

④ 薑半夏 9 克、荔枝核 24 克、荷葉蒂 21 克。上藥水煎，分 2 次服，每日 1 劑。適用於呃逆各證型。

【預防調護】

⊙保持穩定情緒，避免情緒波動。

⊙對有原發性疾病者應及時治療，從根本上消除膈肌痙攣。

⊙禁食冷飲及酸、辣等刺激食物，禁菸，忌酒。

【自療要點】

⊙對於一般輕症的呃逆，可取溫開水 1 杯，喝上幾口，然後彎腰 90°，作鞠躬狀，連續做幾次，當直起身來後，呃逆即見停止。

⊙亦可用 2 塊冰塊分別敷於喉結的兩旁，時間不超過

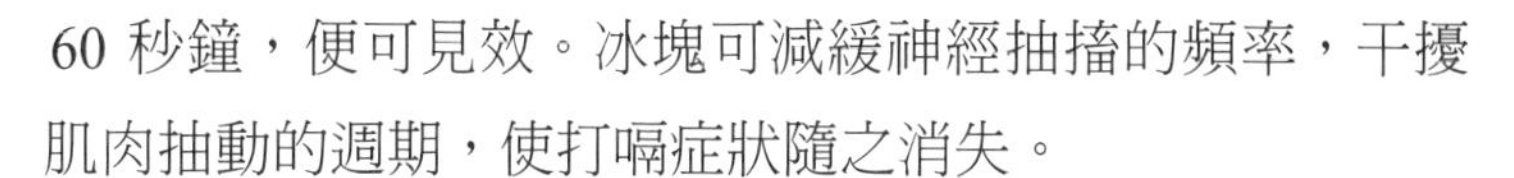

60 秒鐘，便可見效。冰塊可減緩神經抽搐的頻率，干擾肌肉抽動的週期，使打嗝症狀隨之消失。

⊙也可分別用左、右手的拇指指甲用力掐住中指的頂部，約 2 分鐘後，打嗝症狀便自然消失。

㈥噎　膈

噎膈是由於食管狹窄、食管乾澀而造成的以吞咽食物哽噎不順，甚則食物不能下嚥到胃，食入即吐為主要表現的一類病症。

該病可見於西醫學中的食管癌、賁門癌，以及賁門痙攣、食管憩室、食管、瀰漫性食管痙攣等病症。本病初起咽部或食道內有異物感，進食時有停滯感，繼則咽下哽噎，甚至食不得入或食入即吐，常伴有胃脘不適，胸膈疼痛，甚則形體消瘦、肌膚甲錯、精神疲憊等症狀。

該病症起病緩慢，常表現為由噎至膈的病變過程，常由飲食、情志等因素而誘發，多見於中老年男性，特別是高發地區。

【脈象辨析】

⊙**脈細澀**　多為瘀血內結所致。症見吞咽梗阻，胸膈疼痛，食不得下，甚至滴水難進，食入即吐，面色黯黑，肌膚枯燥，形體消瘦，大便堅如羊屎，或吐下物如赤豆汁，或便血，舌質紫黯，或舌紅少津。

⊙**脈弦滑**　多為痰氣交阻所致。症見吞咽梗阻，胸膈痞悶，甚則疼痛，情志志舒暢時可減輕，精神抑制時則加重，噯氣呃逆，嘔吐痰涎，口乾咽燥，大便乾澀，舌質紅、苔薄膩。

⊙脈弦細數　多為津虧熱結所致。症見吞咽梗澀而痛，水飲可下，食物難進，食後復出，胸背灼痛，形體消瘦，肌膚枯燥，五心煩熱，口燥咽乾，渴欲冷飲，大便乾結，舌紅而乾，或見有裂紋。

⊙脈細弱　多為氣虛陽微所致。症見長期吞咽受阻，飲食不下，面白無華，精神疲憊，形寒氣短，面浮足腫，泛吐清涎，腹脹不適，大便溏薄，舌質淡、苔白。

【中醫簡易治療】

⊙單方驗方

① 全蠍、蜈蚣各 30 克，蜂房、殭蠶、守宮（天龍）各 60 克。上藥共研細末，每次取服 5 克，每日 3 次，食前服下。具有利膈消癌的功效。

② 澤漆 100 克、天龍（壁虎）、蟾皮各 50 克。上藥泡入黃酒 1000 毫升，每日攪動 2 次，密封，7 日後濾出藥渣，靜置 2 日後，每次口服 25～50 毫升，每日 3 次，飯前服用。

具有改善食管癌患者進食梗阻症狀的功效。

③ 半枝蓮、劉寄奴、金沸草、代赭石各 30 克，柴胡、香附、白花蛇舌草、鬱金、炒枳殼、沙參、麥冬、玄參、清半夏、丹參各 10 克。上藥水煎，分 2 次服，每日 1 劑。大便乾結者，加大黃；大便稀薄，倦怠乏力，脈虛細者，加黨參、炒白朮，酌減理氣藥；舌苔黃膩者，加薏苡仁、瓜蔞，減養陰藥。

具有清熱解毒，理氣降逆，活血散瘀的功效。適用於治療食管癌。

【預防調護】

⊙注意順應四時氣候變化，生活起居有節，生活環境良好，勞逸結合，保持身體內環境的平衡，以有利於提高自身的抗病能力，避免其他疾病的發生。同時要積極防治其他疾病。

⊙平素身體豐腴者，不宜進食肥膩食物，應多進食清淡的食物；平素體瘦的患者不宜食香燥之品，應多食入滋陰生津的食物。無論何種體質的患者，平常均應多進食蔬菜、水果、蘑菇、豆類食物，富含硒、鉬等微量元素豐富的食物，含大蒜素豐富的食物（如大蒜、洋蔥、蔥等）。不食黴變、燻烤、醃製的食物等。

⊙對治療疾病要充滿信心，不亂投醫、亂服藥，在飲食上不必過多忌嘴，只要想吃，食後無不適，都可以適量地吃，讓患者將自己當正常人看待，解除精神上的抑鬱狀態，多忌嘴會造成精神上的負擔。

⊙忌疲勞，忌煩惱，過度的疲勞和煩惱是刺激與誘發癌症復發與轉移的重要原因，疲勞使正氣受損，煩惱使氣血不暢，都將影響機體的抵抗力。

【自療要點】

食管癌、賁門癌

⊙目前較為肯定的是術前採用扶正中藥可改善病人的一般狀況，有利手術順利進行，如用黨參、茯苓、白朮、甘草、生地黃、白芍、當歸、川芎等。

⊙術後可採用中醫藥治療併發症，如用防風、白芍、炒白朮、陳皮、葛根、車前子、西洋參、黃連、黃芩、白頭翁、秦皮、扁豆等治療術後嚴重腹瀉。

⊙用柴胡、枳殼、白芍、茯苓、吳茱萸等治療反流性食管炎（食道燒灼樣疼痛、呃氣、反酸等）。

㈦泄　瀉

泄瀉是以排便次數增多，糞質稀薄或完穀不化，甚至瀉出如水為特徵的病症。

該病在西醫學中可見於急慢性腸炎、腸結核、腸易激綜合徵、吸收不良綜合徵等，以大便糞質清稀為診斷的主要依據。或大便次數增多，糞質清稀；或次數不多，但糞質清稀，甚則如同水狀，或完穀不化。

常兼見腹脹、腹痛等症狀。起病或急或緩，常先有腹痛，旋即泄瀉，經常有反覆發作病史，由寒熱、飲食、情志等因素而誘發。

【脈象辨析】

⊙脈滑數或濡數　多為濕熱泄瀉所致。症見泄瀉脹痛，瀉下急迫，或瀉而不爽，糞色黃褐，氣味臭穢，肛門灼熱，煩熱口渴，小便短黃，舌質淡或淡紅、苔黃膩。

⊙脈浮緊或濡緩　多為寒濕泄瀉所致。症見泄瀉清稀，甚如水樣，腹痛腸鳴，脘悶食少；兼外感風寒者，則惡寒發熱，頭痛，肢體痠痛，舌質淡、苔薄白或白膩。

⊙脈細弱　多為脾虛泄瀉所致。症見大便時溏時瀉，遷延反覆，完穀不化，飲食減少，食後脘悶不舒，稍進油膩食物時，則大便次數明顯增加，面色萎黃，神疲倦怠，舌質談、苔白。

【中醫簡易治療】

⊙單方驗方

① 車前子 20 克，炒炭後，水煎，分 2 次服，每日 1 劑。適用於水洩不止。

② 石榴皮 15 克，水煎後加紅糖適量口服，每日服 2 次。適用於暴瀉不止。

③ 陳艾 1 把，生薑 1 塊，水煎，分 2 次服，每日 1 劑。適用於暴瀉不止。

【預防調護】

⊙患病期間應控制飲食，禁食辛辣肥甘、炙煿之品，並鼓勵多多飲水。

⊙脫水嚴重者，應予靜脈補液，以維持水、電解質的平衡狀態。

⊙急性期注意臥床休息，飲食應以流質為主，以易於消化而富於營養的食物為主食。

⊙注意飲食衛生。

【自療要點】

⊙中成藥自療　可按以下 4 型進行：

① 寒濕型者，治宜散寒燥濕，芳香化濁。可選用藿香正氣丸、六合定中丸等。

② 暑濕型者，治宜清暑化濕，調理腸胃。可選用暑濕正氣丸、周氏回生丸等。

③ 積滯型者，治宜消食導滯和中。可選用保和丸等。

④ 虛寒型者，治宜溫中散寒，補益脾胃。可選用附

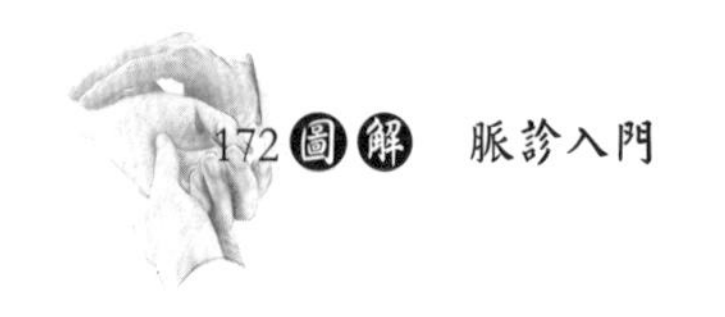

子理中丸、參苓白朮散等。

⊙藥食自療

① 寒濕型者，可取生薑 15 克，切碎，加紅糖適量，沸水沖入攪勻後服用。亦可取陳皮、紫蘇葉、生薑各 15 克，水煎，分 2 次服。也可取黃酒 50 毫升放入瓷杯中，加入丁香 2 粒，把瓷杯放在有水的蒸鍋中加熱蒸燉 10 分鐘。趁熱飲酒。

② 暑濕型者，可取烏梅肉（末）200 克，蘇葉（細末）50 克，水煎後，加入白糖適量攪勻，代茶水飲用。並可取扁豆葉、鮮霍香葉、鮮荷葉各 20 克，搗汁以開水沖服。還可取車前草（連根帶葉）150 克，水煎，分 3 次服。還可取金銀花 15 克（先煮 5 分鐘，去渣），蓮子肉 30 克，白糖少許，煮粥後服食。

③ 積滯型者，可取檳榔（捶碎）、炒萊菔子、陳皮各 10 克，水煎 30 分鐘，棄渣，加入白糖適量，攪勻後服用。或取生山楂（片）10 克，炒麥芽 10 克，水煎後，代茶水飲用。亦可取鮮蘿蔔 250 克（搗汁去渣），粳米 100 克。粳米淘淨，與蘿蔔汁同煮成粥，分次服食。

④ 虛寒型者，可取砂仁（末）15 克，粳米 100 克。粳米淘淨煮粥，加入砂仁末，再煮沸即成，分次服食。或取山藥（細末）30 克，半夏（洗淨）15 克，白糖適量。先煎半夏，取汁 2 杯，倒入山藥末中，加水適量，拌勻，以文火熬煮 3～5 分鐘，即可分次服食。

還可取鮮生薑（片）6 克，紅棗 2 枚，粳米 60 克，共煮粥，分次服食。還可應用推拿療法，取仰臥位，掌摩

按揉中脘、氣海、歸來、天樞穴；繼取伏臥位，點八髎穴，擦腰骶部，以溫熱為度，

㈧便　秘

便秘是指由於大腸傳導失常，導致大便秘結，排便週期延長，糞質乾結，排出艱難；或糞便不硬，雖有便意，但便而不暢的病症。

該病相當於西醫學的習慣性便秘、老年性便秘等。其發病常與外感寒熱、飲食情志、臟腑失調、坐臥少動、年老體弱等因素有關。起病緩慢，多表現為慢性病變過程，常兼見腹脹、腹痛、納呆、頭暈、口臭、痔瘡、排便帶血以及汗出氣短、頭暈心悸等兼雜症候。

【脈象辨析】

⊙脈滑數　多為腸胃積熱所致。症見大便乾結，腹脹腹痛，面紅身熱，口乾口臭，心煩不安，小便短赤，舌質紅、苔黃燥。

⊙脈細數　多為陰虛腸燥所致。症見大便乾結，如同羊屎狀，形體消瘦，頭暈耳鳴，兩顴紅赤，心煩少寐，潮熱盜汗，腰膝痠軟，舌質紅、少苔。

⊙脈弦　多為氣機鬱滯所致。症見大便乾結，或不甚乾結，欲便不得出，或便而爽利，腸鳴矢氣，腹中脹痛，胸脅滿悶，噯氣頻作，食少納呆，舌質淡、苔薄膩。

⊙脈沉遲　多為脾腎陽虛所致。症見大便乾或不乾，排出困難，小便清長，面白無華，四肢不溫，腹中冷痛，得熱則減，腰膝冷痛，舌質淡、苔白。

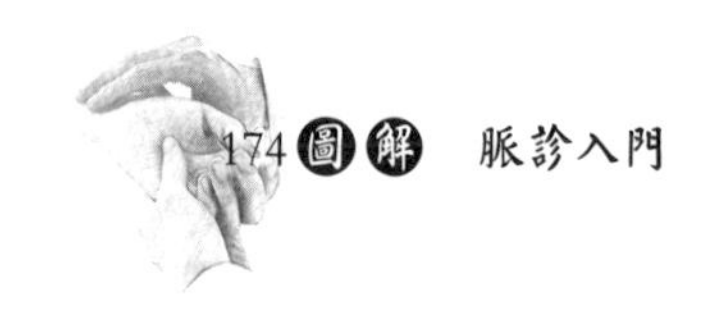

⊙脈虛無力　多為脾氣虧虛所致。症見大便數日一行，雖有便意，臨廁則努掙乏力，掙則汗出氣短，面白無華，神疲氣怯，舌質淡，苔薄白。

【中醫簡易治療】

⊙藥茶療法　炒決決明子 10 克，蜂蜜 20 克。先將決明子搗碎，水煎 10 分鐘，沖入蜂蜜中攪拌後服用，每晚 1 劑，亦可當茶水飲用。適用於便秘各證型。

⊙單方驗方

① 番瀉葉 6 克，以開水泡服，每日 1 劑。適用於實證。

② 萊菔子 30 克，炒黃後，用開水 1 次送服。適用於腸道氣滯。

③ 肉蓯蓉 10 克，每日用開水泡後代茶水頻飲。適用於老年體虛。

④ 黑芝麻 30 克，桃仁 30 克。共研末，以開水泡後代茶水飲用。適用於習慣性及老年性便秘。

【預防調護】

⊙日常生活應規律化，情緒放鬆，排便時切忌煩躁、緊張。

⊙要進行適度的醫療體育鍛鍊和腹部按摩，以增強腸管蠕動。

⊙多進食富含纖維素的蔬菜和水果，忌食辛辣刺激性的食物。

⊙養成每日大便一次的習慣，不可強忍便意。

⊙積極治療原發性疾病。

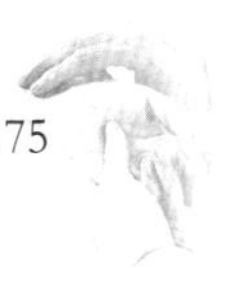

【自療要點】

⊙便秘在老年人群中相當多見，多為氣血不足所致。氣虛則大腸傳送無力，血虛則少津不能滋潤大腸。治療中常選用補中益氣丸和潤腸丸口服。

⊙中藥肉蓯蓉、當歸、核桃仁能養血潤腸，是治療老年人便秘的良藥。

⊙如出現大便乾結日久，堵塞肛門不能排出，引起劇烈腹痛時，應到醫院進行灌腸導瀉，可迅速緩解症狀，解除痛苦。

⊙對於年老體弱，患有高血壓症、心臟病的患者，切勿過度用力排便，以免引起虛脫、心功能不全（心力衰竭）以及卒中（中風）等嚴重病症。

三、肝膽病症

㈠黃　疸

黃疸是感受溫熱疫毒，肝膽氣機受阻，疏洩失常，膽汁外溢所致。以目黃、身黃、尿黃為主要臨床表現的常見肝膽病症。

該病症相當於西醫中的肝細胞性黃疸、阻塞性黃疸、溶血性黃疸等。可有飲食不節，肝炎接觸或使用化學製品、藥物等病史。患病初期，目黃、身黃往往不一定表現出來，而以寒發熱，食慾缺乏，噁心嘔吐、腹脹腸鳴、四肢無力等類似感冒的症狀表現為主，待 3～5 日以後，才逐漸出現目黃，隨之尿黃與身黃。

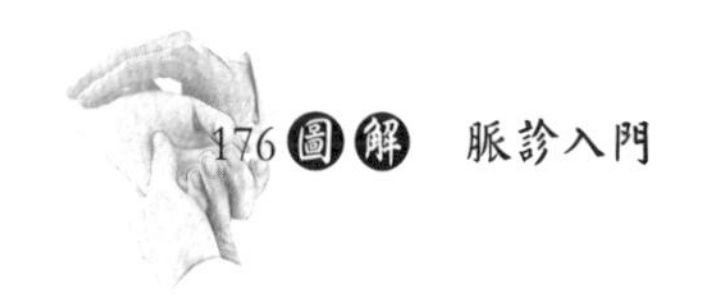

對於急黃，則黃疸急起，旋即加深，甚則內陷心包。其陽黃脈象可表現為脈浮弦或弦數、滑數、濡緩等；陰黃則表現為濡緩或沉遲等。

【脈象辨析】

⊙脈浮弦或弦數　多為溫熱兼表所致。症見黃疸初起，目白睛微黃或不明顯，尿黃，脘腹滿悶，不思飲食，伴有惡寒發熱、頭身重痛，乏力，舌質淡、苔薄膩。

⊙脈濡緩或弦滑　多為濕重於熱所致。症見身目發黃如同橘子，無發熱或身熱不揚，頭重身困，嗜臥乏力，胸脘痞悶，納呆嘔惡，畏食油膩，口黏不渴，小便不利，便稀不爽，舌苔厚膩微黃。

⊙脈弦數或滑數　多為熱重於濕所致。症見初起白睛發黃，迅速至全身發黃，黃疸較重，色澤鮮明，壯熱口渴，心中懊憹，噁心嘔吐，食滯納呆，小便赤黃、短少，大便秘結，脅脹痛而拒按，舌質紅、苔膩或黃糙。

⊙脈濡緩或沉遲　多為寒濕困脾所致。症見身目俱黃，黃色晦暗不澤，或如煙燻，痞滿食少，神疲畏寒，腹脹不適，大便溏薄，口淡不渴，舌質淡、苔白膩。

【中醫簡易治療】

⊙中藥吹鼻療法　瓜蒂、丁香、赤小豆各 7 枚，共為細末備用。每次取少許，吹入鼻中，須臾有少量黃液流出。隔日 1 次。適用於黃疸各證型。

⊙單方驗方

① 茵陳 15～30 克，板藍根 30 克，龍膽草 15 克。上藥水煎，分 2 次服，每日 1 劑，連服 15 劑左右。適用於

陽黃各型。

② 茵陳 15 克，焦山楂 9 克，雞內金 3 克，生甘草 3 克。上藥水煎，分 2 次服，每日 1 劑。適用於黃疸久鬱，脾虛不食。

【預防調護】

⊙患者應臥床休息，安心靜養，保證睡眠時間，不宜用腦太過。患病期間應節制房事。

⊙自發病起，當立即隔離，隔離時間在 4～6 週。患者的餐具、用具應當煮沸消毒，並固定使用，臥具、衣物定期晾曬。

患者的排泄物、嘔吐物，要用 10%～20%的漂白粉乳劑加水適量，消毒 24 小時。室內的地面、牆壁、家具可用 3%的漂白粉澄清液噴霧消毒。

⊙飲食宜清淡、可口，要定時，定量，不必勉強食補。以高糖、高熱量、高蛋白、低脂肪的食物為佳。多吃新鮮的蔬菜、水果，以保證攝取充分的維生素、纖維素。可選擇對改善肝功能、退黃有效的食物，如豆腐、豆漿、雞蛋、荸薺、茭白、甘藷、金針菜、黃瓜、茄子、芹菜、山楂及各類水果。

⊙要減少脂肪類攝入，以防發生脂肪肝。糖類的攝入也要適量。辛辣、羶腥之物，如辣椒、蔥、蒜、薑及蝦、蟹類食物。戒酒，忌菸。

⊙患者應當正確對待疾病，樹立戰勝疾病的信心，保持樂觀情緒，不要有過重的心理負擔，積極配合治療，安心休養，以利早日康復。

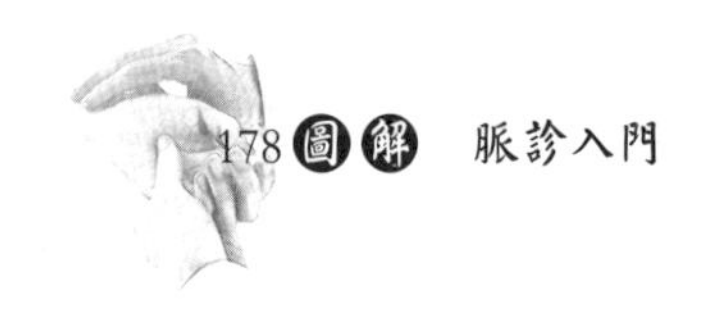

【自療要點】

⊙以藥食自療、休息和藥物自療的綜合治療。適宜的飲食能保證營養，增加免疫力，促進肝功能的恢復。

⊙黃疸患者應給予少量植物油及富含蛋白質、碳水化合物、維生素的軟質飲食。適量、充足的蛋白質對肝細胞的再生和修復有利，過多則增加肝臟負擔。碳水化合物有保肝作用，但過多的葡萄糖、白糖、蜂蜜會使胰島負擔過重，容易發誘糖尿病。糖過多在體內轉化為脂肪，導致脂肪肝的發生。

⊙**中成藥自療**　可分以下兩種證型進行：

① 肝氣鬱滯，肝胃不和型，可選用舒肝丸、舒肝止痛丸、胃舒肝丸、茵陳大棗糖漿、木香順氣丸等。

② 肝膽濕熱，蘊而發黃型，可選用急肝退黃膠囊、龍膽瀉肝丸、甘露消毒丹、苦膽丸、茵陳五苓丸、複方丹茵膏、茵陳平膽膠囊、肝得樂、片仔癀、新癀片等服用。

⊙**藥食自療**

① 肝氣鬱滯，肝胃不和者，可選用珍珠殼 120 克，煮湯，取汁煮鯽魚 1 尾，熟後，食魚飲湯，每日 2 次。或取泥鰍烘乾，焙末，每次取服 9 克，每日 3 次，飯後服。亦可取綠豆 50 克，大米 10 克，鮮豬肝 100 克。先煮綠豆，半熟時加大米，將熟時加切碎的豬肝，爛熟後分次服食。又可取瘦豬肉、雞骨草、山梔根各 30 克，雞蛋 2 枚，共煮熟後，食肉、蛋，飲湯。

② 肝膽濕熱，蘊而發黃者，可取荸薺 120 克，煎湯後，代茶水飲用。或取甘藷 50 克，金針菜 10 克，煮湯飲

用。亦可取西瓜皮、赤小豆、茅根各 50 克，水煎分服，每日 1 劑。並可取雞骨草 60 克，紅棗 10 枚。水煎分服。又可取雞骨草 60 克，與田螺 400 克同煮後，服食。又可取茵陳 40 克，先煎去渣取汁，加粳米 100 克，煮粥，加白糖服食，每日 2～3 次，7～10 日為 1 個療程。還可取茵陳 1 5 克，紅糖 60 克，煎湯代茶水飲用。

㈡膽　脹

膽脹是指因濕熱痰瘀等邪阻滯於膽，或因情志鬱怒等刺激，致使膽氣鬱滯不舒，以反覆發作右上腹疼痛、痞脹等為臨床主要表現的病症。

該病相當於西醫學中的慢性膽囊炎，多見於女性肥胖者，好發於 30～50 歲之間。起病緩慢，病程較長，發作時，可出現右上腹絞痛，常放射至右肩部；並可伴發熱，或有噁心嘔吐，急性發作後，右上腹部經常性隱痛、痞脹不適，納呆，腹脹、噯氣，進食油膩食物後加重。

【脈象辨析】

⊙**脈弦大**　多為肝膽氣鬱所致。症見右上腹脹滿疼痛，連及右肩部，遇怒時加重，胸悶而善太息，噯氣頻作，吞酸噯腐，舌質淡、苔白膩。

⊙**脈弦數**　多為膽腑鬱熱所致。症見右脅部灼熱疼痛，口苦咽乾，面紅目赤，大便秘結，小便短赤，心煩失眠易怒，舌質紅、苔黃厚而乾。

⊙**脈弦細澀**　多為氣滯血瘀所致。症見右脅部刺痛較劇，痛有定處而拒按，面色晦黯，口乾口苦，舌質紫黯或

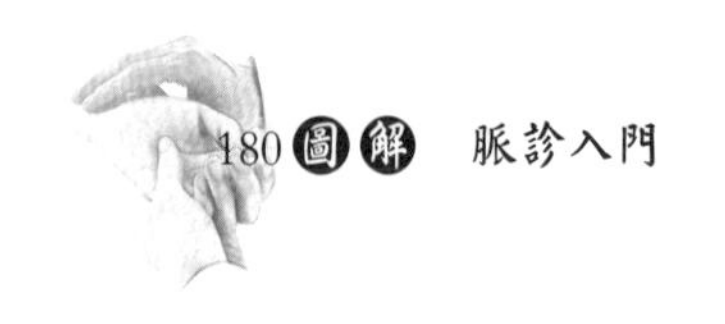

舌邊有瘀斑。

⊙**脈弦滑**　多為肝膽濕熱所致。症見右脅脹滿疼痛，胸悶納呆，噁心嘔吐，口苦心煩，大便黏滯，或見黃疸，舌質紅、苔黃膩。

【中醫簡易治療】

⊙**藥茶療法**

① 玉米鬚、蒲公英、茵陳各 30 克，水煎，代茶飲用。適用於膽脹輕度黃疸。

② 生薑 6～10 克、橘皮、鬱金、雞內金各 10 克。上藥水煎，代茶飲用。適用於肝膽氣鬱作嘔。

⊙**單方驗方**

① 鬱金末 0.6 克，白礬末 0.45 克，硝石粉 1 克，滑石粉 1.8 克，甘草梢 0.3 克。以上為 1 日量，分 2 次吞服。適用於膽結石、肝膽氣滯。

② 茵陳 12 克，龍膽草、鬱金、木香、枳殼各 6 克。上藥共研細末，備用。再取豬膽汁、羊膽汁各 50 毫升，將膽汁熬濃至 50 毫升，拌入藥末，加適量蜂蜜，做成藥丸，每丸重 10 克，早晚各服 1 丸。適用於肝膽濕熱。

【預防調護】

⊙**起居調養**　早起早睡，生活要有規律，避免過度勞累。病情穩定期，可適當開展戶外體育鍛鍊。注意氣候變化，防止因受寒而引起疾病發作。

⊙**飲食調養**　慢性膽囊炎常因食油膩而誘發，因此平時要適當節制飲食，尤其要避免高脂肪飲食。可適當使用素油烹調，如菜子油、大豆油、茶子油、花生油等，既可增進食慾，又有一定利膽作用。在發作期間，應忌油膩，吃容易消化的低脂肪流質飲食。一些脂肪成分較多的食品，如牛奶、奶粉、麥乳精、雞蛋、鴨蛋等，在發病期間最好不要食用。

⊙精神調養 中醫認為，膽能否正常發揮其作用，依靠肝的疏洩功能。若情志不遂導致肝失疏洩，往往引起膽的功能失調。因此患者平時要保持心情舒暢，避免情志刺激，戒怒戒躁，安貧樂道。

⊙運動保健 平坐床上或墊上，兩足掌面相對，雙手分握左右腳踝，以垂直方向上提，然後來回搖動，做 3～6 次。兩腿伸直而坐，雙手後撐，向上挺身 3～6 次。每日早、晚各練 1 次。每次約半小時。

【自療要點】

⊙膽脹患者的自療，若服用中成藥，可分以下兩型辨證施治：

① 膽胃不和型，可取逍遙丸、四逆散、保和丸、木香順氣丸等服用。

② 肝膽氣結型，可取消炎利膽片、肝膽炎片、利膽片等口服。

⊙併發結石的患者可配合服用膽石通、利膽排石片等。

⊙藥食自療 對於膽胃不和型者，可取生薑 6～10 片，橘皮 10 克，鬱金 10 克，雞內金 10 克。加水適量煎煮約 20 分鐘。調入白糖少許，代茶水飲用。並可取竹茹 12 克，枳實 10 克，陳皮 6 克，茯苓 10 克。上藥煎 20 分

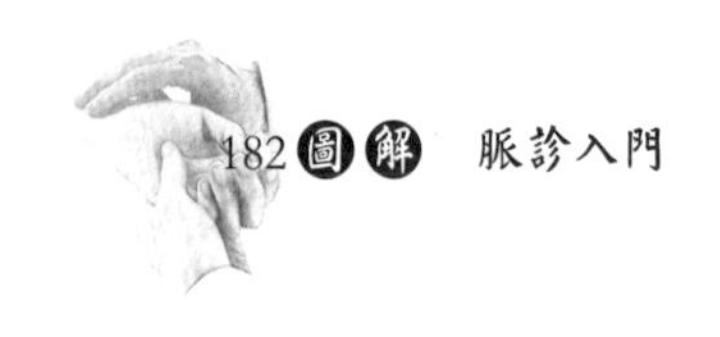

鐘，代茶水飲用。可經常飲用。對於肝膽氣結型者，可取玄明粉、海金砂、木香、廣鬱金各等量，共研細末，每次取服 3 克，每日 3 次，以白開水或米湯送服。30 日為 1 個療程。

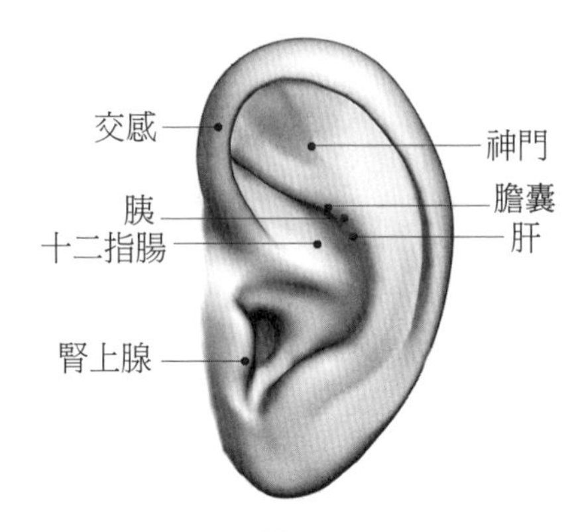

圖 9-4

並可取玉米鬚、蒲公英、茵陳各 30 克，加水 1000 毫升，煎 30 分鐘後去渣，加白糖適量攪勻後溫服。每次 250 毫升，每日 3 次。急性發作期可大量飲用。

⊙耳穴貼壓自療

主穴取膽囊、肝、腎上腺穴；配穴取神門、交感、胰、十二指腸等穴（圖 9-4）。每次選 4～6 穴，採用壓丸法，3 日更換一側耳穴。

㈢ 脅　痛

脅痛是以一側或兩側脅肋部疼痛為主要表現的一種病症。可見於西醫學中的急、慢性肝炎，肝硬化，肝寄生蟲病，肝癌，急、慢性膽囊炎，膽石症，膽道蛔蟲以及肋間神經痛等。多由氣滯、血瘀、濕熱、肝陰不足、血不榮絡所致，其疼痛性質可表現為刺痛、脹脹、隱痛、悶痛或竄痛。常有反覆發作史。

【脈象辨析】

⊙脈弦　多為肝氣鬱結所致。症見兩側脅肋脹痛，走

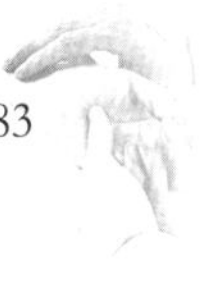

竄不定，甚則連及胸肩背部，情志激惹則痛劇，胸悶，善太息，得噯氣稍舒，伴飲食停滯，納呆，脘腹脹滿，舌質淡、苔薄白。

⊙**脈沉弦** 多為瘀血阻絡所致。症見脅肋刺痛，痛處固定而拒按，入夜更甚，或面色晦黯，舌質紫暗、苔少或無。

⊙**脈弦滑** 多為濕熱蘊結所致。症見脅肋脹痛，觸痛明顯而拒按，或牽及肩背部，伴納呆噁心、畏食油膩、口苦口乾、腹脹尿少，或有黃疸，舌質淡紅、苔黃膩。

⊙**脈弦細數** 多為肝陰不足所致。症見脅肋隱痛，綿綿不已，遇勞加重，口乾咽燥，心中煩熱，兩目乾澀，頭暈目眩，舌質紅、少苔。

【中醫簡易治療】

⊙**單方驗方**

① 台烏藥、製香附各等份，共研細末和勻，每次取服 1.5～3.0 克，每日 2～3 次。適用於肝氣失疏所致的脅痛腹脹。

② 藏紅花 0.3～0.5 克，用白開水吞服，每日服 1～2 克。適用於肋間神經痛，急、慢性肝炎，脅肋疼痛。

③ 枳實 60 克（麩炒），白芍、川芎、人參各 30 克。上藥共研細末，每次取服 12 克，以薑棗湯調後，空腹服用。適用於兩脅疼痛。

④ 小茴香 30 克（炒），枳實 15 克。上藥共研細末，每次取服 6 克，以淡鹽湯送下。

適用於脅痛。

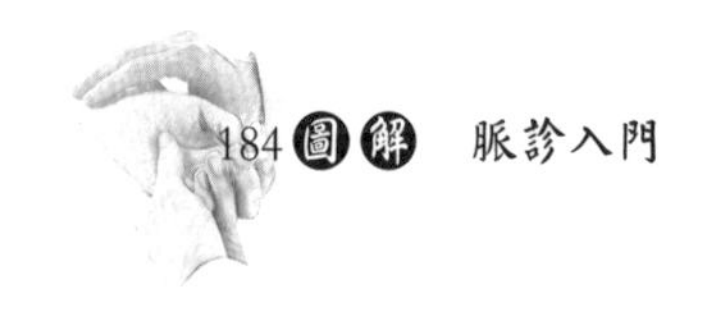

【預防調護】

⊙**起居調養**　生活要有規律，避免過度疲勞，室內工作者及身體肥胖者應強調進行戶外活動，如做操、跑步、散步、跳繩等。

⊙**飲食調養**

① 注意飲食規律，定時定量，提倡少吃多餐。

② 飲食要有節制，不可過飽，逢年過節尤應注意。

③ 注意飲食結構，控制脂肪及膽固醇食物，如肥肉、動物油、動物腦、動物內臟、魚子、蛋黃等。

不可飲酒，少吃辛辣、油炸之物。宜多吃蘿蔔、青菜、豆類等。

發作期應採用高碳水化合物、低脂流質食物，如米湯、稀飯、藕粉、豆漿、杏仁茶等。此外，還應注意飲食衛生，積極防止腸道寄生蟲和腸道感染，可降低膽石症的發病率。

⊙**精神調養**　情志失調導致神經機能紊亂及膽汁鬱積，是本病形成的因素之一。因此，保持情緒樂觀，心胸開朗，對於預防本病及減少復發具有積極意義。

【自療要點】

膽石症

⊙**中成藥自療**　可分以下兩型進行：

① 肝鬱脾虛型，可取調胃舒肝丸、膽石通、茵陳五疸丸、四逆丸、二陳丸等口服。

② 肝膽濕熱型，可取黃疸茵陳沖劑、肝膽炎片、利膽排石片、利膽片等服用。

⊙藥食自療

① 肝鬱脾虛型者，可取金錢草 30 克，虎杖 10 克，木香 10 克，柴胡 6 克，黃芩 15 克。上藥水煎，分 2 次早晚各 1 次口服。也可經常代茶水飲用。亦可取山楂適量，水煎，加少量白糖攪勻後，飲服。有稀釋膽汁和降脂的功效。

② 肝膽濕熱型者，可取金錢草、敗醬草、茵陳各 30 克。加水 1000 毫升煎煮，再加白糖適量攪勻，代茶水溫飲。亦可取黃瓜藤 100 克，洗淨後水煎至 100 毫升，沖新鮮雞膽 1 枚，頓服。每日 1 次，可服至症狀緩解。

⊙耳穴貼壓自療　取胰腺、膽囊、總膽管、十二指腸、肝穴。並取王不留行子，雙側耳穴貼丸，5 日更換 1 次。10 為 1 個療程。配合口服 50%硫酸鎂 20 毫升，每日 1 次，或吃豬蹄 1 副。每次大便後，進行篩洗，以觀察排石情況。療程結束後進行超音波複查。

⊙氣功自療　可配合其他療法綜合進行，以有利於結石排出。治療時，取仰臥位，全身放鬆，雙手平放體側，掌心向上，排除雜念，意守丹田 5 分鐘。

然後存想內視病灶部位，反覆默念：「正氣所至，膽石破碎，排入腸道」，如此默念約 3 分鐘後，存想片刻，用手揉按右上腹正反各 36 圈，揉時默念上述口訣。每晚睡前練功 1 次。

㈣鼓　脹

鼓脹係因肝脾受傷，疏洩運化失常，氣血交阻致水氣

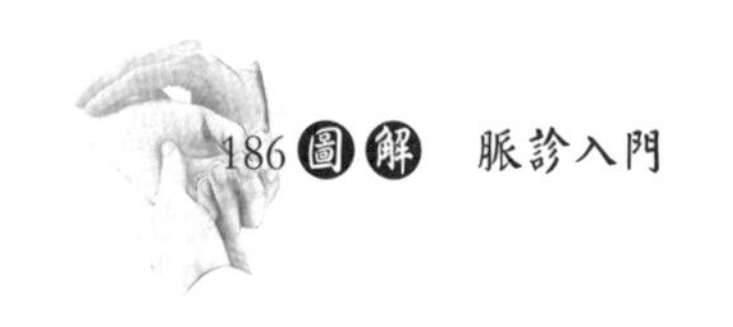

內停，以腹脹大如鼓、皮色蒼黃、脈絡暴露為主要表現的病症。

該病相當於西醫學的肝硬化、腹內癌腫、結核等所致的腹水。本病一般起病緩慢，病程較長，有肝積、晚期蠱蟲病、癌症等原發病的存在。初起脘腹作脹，腹膨大，食後尤甚，叩之呈鼓音或移動性濁音；繼則腹部脹滿高於胸部，重者腹壁青筋暴怒及臍孔突出，常伴見乏力、納呆、尿少、水腫，或有出血傾向等。可見面色萎黃、黃疸、肝掌、蜘蛛痣；若為癌腫、癆病所致者，常有腹痛拒按；癆病者又多見潮熱、盜汗等表現。

【脈象辨析】

⊙**脈弦細**　多為氣滯濕阻所致。症見腹部脹大，按之不堅，脅下脹滿或疼痛，納呆少食，食後作脹，噯氣後稍減，或下肢微腫，舌質淡、苔白膩。

⊙**脈弦遲**　多為寒濕困脾所致。症見腹大脹滿，按之如囊裹水，胸腹脹滿，得熱稍舒，周身困重，怯寒肢腫，小便短少，大便溏薄，舌質淡、苔白膩。

⊙**脈弦數**　多為濕熱蘊結所致。症見腹大堅滿，脘腹繃急，外堅內脹，拒按，煩熱口苦，渴不欲飲，小便赤澀，大便秘結或溏薄，或有面目肌膚發黃，舌尖邊紅、苔黃膩或灰黑而潤。

⊙**脈細澀**　多為肝脾血瘀所致。症見腹大堅滿，按之不陷而硬，青筋怒張，脅腹刺痛拒按，面色晦暗，頭頸胸臂等處可見紅點赤縷，唇色紫褐，大便色黑，肌膚甲錯，口乾飲水卻不欲下咽，舌質紫黯或邊有瘀點、瘀斑。

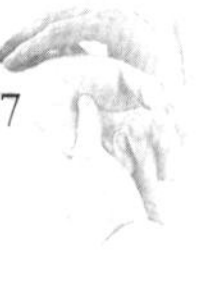

⊙脈沉弱 多為脾腎陽虛所致。症見腹大脹滿，形如蛙腹，撐脹不甚，朝寬暮急，面色蒼黃，胸悶納呆，大便溏薄，畏寒肢冷，全身水腫，小便不利，舌質淡、舌體胖、舌邊有齒痕、苔厚膩而水滑。

【中醫簡易治療】

⊙中藥灌腸療法

① 大黃附子牡蠣湯：大黃 60 克，附子 30 克，牡蠣 60 克。上藥加水濃煎成 150～200 毫升，行保留灌腸，每日 1～2 次，適用於鼓脹寒濕困脾型。

② 通腑導瀉方：大黃 30 克，芒硝（沖），枳實、厚朴各 20 克，丹皮 15 克，澤瀉 5 克，蒲公英 20 克。上藥加水濃煎成 150～200 毫升，行保留灌腸，每日 1～2 次。適用於鼓脹濕熱蘊結者。

⊙藥茶療法 陳葫蘆殼、白茅根各 50 克。上藥水煎取濃汁代茶飲用，每日 1 劑。適用於肝硬化腹水。

⊙單方驗方

① 青蛙 1 隻，巴豆，砂仁各 7 個。去蛙腸肚，將巴豆、砂仁裝入蛙腹中，外用泥封，火燒存性，去泥研末。將藥末分為 7 包，每次服 1 包，每日 1～3 次。適用於鼓脹久不消退。

② 鮮苦豬膽 1 個，豆漿1大碗。將豆漿加熱後，攪入豬膽汁飲用。如無鮮豬膽，用乾者置溫水中泡開亦可用。適用於肝硬化腹水。

③ 鱉魚 500 克，生獨頭蒜 80 克，或鱉甲 30～60 克、大蒜 15～30 克，加水煮熟，勿入鹽，淡食之，每日

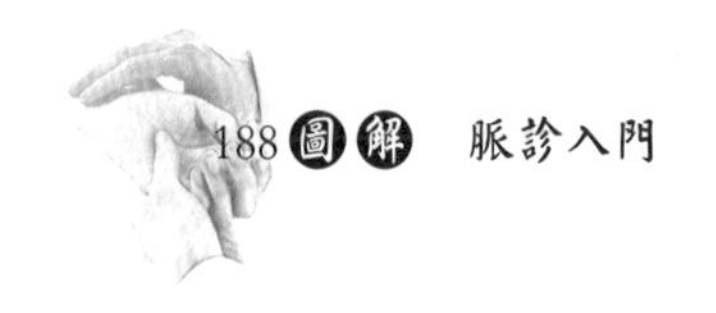

1 劑。適用於鼓脹。

【預防調護】

肝硬化腹水

⊙**起居調養** 肝功能代償良好、病情穩定者可參加一般輕體力工作，或適當活動，如散步、做保健操、打太極拳、做氣功等，但須注意適可而止，不必勉強。代償不全者，按不同程度予以短期休息或半天休息。有肝功能損害、黃疸、腹水、出血等應臥床休息，以減輕肝臟負擔，改善肝循環，促進肝功恢復。平時生活要有規律，積極預防感冒及胃腸道感染，節制性生活。

⊙**飲食調養** 要飲食有節，定時定量，一般以低脂肪、高蛋白、高維生素和易於消化的飲食為宜。可多吃些豆製品、水果、新鮮蔬菜，適當進食瘦肉、河魚、雞蛋、糖類等。如肝功能顯著減退或有肝昏迷先兆時，應對蛋白質食物（肉類、魚類、蛋類）進行控制。

有腹水的患者則應限制水和納鹽，一般每日氯化鈉攝入量應少於 1.2 克，每日水的攝入不應超過 1000 毫升。禁酒類、辛辣及對肝臟有害的物品（砷、異胭肼、巴比妥類等）。

⊙**精神調養** 消除心理負擔，樹立堅強意志，保持心情舒暢，情緒穩定。很多病例證實，只要患者消除恐懼心理，積極配合治療，就能有益於病情的改善和提高療效。

【自療要點】

肝硬化

⊙本病主要侵犯肝、脾、腎三臟，在本為肝腎不足、

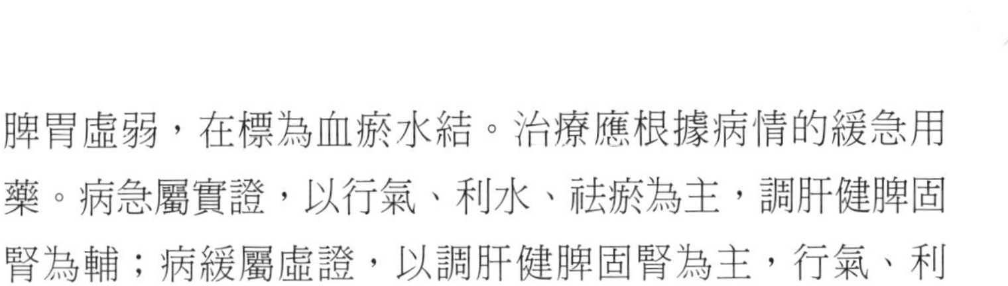

脾胃虛弱，在標為血瘀水結。治療應根據病情的緩急用藥。病急屬實證，以行氣、利水、祛瘀為主，調肝健脾固腎為輔；病緩屬虛證，以調肝健脾固腎為主，行氣、利水、祛瘀為輔。

著名中醫岳美中專方「耆丹鱉甲湯」（黃耆 30 克，白芍 10 克，丹參 30 克，鱉甲 30 克，茯苓 30 克等），經臨床治療觀察療效良好。

⊙鱉甲 30 克，大蒜 15 克，加水煎煮，勿入鹽，每日 1 劑，長期服用對肝硬化腹水有較好的療效。中藥六味地黃丸、靈芝片有調補肝腎的作用。中草藥筋骨草（苦草）每日 10 克，煎服，有較好的控制肝硬化及腹水進展的作用。

⊙嚴格來說目前尚無治療肝硬化的特殊藥物，治療重點在保護和恢復肝功能及預防併發症兩方面，有些患者盲目認為多吃所謂「肝臟保護藥」就一定有利於肝臟的恢復，這一觀點是不正確的。

我們應該明白，大部分藥物必須經過肝臟代謝，服用藥物太多或服用時間太長，顯然會加重肝臟的負擔，所以肝硬化患者必須在專業醫務人員的指導下用藥，這樣才是安全可靠的。

⊙凡患有本病者，要加強自我情志的調節，不要自尋煩惱，「既來之，則安之」，以平靜的心態對待，要樂觀、開朗，樹立戰勝疾病的信心；而親友應該多關心患者，多疏導勸慰，心情的愉快與情緒的穩定，將有利於肝病的恢復。肝硬化早期（代償期），肝功能正常，體徵不明顯

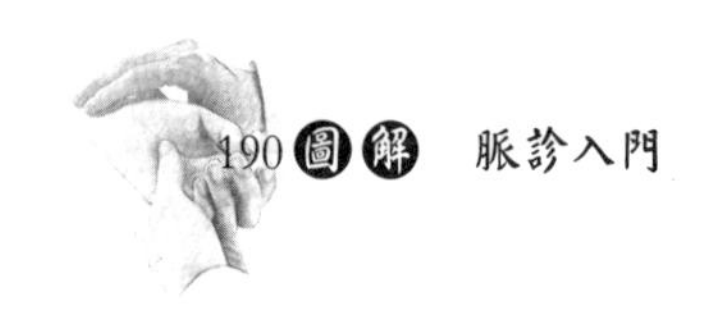

者，可以參加較輕鬆的工作，但要避免疲勞；中晚期（失代償期）時，原則上應該全休。

⊙本病經治療後，當肝硬化或腹水症狀已經穩定，在休養期間，除定期到醫院複查外，一旦出現下列情況，應及早到醫院治療，切不可輕視：① 極度乏力，納差。② 出現黃疸。③ 肝區疼痛加劇，④ 嘔血或黑便。⑤ 腹脹、腹水。⑥ 無尿或尿少。⑦ 突然行為異常、意識障礙等。

㈤ 肝　癌

肝癌，以臟腑氣血虧虛為本，氣、血、濕、熱、瘀、毒互結為標，主病在肝，漸為癥積而成。臨床上以右脅腫硬疼痛、消瘦、食慾缺乏、乏力，或有黃疸或昏迷等為主要表現的惡性腫瘤病。

該病相當於西醫學的原發性肝癌。該病可發生於任何年齡，多發於青年和中年，男性多於女性。起病隱匿，相當部分患者有肝積、肝著等病史。其主症為兩脅疼痛，上腹部腫塊，納呆乏力，腹脹消瘦，肝區疼痛而劇烈，向肩背部放射，腫塊呈進行性增大，質地堅硬而拒按，兼症以發熱、腹瀉、腹痛、鼻出血為多，晚期出現黃疸、腹水、昏迷表現。其脈象，初期多表現為弦滑或滑數，後期多表現為沉細、細而數等。

【脈象辨析】

⊙**脈弦**　多為肝氣鬱結所致。症見右脅部脹痛，胸悶不舒，善太息，納呆少食，時有腹瀉，脅下腫塊初起時舌苔薄膩。

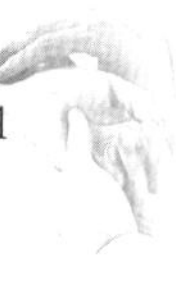

⊙**脈弦澀或細澀** 多為氣滯血瘀所致。症見右脅刺痛，入夜尤甚，脅下腫塊堅硬，按之痛甚，脘腹脹滿，食慾缺乏，神倦納少，面色黯滯，唇色紫褐，口渴而不欲飲，或大便色黑，舌質紫黯或有瘀點、瘀斑。

⊙**脈弦滑或弦數** 多為濕熱聚毒所致。症見右脅痛甚，脅下結塊堅硬，身目俱黃，煩熱口苦，脘腹痞脹，納呆嘔逆，小便黃赤，大便乾結，舌質紅、苔黃膩。

⊙**脈細而數** 多為肝陰虧虛所致。症見脅肋疼痛，脅下結塊堅硬，五心煩熱，頭暈目眩，食少腹部脹大，青筋暴露，甚則嘔血、便血，舌質紅而少苔。

【中醫簡易治療】

⊙**單方驗方**

① 木雞、核桃樹皮、山豆根、菟絲子各 30 克。上藥水煎，分 2 次服，每日 1 劑。適用於肝癌早期。

② 半邊蓮、半枝蓮、黃毛耳草、薏苡仁各 30 克，天胡荽 60 克。上藥加水濃煎成汁，分 2 次服，每日 1 劑。適用於肝癌早期。

③ 全蠍、蜈蚣、水蛭、殭蠶、蜣螂、天龍（守宮）、五靈脂各等份，上藥共研細末，每次取服 3 克，每日 2 次。適用於肝癌中、晚期，疼痛劇烈。

【預防調護】

⊙改善飲水條件，注意飲水衛生，不食黴變食品，少吃油炸、辛辣、醃製食物，不吸菸，適當飲酒。

⊙飲食多樣化，多食富含維生素、微量元素及纖維素類食品，如新鮮菜、水果、冬菇及海產品等。

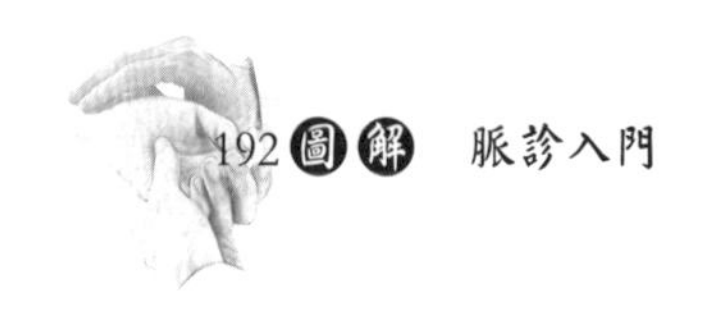

⊙預防並治療病毒性肝炎。

⊙適當運動，不可過勞，少去人群聚集的公共場所。

⊙正確對待疾病，積極配合治療，定期複查隨訪，一般術後 1～2 年每 2 個月複查 1 次，2 年以上可 3～4 個月 1 次，5 年以上每半年 1 次。但若感覺不適時，應隨時就診。

四、心腦病症

㈠ 胸痺心痛

胸痺心痛是由於正氣虧虛、痰濁、瘀血、氣滯、寒凝而引起心脈痺阻不暢，臨床以膻中穴或左胸部發作性憋悶、疼痛為主要表現的一種病症。

該病相當於西醫學的缺血性心臟病（不包括心肌梗塞）。該病多發於 40 歲以上的中、老年人，常由情志刺激、飲食過飽、感受寒冷、勞倦過度而誘發，亦可在安靜時或夜間無明顯誘因而發病，多伴有氣短乏力、自汗心悸，甚至喘促等表現。

【脈象辨析】

⊙**脈沉細遲**　多為中老年人，腎氣漸衰，腎陽虛衰不能鼓動五臟之陽，引起心氣不足或心陽不振而發。症見心悸心痛、胸悶、氣短、自汗，動則更甚，神倦怯寒，面白無華，四肢欠溫或腫脹等。

⊙**脈細弦**　多為情志不遂時誘發，令心氣鬱結而致。症見心胸滿悶、隱痛陣發、痛無定處、時欲太息。

⊙**脈弦澀**　多為瘀血痺阻所致。症見心胸疼痛劇烈，如刺如絞，痛有定處，甚則痛引肩背。

【中醫簡易治療】

⊙中藥氣霧劑療法

① 寒心舒氣霧劑，舌下噴霧，每次噴 1～2 下，症狀發作時用。具有溫通散寒，理氣止痛的功效。適用於胸痺心痛寒凝證。

② 熱心舒氣霧劑，舌下噴霧，每次噴 1～2 下，症狀發作時用。具有涼血清熱，活血止痛的功效。適用於胸痺心痛偏熱者。

⊙單方驗方

① 失笑散 3 克，田七末 15 克，雲南白藥中保險子 1～2 粒，以黃酒送服。適用於心痛甚者。

② 丹參 24 克，白芍 15 克，川芎 15 克，紅花 10 克，降香 6 克。上藥水煎，分 2 次服。適用於各證型胸痛。

【預防調護】

⊙注意精神調節，避免情緒波動。

⊙飲食宜清淡，勿過食肥膩、辛辣等刺激性食物，戒菸忌酒，勿暴飲暴食。

⊙堅持適當體育活動，勞逸結合，不可過度勞累。

⊙發作時應保持心情平靜，及時休息，給予止痛藥物，以防止發生意外。

⊙注意生活起居，避免寒冷刺激。

【自療要點】

⊙缺血性心臟病，以胸悶、膻中或左胸部反覆疼痛為

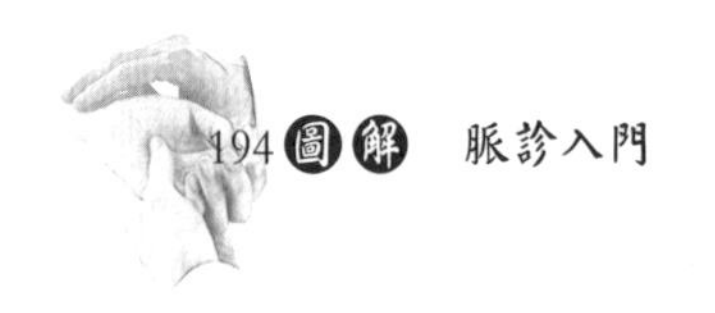

特點，臨床辨證多虛實夾雜，變化多端，但只要辨證準確，患者能遵醫囑，善於攝養，病情一般都能得到控制或緩解。

⊙尤其要注意疼痛的早期，即應使用一些舌下含服的藥物，如複方丹參滴丸、益心丸、速效救心丸等，上述藥物具有起效快、作用迅速的特點。如果症狀持續不能改善，應儘早到醫院治療。

⊙值得注意的是：該病是內科重症，書中所介紹的方法僅作為輔助治療。

㈡心　悸

心悸是指氣血陰陽虧虛，或痰飲瘀血阻滯，心失所養，心脈不暢，引起心中急遽跳動，驚慌不安，不能自主為臨床主要表現的心系疾病。

該病相當於西醫學的心律失常。其發作常由情志刺激、驚恐、緊張、勞倦過度、飲酒飽食等因素而誘發。常伴見胸悶不適、易於激動、心煩急躁、少寐多汗、顫抖乏力、頭暈頭昏等症狀。中老年發作頻繁者，可伴見心胸疼痛，甚至喘促、肢冷汗出，或見暈厥表現。

【脈象辨析】

⊙**脈細略數或細弦**　多為心虛膽怯所致。症見心悸不安，善驚易恐，坐臥不安，寐差多夢而易驚醒，食少納呆，惡聞聲響，舌質淡、苔薄白。

⊙**脈細弱而結代**　多為心脾兩虛所致。症見心悸氣短，頭暈目眩，面色無華，神疲乏力，納呆食少，腹脹便

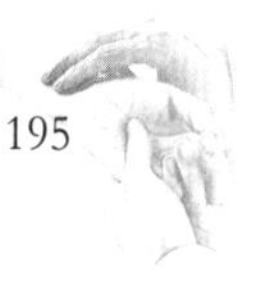

溏，多夢少寐，健忘，舌質淡紅。

⊙**脈虛而促或結代** 多為心陽不振所致。症見心悸不安，胸悶氣短，動則尤甚，面色蒼白，形寒肢冷，舌質淡、苔白。

⊙**脈澀或結或代** 多為心血瘀阻所致。症見心悸不安，胸悶不適，心痛時作，痛如針刺，唇甲青紫，舌質紫黯或有瘀點、瘀斑。

⊙**脈滑而促或結代** 多為痰火擾心所致。症見心悸時發時止，受驚易作，胸悶煩躁，少寐多夢，口乾口苦，大便秘結，小便短赤，舌質紅、苔黃膩。

【中醫簡易治療】

⊙單方驗方

① 苦參、益母草各 20 克，炙甘草 15 克。上藥水煎，分 2 次服，每日 1 劑。適用於心悸而脈數或促。

② 黃耆、苦參、漢防己、葛根各 30 克。上藥水煎，分 2 次服，每日 1 劑。適用於心悸兼氣虛。

③ 硃砂 0.5 克，琥珀 3 克。研細末後分 2 次吞服，切勿煎煮。適用於心悸各證型。

④ 生酸棗仁、熟酸棗仁各 10 克。上藥水煎，分 2 次服，每日 1 劑。適用心悸各證型。

【預防調護】

⊙心悸發作頻繁時應臥床休息，保證睡眠充足。

⊙注意勞逸結合，參加適當的體育活動。

⊙防止感冒，避免情緒激動、精神緊張，飲食宜清淡，戒菸、忌酒，避免飲用咖啡或濃茶等飲料。

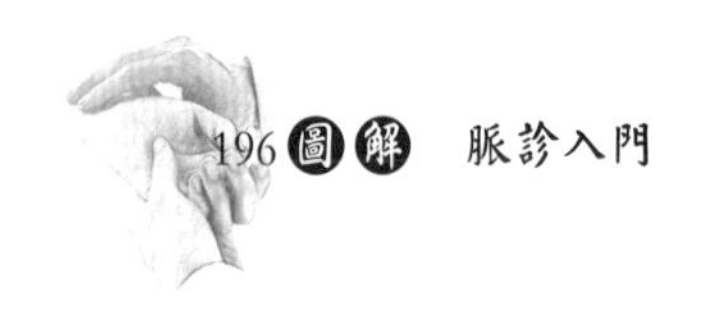

【自療要點】

⊙中成藥自療　分以下 3 型進行：

① 心氣不足型，可服用歸脾丸、生脈飲、柏子養心丸等。

② 陰虛火旺型，可口服天王補心丹、寧心寶、硃砂安神丸等。

③ 心血瘀阻型，可服用冠心蘇合丸、複方丹參片等。

⊙藥食自療　對於心氣不足型，可取茯苓末、米粉、白糖各等量，加水適量，攪調均勻，以微火在平鍋裏攤烙成極薄煎餅，經常食用。

對於陰虛火旺型，可取蓮子 30 克，枸杞子 30 克，粳米 100 克，淘洗乾淨，共置於鍋內，加水適量，煮熟成粥，服用。亦可取苦參 30 克，炙甘草 10 克，泡入白開水，當茶水飲用。

對於心血瘀阻型，可取生山楂 500 克，去果柄、果柱，放入鍋內，清水適量，煎煮至七成熟爛，水將耗乾時加入蜂蜜 250 克，再以小火煎煮熟透，收汁即可。待冷，放瓶罐中貯存備用，可經常大量食用。或取丹參 30 克，泡入 500 毫升白酒內，約 7 日後，即可飲服。每次 10 毫升左右，飯前飲用，每日 2～3 次。亦可取茶樹根 30 克，泡白開水，代茶水飲用。

⊙醫療體育鍛鍊　可練太極拳，套數由少到多，以不累為度。亦可選用走與慢跑相結合鍛鍊，走一段，跑一段，距離由短漸長，速度由慢至快，每日 30 分鐘，堅持不懈。

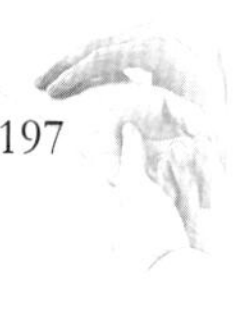

㈢眩　暈

眩暈是由於風、火、痰、瘀引起清竅失常，臨床以頭暈、眼花為主要症狀的病症。輕者閉目可止，重者如坐車船，旋轉不定，不能站立，或伴有噁心、嘔吐、汗出、面色蒼白等表現，嚴重者可突然仆倒。

該病相當於西醫學的高血壓、低血壓、低血糖、貧血、梅尼埃病、腦動脈硬化、椎－基底動脈供血不足、神經衰弱等病。該病症多由情志、飲食所傷，以及失血、外傷、勞倦過度等所致。一般多見於中老年人，亦可發生於青年人。可反覆發作，妨礙正常工作與生活，嚴重者可發展成中風或厥證、脫證而危及生命。眩暈兼頭脹而痛，心煩易怒，肢麻顫震者，應警惕中風的發生。

【脈象辨析】

⊙脈弦細數　多為風陽上擾所致。症見眩暈耳鳴，頭痛且脹，過勞、惱怒時加重，肢體顫震，不寐多夢，腰膝痠軟，或顏面潮紅，舌質紅、苔黃。

⊙脈弦滑　多為痰濁上蒙所致。症見頭重如蒙，視物旋轉，胸悶作惡，嘔吐痰涎，舌質淡、苔白膩。

⊙脈弦澀或細澀　多為瘀血阻竅所致。症見眩暈頭痛，兼見健忘，不寐，心悸，精神不振，耳鳴耳聾，面唇紫暗，舌質紫黯、有瘀點或瘀斑。

⊙脈細弱　多為氣血虧虛所致。症見頭暈目眩，動則加劇，遇勞則發，面白無華，神疲乏力，心悸少寐，舌質淡、苔薄白。

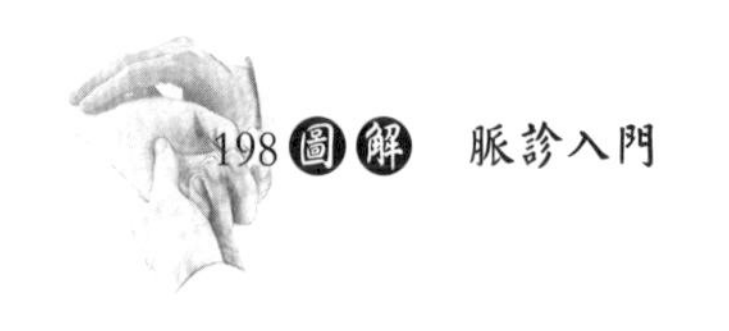

【中醫簡易治療】

⊙**藥茶療法**　肉桂、桂枝、炙甘草各 IO 克，上藥水煎，分 2 次服，每日 1 劑，或用白開水泡後，代茶水飲用。適用於眩暈心腎陽虛證。

⊙**單方驗方**

① 夏枯草、羅布麻、桑寄生各 15 克。上藥水煎，分 2 次服，每日] 劑。適用於眩暈各證型。

② 青葙子 10 克，草決明 15 克。上藥水煎，分 2 次服，每日 1 劑。適用於眩暈各證型。

③ 黨參 15 克，黃精 20 克，大棗 6 枚。上藥水煎，分 2 次服，每日 1 劑。適用於眩暈各證型。

【預防調護】

⊙眩暈患者應保持心情舒暢，避免情緒的大起大落。

⊙飲食清淡，忌膏粱厚味。戒菸、戒酒。

⊙適當體育鍛鍊，特別適宜中國傳統項目，如太極拳、八段錦等。

【自療要點】

1. 原發性高血壓引起的眩暈

⊙**中成藥自療**　可按以下 3 型進行：

① 肝陽上亢型，可選用清腦降壓片、田七花精、腦立清、安宮降壓丸、牛黃降壓丸、天麻定眩丸、天麻鉤藤沖劑、降血壓糖漿、天麻眩暈寧、羅布麻葉顆粒、醒腦降壓丸等。

② 肝腎陰虛型，可選用二至丸、左歸丸、六味地黃丸、延壽丹、健腦補腎片、滋腎寧神丸、阿膠首烏液、補

腎養血丸等。

③ 陰陽兩虛型，可選用毛冬青補液、參耆二仙片、蟲草蜂王漿、龜鹿二膠丸，壯腰健腎丸、雙龍補膏、複方羊紅羶片等。

⊙藥食自療 對於肝陽上亢者，可取鮮芹菜 500 克，搗爛取汁，加蜂蜜 50 毫升調勻，每日服 3 次。或取芹菜連根 60 克，切碎，與粳米 60 克，同煮為粥，晚服。亦可取海帶 50 克，決明子 30 克，加水適量同煎，食海帶飲湯，每日 1 次。並可取海帶 30 克，冬瓜 100 克，薏苡仁 10 克，加白糖煮湯，每日 1 次，連服 4～5 日。

還可取鮮山楂 10 枚，搗碎，加冰糖適量，水煎，分 2 次服。又可取決明子 15 克，微炒後，與白菊花 10 克，水煎，濾渣取汁，加粳米 100 克，冰糖適量，煮成稀粥。每日服 1 次，5～7 天為 1 個療程。

還可取粳米 100 克，煮粥，將熟時調入菊花末 10～15 克，煮後服食。

對於肝腎陰虛者，可取黑木耳 6 克，浸泡 1 夜，入鍋蒸 1 小時，拌入冰糖調勻，睡前服食。或常食木耳炒豆腐。或取鮮生地黃 150 克，洗淨搗爛，以紗布絞汁備用。粳米 50 克，加冰糖以井水煮粥，熟後加入鮮地黃汁，略煮，每日 2～3 次溫服。並可取綠豆、黑芝麻各 500 克，炒熟研末，每次取服 50 克，每日 2 次。亦可取茭白、芹菜各 30 克，水煎服。

對於陰陽兩虛者，可取粳米 50 克，先煮粥，半熟時加豆腐漿 500 毫升同煮。加白糖或鹽攪勻後服食，早晚溫服 1 次，可長期食用。或取蓮子粉 15 克，糯米 30 克，紅糖適量，置於砂鍋內同煮粥，服食。亦可取海蝦米 30 克，以溫水浸泡後，與粳米 100 克，用砂鍋煮粥，早晚溫服，並可取鮮胡蘿蔔 50 克，切成小片，與粳米 200 克同煮為粥，宜長服。再可取海參 30 克，以清水燉爛，加冰糖適量再燉片刻，每日空腹服食。

⊙按摩自療 以患者雙手拇指按摩雙側湧泉穴各 100 次，早晚各 1 次。長期使用。

⊙氣功自療

⑴ **放鬆功**：立式或坐式，全身放鬆，雙目微閉，自然呼吸。身體分為兩側、前、後 3 條線，分別從頭部兩側→十指；面部→足趾，後腦→兩足底，依次放鬆，意念中默念「放鬆」，放鬆 3 條線的各個部位，放鬆至各條線的最後部位時，意守 2 分鐘。放鬆完 3 條線（一個循環），意守丹田 3～4 分鐘。作 2～3 循環後收功。

⑵ **站樁功**：立式，雙足分開踏實，與肩同寬，雙膝微曲，上體直立，臂呈半圓，手懸半虛，雙手指相對，相隔 3 拳，位於臍下，掌心向上，全身放鬆，自然呼吸，意念正在沐浴之中，水從頭頂緩流足底，流入地下。每次 10 分鐘，每日 2～3 次。

2. 低血壓引起的眩暈

⊙中成藥自療 可分以下兩型進行：

① 氣血虧虛型，可選用十全大補丸、人參養榮丸、養血當歸精、人參補膏、三參王漿，複方阿膠漿，人參當歸茶等。

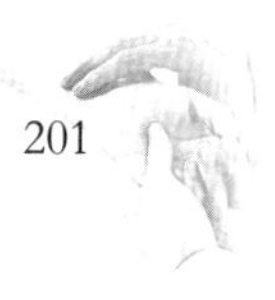

② 腎精不足型，可選用河車大造丸、人參首烏精、參茸大補液、茸血五加甲參晶等。

⊙藥食自療

對於氣血虧虛者，可取白木耳 15 克（先浸泡），瘦豬肉 50 克，紅棗 10 枚。燉熟後，飲服。或取豬腦 1 個，水煎 30 分鐘，全部服食，每日 1 個，連服 7 日。並可取 1500～2000 克母雞 1 隻，剖洗乾淨，濃煎雞汁，取原汁雞湯適量與粳米 100 克煮粥，早晚溫熱服食。或取糯米 100 克，阿膠（搗碎）5 克，先煮粥，將熟時加入阿膠，邊煮邊攪，待粥稠膠化為止，早晚服食。

對於腎精不足者，可取精瘦豬肉 500 克（切成細絲），枸杞子 100 克，熟青筍 100 克（切絲），先炒肉絲和筍絲，烹黃酒，加入調味品，再放入枸杞子翻炒，淋麻油後，服食。或取胡桃肉 3 個，鮮荷蒂 10 枚，共搗爛，水煎分服。並可取大米 50 克，紅棗 2 枚，如常法煮粥，半熟時加入何首烏粉 25 克，煮熟後加紅糖適量攪勻，早晚熱服。服食 7～15 日後可間歇 2～3 日，再服，經常服食有效。再可取枸杞葉 30 克，枸杞子 20 克，大米 50 克。將大米、枸杞葉先煮粥，半熟時加入枸杞子，煮熟後，加白糖攪勻，早晚分食。

⊙耳穴貼壓自療　取腎上腺、升壓點、緣中（腦點）、心穴。施以耳穴貼壓法，或用毫針刺激。

㈣中　風

中風是由於氣血逆亂，產生風、火、痰、瘀，導致腦脈痺阻或血溢腦脈之外，臨床上以出現突然昏仆、半身不遂、口眼喎斜、言語謇澀或不語、偏身感覺麻木為主要臨床表現的腦神經疾病。

該病相當於西醫的腦血管意外，包括出血性中風與缺血性中風兩類。該病起病急，常見的誘因為氣候驟變，煩勞過度，情志不舒，跌仆等，病前常有頭暈、頭痛、肢體麻木、力弱等先兆症狀，好發年齡以 40 歲以上多見。脈象表現多弦，重按有力或弦滑、弦細，或結或代等。若脈由浮轉沉、由大變細、由實轉虛、由閉證轉向脫證，均屬危象之兆。

【脈象辨析】

⊙脈弦滑　多為風痰瘀血、痺阻脈絡所致。症見半身不遂，口舌喎斜，舌強言蹇或不語，偏身麻木，頭暈目眩，舌質黯淡，苔薄白或白膩。

⊙脈弦數有力　多為肝陽暴亢、風火上擾所致。症見半身不遂，偏身麻木，舌強言蹇或不語，或口舌咼斜，眩暈頭痛，面紅目赤，口苦咽乾，心煩易怒，尿赤便乾，舌質紅或紅絳、苔薄黃。

⊙脈弦滑或偏癱側脈弦滑而大　多為痰熱腑實、風痰上擾所致。症見半身不遂，口舌喎斜，言語謇澀或不語，偏身麻木，腹脹便秘，頭暈目眩，咳痰或痰多，舌質黯紅或黯淡、苔黃或黃膩。

⊙脈沉細、細緩或細弦　多為氣虛血瘀所致。症見半身不遂，口舌喎斜，言語謇澀或不語，偏身麻木，氣短乏力，口角流涎，自汗，心悸不安，大便溏薄，手足腫脹，

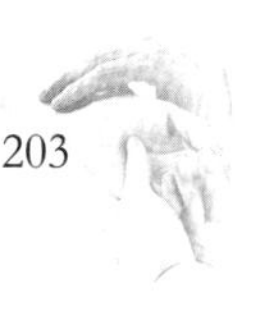

舌質淡，苔薄白或白膩。

⊙**脈細弦或細弦數**　多為陰虛風動所致。症見半身不遂，口舌喎斜，言語蹇澀或不語，偏身痲木，煩躁失眠，眩暈耳鳴，手足心熱，舌質紅絳或黯紅、苔少或無苔。

⊙**脈弦滑數**　多為痰熱內閉清竅所致。症見起病驟急，神昏或昏聵，半身不遂、鼻鼾痰鳴，肢體強痙拘急，項背身熱，躁擾不寧，甚則手足厥冷，頻繁抽搐，偶見嘔血，舌質紅絳、苔黃膩或乾膩。

⊙**脈沉滑或沉緩**　多為痰濕蒙塞心神所致。症見發病神昏，半身不遂，肢體鬆懈，癱軟不溫，甚則四肢逆冷，面白唇黯，痰涎壅盛，質黯淡、苔白膩。

⊙**脈沉緩、沉微**　多為元氣敗脫、神明散亂所致。症見突然神昏或昏聵，肢體癱瘓，手撒肢冷汗多，重則周身濕冷，二便失禁，舌痿、質紫黯、苔白膩。

【中醫簡易治療】

⊙**中藥貼敷療法**　製馬錢子 50 克，芫花 20 克，明雄黃 2 克，川烏 3 克，膽南星 5 克，白胡椒 2 克，白附子 3 克。上藥共研細末，過篩，貯瓶備用。每取藥末 10～15 克，撒於 2 公分×3 公分的膠布中央，分別貼於神闕、牽正穴上，每 2 日更換 1 次，10 日（5 次）為 1 個療程。適用於中風、口眼喎斜。

⊙**單方驗方**　黃耆 30 克，紅花 10 克，川芎、地龍、川牛膝各 15 克，丹參 30 克，桂枝 6 克，山楂 30 克。上藥水煎，分 2 次服，每日 1 劑。具有益氣活血、通脈舒絡、排滯蕩邪、祛瘀生新的功用。適用於中風、痺證偏於

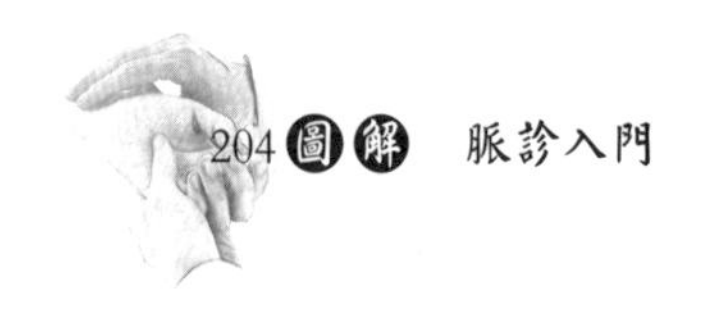

氣虛血瘀者。

氣鬱或痰濕內阻的意識、語言障礙者，加鬱金 12 克，石菖蒲、法半夏各 10 克，茯苓 15 克；頭痛甚者，去桂枝、紅花，加偶蠶 10 克，菊花 15 克；眩暈明顯係肝陽上亢者，去桂枝、川芎、黃耆，加珍珠母 30 克（先煎）、茺蔚子 10 克；納呆胸悶、舌苔白膩，加白朮、茯苓、薏苡仁各 20 克，或藿香、佩蘭各 10 克；嘔吐者，加竹茹、薑半夏各 10 克；便秘、口臭者，加大黃 12 克（後下）；抽搐者，去桂枝 10 克，加殭蠶、鉤藤各 10 克。

【預防調護】

⊙中老年人，若在某些誘因作用下，眩暈、頭痛明顯加重，並出現一過性偏側肢麻、語言不利等症狀，多為中風先兆，應及時檢查治療，採取綜合措施控制病情，加強護理，密切觀察病情變化，並注意休息調攝，防止進一步發展為中風。

⊙對於已患中風的患者，應積極消除導致再中風的危險因素，如對高血壓、糖尿病、動脈硬化、高血脂症等疾病，應積極進行治療。

⊙情緒上要保持心情舒暢，生活要有規律，每日必須要有充足的睡眠時間及適當的活動時間，避免用腦過度。

⊙飲食結構要合理，提倡低鹽低脂飲食，多進食蔬菜、水果，忌辛辣食物，保持大便通暢。

【自療要點】

⊙中風是一種嚴重危害人們健康的疾病，具有發病率、病死率、致殘率高的特點。

⊙中風急性期多住院治療。

⊙進入中風恢復期和後遺症期，應進行及時、正確的功能鍛鍊。在患者癱瘓肢體不能自主運動時，護理人員應幫助患者做被動運動，進行肢體按摩，同時做大小關節屈伸、旋轉、內收、外展等動作，以促進氣血運行。當患者肢體癱瘓恢復到可以抬舉時，應加強自主運動，如在床尾栓上帶子，患者可以拉帶子協助坐起；腳踩踏板，鍛鍊小腿肌；手握木棍或揉動核桃或健身球，鍛鍊握力和手指關節活動能力。

⊙當患者能站立時，則應儘早攙扶患者鍛鍊走路，要注意姿勢、技巧、持久力及速度，還要注意安全。此外，對中風不語者，應耐心教病人鍛鍊發音，逐步使其恢復語言功能。

㈤ 不　寐

不寐是由於心神失養或不安而引起經常不能獲得正常睡眠，並有頭暈、健忘等為主要表現的腦神經疾病。

該病相當於西醫學的失眠、神經官能症、更年期綜合徵等。本病多為情志所傷、久病體虛、飲食不節、勞逸失度等引起陰陽失調，陽不入陰而發病。輕者入寐困難或睡而易醒、醒後不寐，重者徹夜難眠，常伴有頭痛頭昏、心悸健忘、神疲乏力、心神不寧、多夢等。

【脈象辨析】

⊙脈數有力或細數　多為心火熾盛所致。症見心煩不寐，躁擾不寧，口乾舌燥，小便短赤，口舌生瘡，舌尖

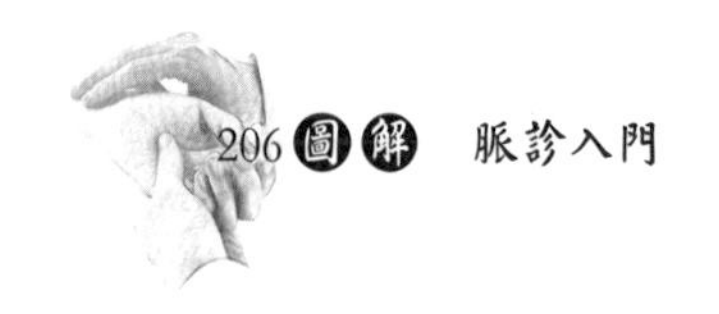

紅、苔薄黃。

⊙**脈弦而數**　多為肝鬱化火所致。症見急躁易怒、不寐多夢，甚至徹夜不眠，常伴見頭暈頭脹，目赤耳鳴，口乾而苦，不思飲食，便秘尿赤，舌質紅、苔黃。

⊙**脈滑數**　多為痰熱內擾所致。症見胸悶心煩不寐，泛惡，噯氣，並伴見頭重目眩，口苦，舌質紅、苔黃膩。

⊙**脈細而數**　多為陰虛火旺所致。症見心悸不安，心煩不寐，腰痠足軟，並伴見頭暈，耳鳴，健忘，遺精，口乾津少，五心煩熱，舌質紅而少苔。

【中醫簡易治療】

⊙**單方驗方**

① 琥珀 0.6 克，合歡皮、白芍各 9 克。上藥水煎，分 2 次服，每日 1 劑，適用於不寐陰血虧虛證。

② 炒酸棗仁、麥冬各 10 克，遠志 6 克。上藥水煎，分 2 次服，每日 1 劑。適用於不寐陰虛證。

③ 百合、淮小麥各 30 克，蓮肉、夜交藤各 15 克，大棗 IO 克，甘草 6 克。上藥以冷水浸泡 30 分鐘，加水 500 毫升，煮沸 20 分鐘。濾汁，存入暖瓶內，不計次數，作飲料服用。具有益氣養陰，清熱安神的功用。適用於神經官能症、神經衰弱。兼氣鬱者，加合歡花 30 克；兼瘀濁者，加竹茹 9 克，生薑 6 克；兼濕邪阻滯者，加藿香梗、荷梗各 10 克。

【預防調護】

⊙調暢情志，保持良好的心態，避免精神刺激。

⊙養成良好的生活習慣，定時休息，睡前不飲濃茶、

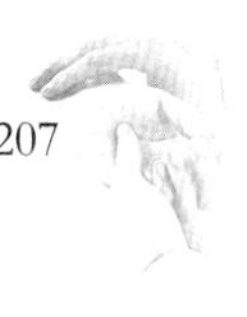

咖啡。

⊙注意鍛鍊身體，積極參加醫療體育活動。

⊙睡前採取適當的按摩方法，可幫助入睡。如點揉神門穴，用拇指端的螺紋面，點揉另一手的神門穴，再換另一手的拇指，同樣揉前手的神門穴，以稍感酸脹為宜，各重複30次。

摩擦湧泉穴，取仰臥位，微屈小腿，以兩足心緊貼床面，作上下摩擦動作，每日30次。

還可旋摩全腹，取仰臥位，左右兩手重疊，右手掌心在下，附於臍上，左手掌心放在右手掌背，兩手均勻用力，以順時針方向旋轉摩動。由臍部開始，逐漸擴大範圍至全腹。旋摩全腹有助於全身放鬆。

【自療要點】

⊙中醫治療本病尤其注重心理方面的疏導，幫助病人找出發病的誘因，特別是因情志不暢或緊張，壓力超負荷所致，精神治療更有其特殊的作用，患者應積極設法消除顧慮及緊張情緒，保良好心理狀態。

⊙在用藥法則上強調在辨證論治基礎上，均應加用安神鎮靜藥，方能取效。此外，服藥方法也很重要，為了使血中達到一定的藥物濃度，起到安神入睡的目的，一般早晨或上午不服藥，只在午後休息及晚上臨睡前各服藥1次，這種服藥方法常可收到良好療效。

㈥痴　呆

痴呆，是以呆傻愚笨為主要臨床表現的一種神志疾

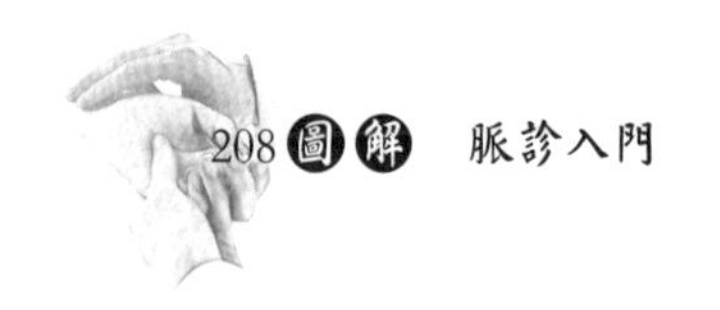

病。

該病相當於西醫學的老年性痴呆、腦血管性痴呆及腦葉萎縮症。其病因以情志所傷、年邁體虛為主。輕者可見神情淡漠、寡言少語、反應遲鈍、善忘等症狀；重則表現為終日不語，或閉門獨居，或口中喃喃、言辭顛倒，或舉動不經、忽笑忽哭，或不欲食、數日不知飢餓等表現。為中、老年時期的多發病。一般起病隱匿，發展緩慢，漸進加重，病程一般較長。

【脈象辨析】

⊙脈沉細弱　多為髓海不足所致。症見頭暈耳鳴，記憶力和計算力明顯減退，懈惰思臥，齒枯髮焦，腰痠骨軟，步行艱難，舌瘦色淡、苔薄白。

⊙脈沉細弱，雙尺尤甚　多為脾腎兩虛所致。症見表情呆滯、沉默寡言，記憶力減退，失認失算，口齒含糊，詞不達意，並伴見腰膝痠軟，肌肉萎縮，食少納呆，氣短懶言，口涎外溢或四肢不溫，腹痛喜按，雞鳴泄瀉，舌質淡白、體胖大、苔白，或舌質紅、苔少或無苔。

⊙脈細滑　多為痰濁蒙竅所致。症見表情呆鈍，智力衰退，或哭笑無常，喃喃自語，或終日無語，呆若木雞，並伴見不思飲食，脘腹脹痛，痞滿不適，口多涎沫，頭重如裹，舌質淡、苔白膩。

⊙脈細澀　多為瘀血內阻所致。症見表情遲鈍，言語不利，善忘，易驚恐，或思維異常，行為古怪，且伴見肌膚甲錯，口乾而不欲飲，雙目晦黯，舌質黯，或有瘀點、瘀斑。

【中醫簡易治療】

⊙單方驗方

① 丹參 30 克，川芎、當歸、黃耆各 15 克。上藥水煎，分 2 次服，每日 1 劑。適用於痴呆瘀血內阻證。

② 黃耆 60 克，當歸、製首烏、熟地黃各 15 克。上藥水煎，分 2 次服，每日 1 劑。適用於老年性痴呆證、屬體虛者。

③ 黃耆 30 克，龜甲（先煎）、川芎各 15 克，穿山甲 9 克（先煎）。上藥水煎，分 2 次服，每日 1 劑。適用於痴呆症，證屬腎虛血瘀。

【預防調護】

⊙預防和及時治療可損害腦的各種疾病，避免有害因素，如老年人應積極防治動脈粥樣硬化、高血壓、腦卒中等疾病，防止頭部跌仆撞擊傷及藥物、有害氣體中毒等。

⊙家屬、醫護人員要以耐心、和藹的態度去維護患者的自尊，與患者保持親密的關係，爭取患者的合作，鼓勵患者參加一些力所能及的家庭、社會活動，從而建立治病的信心和勇氣。

⊙對於輕症患者，要進行耐心細緻的訓練和教育，合理安排好生活，督促患者儘量料理自己的日常生活，使之逐漸掌握一定的生活和工作技能，從而使其智能得到發展。對於重症，基本失去生活處理能力的患者，要注意生活方面給予照顧。防止因大、小便自遺及長期臥床而引起繼發性感染、褥瘡形成。要防止跌倒而發生骨折，不要讓患者獨白外出。

⊙飲食方面的調理對於預防老年期痴呆的發生具有重要的意義。平時飲食應做到定時、定量、定質；要多食魚類、蛋類、豆腐、豆油、麻油、菜油及新鮮蔬菜等，少食肥肉、豬油、牛油、奶油等，經常保持大便通暢。

⊙精神抑鬱、獨居一室、興趣缺乏、運動減少對老年性痴呆的發生有著較大的影響。因此，平常應注意多多交流，多多參加社會集體活動，經常讀書、看報、聽收音機、看電視節目。同時亦可按揉足三里、湧泉、神闕、關元等穴的方法，以達到健身益智的目的。

【自療要點】

⊙對於老年痴呆症，應力戒飽食，因長期飽食易促使腦動脈硬化，易引起老年痴呆症。據國外研究報導，節食可使人長壽。其次，應禁忌長期服用安眠藥物，安眠藥抑制大腦，阻滯神經傳導，可發生一系列痴呆症。

⊙藥食療法對防治老年性痴呆症也有較好的幫助。據多方面研究資料表明，飲食中缺鈣，缺維生素 C、維生素 E 及 B 群維生素，以及蛋白質不足，鋁過量，吸菸、酗酒等均為老年性痴呆症的誘因。因此，大力提倡戒菸、少喝酒，注意多吃雞蛋、大豆、花生、核桃、瘦豬肉、牛肉、羊肉等蛋白質豐富的食物和富含維生素 C、維生素 E、B 群維生素的食物，可以防治老年性痴呆症的發生。

⊙藥食療法對老年性痴呆症也有較好的防治效果，可取核桃 30 克，粳米 200 克，大棗 10 枚，以上 3 味洗淨，熬粥服食，每日 2 次。或取黑芝麻 30 克，粳米 100 克，煮粥，加蜂蜜 1 匙攪勻吃，每日早晚各服 1 次。

亦可取枸杞子 20 克，小米 100 克，瘦豬肉 30 克，洗淨共熬成粥，服時加少許精鹽調味，經常服食。又可取枸杞子、炒酸棗仁、光桃仁、核桃仁、大棗各 10 克，糯米 250 克，混勻，蒸熟成糕，經常食用可健腦益壽。還可取牛骨髓 50 克，麵粉 500 克，入鍋用文火炒至色黃，晾涼，每次取油炒麵 40～50 克，加紅糖適量，用開水沖服，每日或加餐食用。

⊙實施心理療法，老年人要保持樂觀情緒，做到心胸豁達，笑口常開，這是防治痴呆症的「靈丹妙藥」。也可玩三色球，用球體塗色法來治療痴呆症。

⊙運用運動療法，平日堅持醫療體育鍛鍊，如腹式深呼吸、保健操、甩手、步行、慢跑、舞劍、太極拳等，以促進血液循環，增加腦細胞的新陳代謝，延緩大腦衰老。此外，常誦詩詞，下圍棋或象棋、打麻將等多種活動，可防治老年性痴呆症的發生。

⊙老年痴呆症主要是由動脈硬化引起大腦皮質萎縮所致。腦萎縮和神經細胞死亡一經發生，即可發生老年性痴呆。預防的措施，首先是控制脂類食物，以減少冠心病、高血脂、動脈硬化的形成。吸菸極易造成呼吸系統、消化系統、大腦功能的損害。因此，從青春少年時起，就要克服嗜菸、嗜酒等不良習慣，勤奮學習，勤於用腦，這對老年性痴呆的預防尤為重要。

㈦ 癇　證

癇證係指臟腑受傷，神機受累，元神失控所致，以突

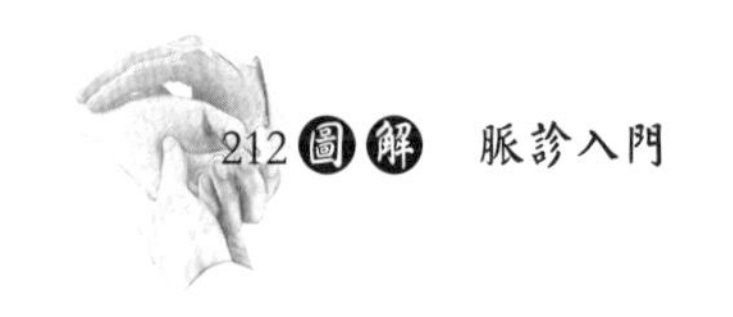

然意識喪失，發作時一側仆倒，不省人事，兩目上視，口吐涎沫，四肢抽搐，或口中怪叫、移時蘇醒，醒後一如常人為主要表現的一種發作性疾病。

該病相當於西醫學的原發性癲癇或繼發性癲癇。本病多有先天因素或家族史，尤其病發於幼年者，關係更為密切。每因驚恐、勞累、情志過極，飲食不節或不潔，或頭部外傷，或勞欲過度等而誘發。

【脈象辨析】

⊙**脈弦滑有力**　多為風痰閉阻所致。症見發病前多有眩暈、胸悶、乏力、多痰、心情不悅，發作時則猝然昏倒，目睛上視，口吐白沫，手足抽搐，喉間痰鳴，舌質淡紅、苔白膩。

⊙**脈沉細**　多為心脾兩虛所致。症見反覆發癇不癒，神疲乏力，面色蒼白，身體消瘦，納呆便溏，舌質淡、苔白膩。

⊙**脈細無力**　多為心血虧虛所致。症見失眠多夢，心悸氣短，頭暈健忘，每遇勞累則癇證發作；面色萎黃或蒼白，舌淡嫩。

⊙**脈弦或澀**　多為瘀阻清竅所致。症見發作時猝然昏倒，全身抽搐，或單見口角、眼角、肢體抽搐，顏面口唇青紫，舌質紫黯或有瘀點、斑點。

【中醫簡易治療】

⊙**藥食療法**　乾地龍 3～6 克，與黃豆 50 克同煮後，服用其豆粒。

適用於外傷侷限性癇證。

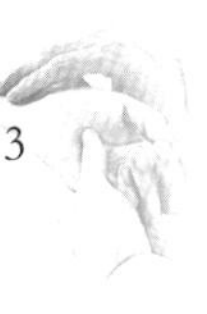

⊙**單方驗方**

① 川鬱金、明礬各等份，共研細末，練蜜為丸，每次取服 12 克，每日 2 次。適用於癲證各證型。

② 全蠍、蜈蚣各等份，共研細末，每次取服 1 克，每日 3 次。適用於該病大發作時。

③ 明礬 250 克，硃砂、磁石各 30 克。上藥共研細末，備用。用時，每次服 2 克，成人第 1 個月，每日服 3 次；第 2 個月，每日服 2 次；第 3 個月，每日服 1 次。適用於各癲證各證型。肝病者忌用。

【預防調護】

⊙孕婦懷孕期間應避免驚恐、跌仆，心情舒暢。

⊙預防產傷和顱腦外傷，以及多種牽涉腦部的感染性疾病。

⊙小兒發熱抽風要及時治療。平時勿受驚恐等精神刺激。對患兒及親屬應予開導、增強信心，積極接受治療。

⊙注意飲食，不可食肥甘燥熱、生痰之品，也不宜吃興奮性食品，如可可、咖啡、巧克力、濃茶等。

⊙一旦患病及時治療，注意按時按量服藥，不要漏服。

⊙發作期令患兒側臥，解衣鬆領，保持呼吸道通暢，促使痰液排出，保護唇舌不被咬傷。

【自療要點】

⊙**中成藥自療**　可分風痰、痰火、瘀血、脾虛、腎虛等證型進行：

① 風痰型，可選用白金丸、羊癇風丸、醫癇丸等口服。

② 痰火型，可選用癇證鎮心丹、鎮癇片、小兒抱龍丸、牛黃清心丸等口服。

③ 瘀血型，可選冠心蘇合香丸、複方丹參片等口服。

④ 脾虛型，可選用六君子丸、歸脾丸、健脾丸、資生丸等口服。

⑤ 腎虛型，症見癲癇日久體虛，平素腰膝痠軟，頭暈耳鳴，神疲乏力，舌質淡體胖，脈沉細。治宜補腎益腦。可選用補腎益腦丸、刺五加腦靈液、紫河車粉、無比山藥丸等服用。

⊙藥食自療 對於風痰型者，可取蘇子、萊菔子、冬瓜子各 10 克，白芥子、皂角各 6 克。水煎，代茶水飲用。或可取石菖蒲 10 克，浙貝母 10 克，鬱金 10 克，上藥水煎，代茶水飲服。

對於痰火型者，可取竹瀝膏 10 克，以開水對入稀釋後，代茶水飲用。或可取蟬蛻 6 克，鉤藤 10 克。上藥水煎，代茶水飲用。

對於瘀血型者，可取丹參 30 克，石菖蒲 10 克。上藥水煎，代茶水飲用。或取桃仁 10 克，紅花 6 克。上藥水煎，代茶水飲服。

對於脾虛型者，可取生山藥 30 克，粳米 30 克。以慢火熬粥，服食。或取薏苡仁 30 克，粳米 30 克。以慢火熬粥，服食。

對於腎虛型者，可取菟絲子 10 克，小米 30 克，以慢火熬粥食用。或取沙苑子 10 克，白蒺藜子 10 克，上藥水煎，代茶水飲服。

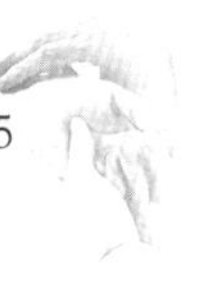

⊙**耳穴貼壓自法**

取神門、心、腎、枕、胃、皮質下、腦點穴（圖 9-5）。施以耳穴壓豆法。

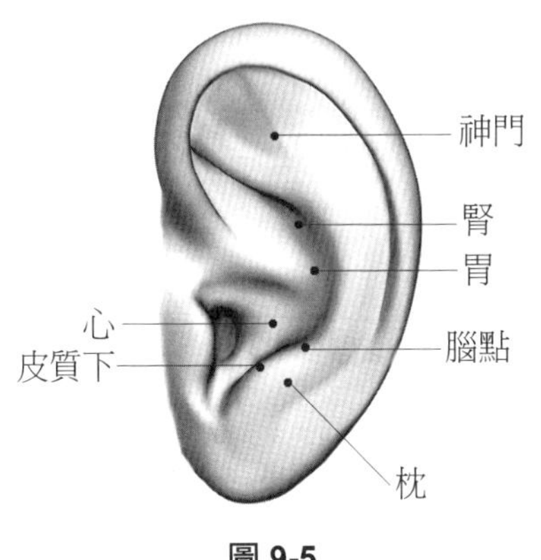

圖 9-5

㈧ 癲　證

癲證多因情志所傷，或先天遺傳，以致痰氣鬱結、蒙蔽心竅、陰陽失調、精神失常所引起的，以精神抑鬱、表情淡漠、沉默痴呆、喃喃自語、出言無序、靜則多喜少動為特徵的臨床常見多發的精神病。

該病相當於西醫學的抑鬱症、精神分裂症單純型及偏執型。該病多發於青壯年女性，平素性格內向，近期多有情志刺激，意欲不遂等誘發因素，大多有家族史，一般無意識障礙和智能缺損。

【脈象辨析】

⊙**脈弦**　多為肝鬱氣滯所致。症見精神抑鬱，情緒不寧，沉默不語，善怒易笑，時時太息，胸脅脹悶，舌質淡、苔薄白。

⊙**脈沉細無力**　多為心脾兩虛所致。症見神志恍惚，魂夢顛倒，心悸易驚，善悲欲哭，肢體困乏，飲食銳減，舌質淡、苔膩。

⊙**脈沉細而數**　多為氣陰兩虛所致。症見久治不癒，神志恍惚，多言善驚，心煩易怒，躁擾不寐，面紅形瘦，

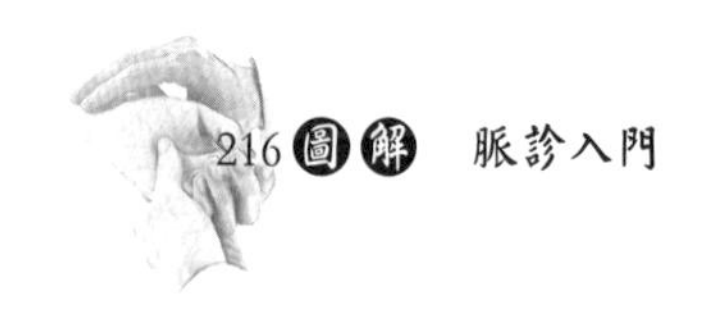

口乾舌燥，舌質紅、少苔或無苔。

⊙**脈弦澀**　多為瘀阻腦絡所致。症見神志痴呆，健忘不寐，或神情錯亂，或頭痛如刺，頭暈目眩，面色紫黯，舌質黯或有斑點、瘀斑。

【中醫簡易治療】

⊙**藥茶療法**　炙甘草、小麥各 6 克，大棗 10 克。上藥水煎後，代茶飲用。用以調養心神，預防發作。

⊙**單方驗方**

① 鉤藤 30 克（後下），製川烏、紅花各 5 克，曼陀羅花 2 克，甘草 10 克，冰糖適量。上藥水煎，分 3～4 次服，每日 1 劑，服用劑量由小漸大，30 日為 1 個療程。尤其適用於初次發作。

② 礞石（先煎）15 克，琥珀末 1.5 克（分沖），硃砂末 1 克（分沖），黃芩 10 克，酒大黃（酒軍）、沉香各 3 克。先將上藥（琥珀粉、硃砂末除外）用水浸泡 30 分鐘，再煎 30 分鐘，每劑藥煎 2 次，將所得藥液混合，分 2 次沖服琥珀末、硃砂末，每日 1 劑。具有清熱通腑，豁痰安神的功用。適用於精神分裂症。

③ 炒遠志、炒酸棗仁、茯神各 120 克，飛硃砂 12 克。上藥共研細末，每次取服 6～9 克，每日早晚各 1 次，用溫開水沖服。適用於精神恍惚、如痴如呆、語無倫次者。

【預防調護】

⊙本病病因未明，主要預防工作在於防止復發。目前以鋰鹽為有效藥物，可進行維持治療。劑量為 500～1000

毫克/日，需定期檢查血鋰濃度。

⊙躁狂狀態的護理，要注意病人攝入量及限制過度活動，以保障其自身安全與周圍環境安全，抑鬱狀態的患者在任何情況下隨時嚴防自殺事件發生。

㈨ 狂　證

狂證多因五志過極，或先天遺傳，致使痰火壅盛、閉塞心竅、神機錯亂所引起的以精神亢奮，狂躁不安，罵詈毀物，動而多怒，以致持刀殺人為特徵的臨床常見多發性的精神病。

該病相當於西醫學的躁狂症、精神分裂症青春型等。多見於 16～25 歲的青少年，女性居多，平素性格外向，暴躁之人，近因強烈持久的精神刺激而引起，常有家族史。

【脈象辨析】

⊙脈弦大滑數　多為痰火擾神所致。症見平素性急易怒，頭痛失眠，兩目怒視，面紅目赤，煩躁不安，突然狂亂無知，罵詈號叫，不避親疏，逾垣上屋，或毀物傷人，氣力逾常，不食不眠，舌質紅絳、苔多黃膩或黃燥而垢。

⊙脈細數　多為火盛傷陰所致。症見狂證日久，其勢較戢，呼之能予自止，但有疲憊之象，多言善驚，時而煩躁，形體消瘦，面紅而穢，舌質紅、苔少或無苔。

⊙脈弦細或細澀　多為痰結血瘀所致。症見狂證日久不癒，面色黯滯而穢，躁擾不安，多言多語，惱怒不休，甚則登高而歌，棄衣而走，妄見妄聞妄思，思離奇特，頭

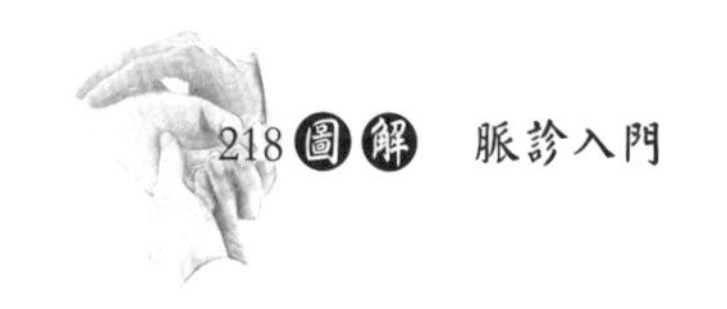

痛心悸，煩躁不安，舌質紫黯，有瘀點、瘀斑，苔少或薄黃苔乾。

【中醫簡易治療】

⊙單方驗方

① 芫花適量，研細末，備用。用時，每取 1 克，吞服，每日 1～2 次。

② 寒水石 30 克，礞石 10 克。上藥水煎，分 2 次服，每日 1 劑。

③ 黃牛角 20～50 克，水煎分服，每日 1 劑。

【預防調護】

⊙為預防病情復發，當症狀緩解，自知力恢復後，應行 1～2 年的維持治療，並加強隨訪。

⊙心理社會因素雖不是發病原因，但對鞏固療效有一定意義。

⊙近來開展家庭治療，對病人家屬和所處環境給予指導及安排，對防止疾病復發，恢復社會功能有益。

⊙要正確對待病人，不應有輕視、譏笑或侮罵態度。病人在患病期間，應以耐心、同情的態度給以護理，照顧好病人的日常生活，監護治療的進行，並嚴防意外事件的發生。

五、腎、膀胱病症

㈠ 水　腫

水腫是指因感受外邪、飲食失調或勞倦過度，使肺失

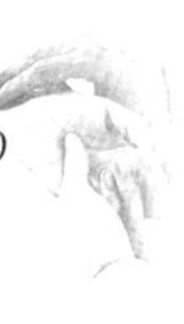

通調、脾失轉輸、腎失開合、膀胱氣化不利，從而導致體內水液瀦留，氾濫肌膚，表現以頭面、眼瞼、四肢、腹背，甚至全身浮腫為特徵的病證。

該病見於西醫學中的急、慢性腎小球腎炎，腎病綜合徵，充血性心功能不全（充血性心力衰竭），內分泌失調以及營養障礙等病。該病常有乳蛾、心悸、瘡毒、紫癜以及有久病體虛病史。

水腫先以眼瞼或下肢開始，繼則波及四肢和全身。輕者僅眼瞼或足脛浮腫，重者全身皆腫，甚則腹大脹滿，氣喘不能平臥，嚴重者可見尿閉、噁心嘔吐、口有穢味、鼻衄牙宣，甚則頭痛、抽搐、神昏、譫語等危象。

【脈象辨析】

⊙脈浮數或浮緊　多為風水氾濫所致。症見眼瞼水腫，繼則四肢及全身皆腫，來勢迅速，多伴有惡寒、發熱、肢節酸楚、小便不利等全身症狀，舌質紅、苔薄白或薄黃。

⊙脈浮數或滑數　多為濕毒侵淫所致。症見眼瞼水腫，然後遍及全身，小便不利，身發瘡痍，甚則潰爛，惡風發熱，舌質紅、苔薄黃。

⊙脈沉緩　多為水濕浸漬所致。症見全身水腫，按之沒指，小便短少，身體困重，胸悶，納呆，泛惡，舌質淡、苔白膩。

⊙脈沉數或濡數　多為濕熱壅盛所致。症見遍體水腫，皮膚繃緊光亮，胸脘痞悶，煩熱口渴，小便短赤，或大便乾結，舌質紅、苔黃膩。

⊙脈沉緩或沉弱　多為脾陽虛衰所致。症見全身水腫，腰以下為甚，按之凹陷處不易恢復，脘腹脹悶，納減便溏，面色無華，神疲肢冷，小便短少，舌質淡、苔白膩或白滑。

⊙脈沉細或沉遲無力　多為腎陽衰微所致。症見面浮身腫，腰以下為甚，按之凹陷一時不起，心悸，氣促，腰部酸重，尿量減少，四肢厥冷，怯寒神疲，面白無華或灰滯，舌質淡胖、苔白。

【中醫簡易治療】

⊙單方驗方

① 益母草、蘇葉各 30～50 克，上藥水煎，分 2 次服，每日 1 劑。適用於蛋白尿陽性。

② 黃耆 60 克，玉米鬚 30 克，菟絲子 10 克，紅棗 10 枚。上藥水煎，分 2 次服，每日 1 劑。適用於蛋白尿陽性。

③ 鮮白茅根 500 克，煎水頻頻服飲。適用於血尿。

④ 藕節 150 克，清水 500 毫升，以文火煎煮 20 分鐘，代茶飲用。適用於明顯血尿。

⑤ 黑牽牛、白牽牛各 65 克，紅糖 125 克，黃耆 500 克，大棗 62 克。上藥共研細末，水泛為丸，每日 3 次，食前服用，分 3 日服完。適用於脾腎陽衰水腫。

⑥ 乾葫蘆（不去子）1 個，水煎，加紅糖適量攪勻，分 6 次飲服，每日 3 次。適用於各證型水腫甚者。

【預防調護】

(1) 急性腎小球腎炎

⊙預防感冒、扁桃腺炎，徹底治療各種皮膚瘡癤，儘

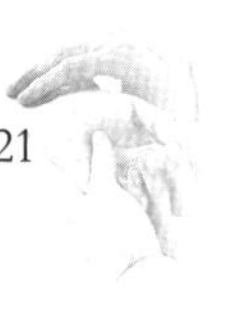

量避免使用對腎臟有損害的藥物。

⊙水腫期間應限制鈉鹽及水攝入，早期少尿的患兒，應給予無鹽飲食，至小便增多，水腫漸消，可給予低鹽飲食。

⊙發病早期或浮腫嚴重時，應臥床休息。待浮腫基本消退，血氮恢復正常，可逐漸增加活動。

⊙密切觀察神志、尿量、血氮、水腫、嘔吐等情況，以便及時就診。

⑵ **慢性腎小球腎炎**

⊙積極徹底治療急性腎炎等腎小球疾病，防止急性腎炎遷延轉入慢性腎炎。

⊙防止感染，如有外傷、瘡癤等應及時治療。

⊙注意休息，避免疲勞、受涼，預防上呼吸道感染，不使用有腎毒性藥物，

⊙飲食宜清淡，不必過分強調高蛋白。水腫明顯、心力衰竭、高血壓時，要限制食鹽的攝入，待上述症狀改善後可放寬限制。

⊙本病本病要定期檢查，在醫生指導下用藥。

【自療要點】

⑴ **急性腎小球腎炎**

⊙治療急性腎炎的中草藥很多，其中較為有效的有花葉開唇蘭、腎菜等。花葉開唇蘭又稱「藥王」，既清熱利水，又不傷正，現已人工栽培成功，價格較為低廉、非常實用。腎菜可治腎炎、泌尿道感染等疾病。

⊙加減麻黃連翹赤小豆湯，常用藥物為麻黃、連翹、

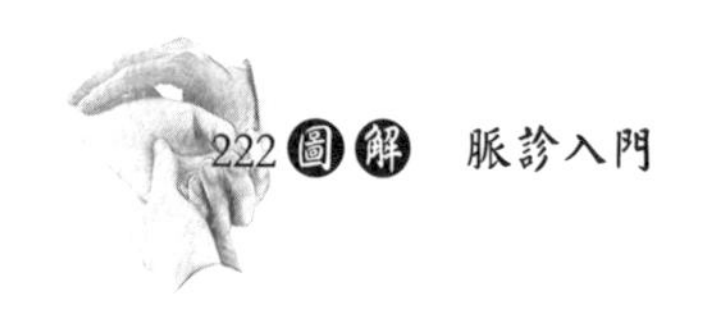

赤小豆、桑白皮、車前草、白茅根、茯苓、魚腥草等，可用於風水相搏型腎炎，若加野菊花、紫花地丁、紫背天葵等，亦可用於濕熱內侵型腎炎。

⊙敷臍藥如蔥青、豆豉、朴硝、鮮車前草、田螺、冰片等，具有清熱調氣、消脹利水的功效，對腎炎所致的腹脹、小便不利等，可應急使用。

⑵ 慢性腎小球腎炎

⊙治療該病應根據辨證論治，注意扶正，可服用健脾補腎的單方、驗方。但也要注意勿忘驅邪，清熱化濕、活血祛瘀等法可酌情使用，尤其是活血祛瘀法，現已受到重視，能明顯提高療效。活血祛瘀中藥對腎血流量、微循環有明顯改善作用，且有抗變態反應作用，輕者可用益母草、桃仁等味，重者可用丹桃湯：藥取丹參、牛膝、赤芍、澤蘭各 9 克，馬鞭草、懷山藥、益母草各 15 克，桃仁、蒲黃（另包）各 6 克。

⊙關於蛋白尿，中醫認為，是由於脾腎統攝功能失司，精微下注膀胱所致，一般可用黨參、黃耆、懷山藥、熟地黃、枸杞子、金櫻子等藥施治。

㈡ 淋　證

淋證是因腎、膀胱氣化失司、水道不利而致的以小便頻急、淋漓不盡、尿道澀痛、小腹拘急、痛引腰腹為主要表現的一類病症。

該病可見於西醫學的泌尿系感染、泌尿系結石、泌尿系腫瘤以及乳糜尿等。該病多見於已婚女性，每因疲勞、

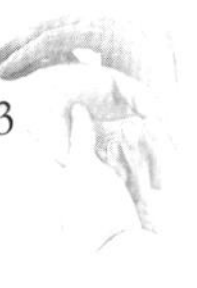

情緒變化、感受外邪而誘發。病久或反覆發作後，常伴有低熱、腰痛、小腹墜脹、疲勞等症狀。

【脈象辨析】

⊙脈滑數　多為膀胱濕熱所致。症見小便短數，灼熱刺痛，溺色黃赤，少腹拘急脹痛，或有寒熱、口苦、嘔惡，或有腰痛拒按，或有大便秘結等症狀，舌質紅或淡紅、苔黃膩。

⊙脈弦數或細數　多為下焦濕熱所致。症見尿中時夾砂石，小便艱澀，或排尿時突然中斷，尿道窘迫疼痛，少腹拘急，或腰腹絞痛難忍，尿中帶血，舌質紅、苔薄黃。

⊙脈虛數或細弱無力　多為濕熱蘊結於下所致。症見小便渾濁如同米泔水樣，置之沉澱如絮狀，上有浮油如脂，或夾有凝塊，或混有血液，尿道熱澀疼痛，舌質紅、苔黃膩。

⊙脈虛弱　多為脾腎虧虛所致。症見小便不甚赤澀，但卻淋瀝不已，時作時止，遇勞即發，腰膝痠軟，神疲乏力，舌質淡、苔薄白。

【中醫簡易治療】

⊙單方驗方

① 土茯苓、蒲公英各 30 克，上藥水煎，分 2 次服，每日 1 劑。適用於膀胱濕熱。

② 沉香 0.5 克（磨汁沖），車前子 30 克。上藥水煎，分 2 次服，每日 1 劑。適用於下焦瘀滯證。

③ 五味子 3 克，黃耆、懷山藥各 15 克。上藥水煎，分 2 次服，每日 1 劑。適用於脾腎氣虛證。

④ 雞內金、芒硝各等份，共研極細末，備用。用時，每次取服 6 克，每日 2 次，用金錢草 60 克煎湯送下。適用於石淋。

⑤ 金錢草 60 克，冬葵子 30 克。上藥水煎，分 2 次服，每日 1 劑。適用於熱淋、石淋。

【預防調護】

(1) **慢性泌尿系感染**

⊙平常應注意會陰部的清潔衛生，洗澡以淋浴為宜。

⊙飲食宜清淡，忌辛辣等刺激性食物。

⊙注意動靜結合，進行適當運動，並保持心情舒暢。

⊙發病後應多飲水，勤排尿，使每日尿量保持在 1500 毫升以上，並積極正規治療。

⊙若有發熱者，要嚴密觀察體溫變化，臥床休息，注意觀察小便的量、色、質及混雜物等。

⊙儘量減少不必要的導尿、尿路器械檢查等。

(2) **尿路結石**

⊙患者平素應多飲水，少食辛辣炙烤或肥甘滋膩的食品。

⊙適當增加活動，如跳躍、登山、跑步等，以利於結石下移排出。

⊙結石排出或消失後，不宜立即中斷治療。

⊙保持心情舒暢，忌長時間憋尿

【自療要點】

(1) **慢性泌尿系感染**

⊙慢性泌尿系感染，中醫認為多由外邪入侵，鬱而化熱，侵入膀胱，熱與濕結，影響膀胱氣化，日久及腎而成。對於本病的治療，可分兩期進行：

① 急性發作期：以膀胱濕熱和腎陰不足最為常見。前者以清熱解毒活血為主，可選用八正散、導赤散等；伴有血尿者，可用小薊飲子等。後者以滋腎養陰為主，可選用豬苓湯等。

② 緩解期：以氣陰不足或脾腎陽虛為多見。前者可用六味地黃丸、知柏地黃丸、保陰煎合四君子湯治療，後者可選用金匱腎氣丸或濟生腎氣丸治療。

此外，在辨證基礎上，適當加用 2～3 味清熱解毒藥，對泌尿系感染細菌轉陰有較好的療效，如連翹、紫花地丁、蒲公英、野菊花、敗醬草、黃芩、黃柏、梔子、黃連、苦參、半枝蓮、馬齒莧、白茅根、土茯苓等，用量約 30 克左右。

⊙中醫治療泌尿系感染細菌轉陰約需 1～3 個月，因此不應更方太快，以 4 週為宜，療程為 3～6 個月，後期應注意顧護脾胃。

⑵ **尿路結石**

⊙中醫認為，此乃濕熱下注，煎熬尿路，形成砂石所致。治療應「滌除砂石」，可選用清熱利尿，通淋排石之法，常選用金錢草、海金沙、雞內金、冬葵子、石韋、魚腦石、枳殼、琥珀、車前草等治療。尿中帶血時，可加小薊、生地黃、藕節以涼血止血。

⊙對頑固結石者，可用光桃仁、乳香、沒藥、川牛膝、青皮、赤芍、穿山甲（代）、皂角刺、滑石、薏苡

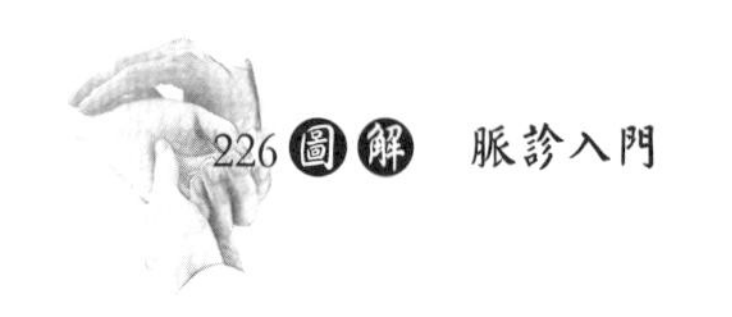

仁、王不留行等藥，以行氣活血、化瘀軟堅。體虛者可少佐些補腎益氣之品。

⊙對於預防結石復發者，可用金錢草、海金沙各 30 克，車前草 24 克，隔 1～2 日煎湯代茶水飲用，14 劑為 1 個療程，連服 2～3 個療程，有顯著的療效。

㈢ 癃　閉

癃閉是由於腎與膀胱氣化失司而導致尿量減少，排尿困難，甚至小便閉塞不通為主要症狀的一種病證。

該病可見於西醫學的神經性尿閉、膀胱括約肌痙攣、尿路結石、尿路腫瘤、尿路損傷、尿道狹窄、老年人前列腺增生症、脊髓炎等病所出現的尿瀦留及腎功能不全引起的少尿、無尿症。

該病多見於手術後、產後及老年男性患者，以小便難出，點滴不暢，或小便閉塞不通，尿道無澀痛，小腹脹滿甚至脹痛為主要症狀。病情嚴重者，可伴見頭暈、頭痛、嘔吐、腹脹、喘促、水腫、煩躁不安等症狀，嚴重者甚至出現神昏表現。其脈象主要表現多為滑數、弦、細澀、沉細無力，或沉細而弱等。

【脈象辨析】

⊙**脈滑數**　多為膀胱濕熱所致。症見小便點滴不通，或量少而短赤灼熱，小腹脹滿，口苦口黏，或口渴而不欲飲，或大便不暢，舌質紅、苔根黃膩。

⊙**脈弦**　多為肝鬱氣滯所致。症見小便突然不通，或通而不暢，脅痛，小便脹急，口苦口乾，每因精神緊張或

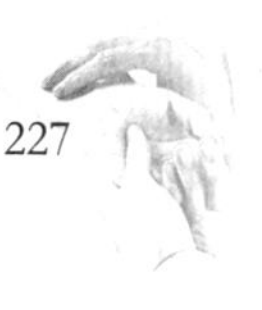

驚恐而發作，舌質紅、苔薄白或白黃。

⊙脈細澀 多為瘀濁阻滯所致。症見小便滴瀝不暢，或尿細如線，或阻塞不通，小腹脹滿疼痛，舌質紫黯或有瘀點、瘀斑。

⊙脈沉細無力 多為脾氣下陷所致。症見小腹墜脹，排尿無力，時欲小便而不得解，或量少而不暢，精神萎靡，氣短聲怯，食少腹脹，大便溏薄，面色淡白，舌質淡、苔薄白。

【中醫簡易治療】

⊙取嚏或探吐療法 用消毒棉籤刺激鼻中取嚏或喉中探吐；或用皂角末 0.3～0.6 克，吹鼻取嚏，適用於癃閉各證型。

⊙中藥貼敷療法 獨頭蒜 1 頭，梔子 3 枚，食鹽少許。共搗爛如泥，攤貼於臍部；或食鹽 250 克，炒熱，布包熨臍腹，冷後炒熱再貼敷；或蔥白 1 個，搗爛如泥狀，備用。用時，入麝香少許拌勻，分成 2 包，先取 1 包置於臍部，熱熨 5 分鐘；再換另 1 包，以冰水熨 1 5 分鐘，交替使用，以通為度。均適用於尿閉不通。

⊙中藥坐浴療法 瓜蔞 50 克，煎湯坐浴約 20 分鐘，可有出汗及輕微頭昏感。適用於癃閉各證型。

⊙單方驗方

① 生大黃、荊芥穗各 12 克，曬乾後共研細末，分 2 次服用。每隔 4 小時用溫開水調服 1 次，每日 1 劑，適用於癃閉各證型。

② 鬼箭羽枝杆連根葉 150 克，黃酒 50 克。加水煮後

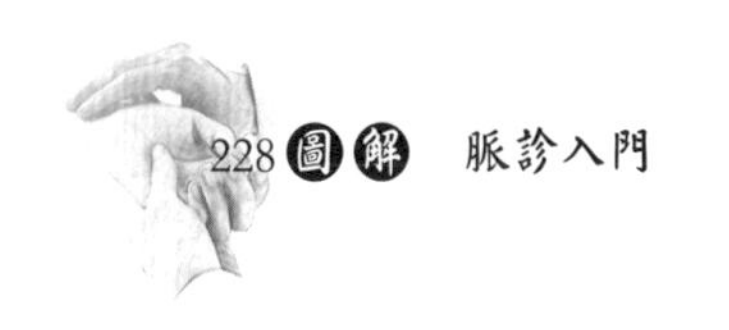

去渣，趁熱飯前頓服。適用於癃閉瘀濁阻滯。

⊙**中藥嗅鼻療法**　明雄黃 3 克，蟾蜍 1.5 克（焙乾），麝香 0.02 克。上藥共研細末，以鼻嗅聞，每日數次。適用於膀胱濕熱。

【預防調護】

(1) **前列腺炎**

⊙平素應禁酒，忌過食肥甘或刺激性食物，多進食新鮮蔬菜、水果。

⊙合理安排生活起居，避免頻繁的性衝動，提高文化修養。

⊙患病期間應注意休息，合理安排膳食，調節生活情趣。

⊙急性前列腺炎患者，禁忌前列腺按摩，以免炎症擴散。

(2) **前列腺增生症**

⊙養成良好的生活習慣，做到起居有常，及時增減衣物，避免風寒侵襲。

⊙少食辛辣刺激性食物，忌飲酒、濃茶、咖啡等。

⊙多進食新鮮蔬菜、水果，保持大便通暢；忌憋尿，保持陰部清潔衛生。

⊙有前列腺增生病史的患者，要注意及時排尿，避免膀胱過度充盈。

【自療要點】

(1) **前列腺炎**

⊙前列腺炎分急性和慢性兩種，屬中醫「精濁」範疇。慢性前列腺炎的病因雖由腎虛和下焦濕熱所致，但最終多導致氣滯血瘀，因此氣滯血瘀乃本病病機的關鍵所在。若長期濫用大劑量清熱解毒利濕之品，或投患者所好而重昂貴的補腎之品，徒增患者負擔而效果甚微。

因此我們認為應謹守病機，確立活血化瘀為基本大法而遣方用藥，藥取桃仁、紅花、穿山甲（代）、王不留行、澤蘭等為主，配以木香、柴胡、敗醬草、蒲公英、熟地黃、山茱萸、杜仲等，而組成基本方藥，靈活加減。濕熱下注者，加木通、車前子、滑石；氣滯血瘀者，則重用活血化瘀之品：腎陰不足者，加生地黃、枸杞子、知母、黃柏等；腎陽虧損者，加肉桂、淫羊藿、金櫻子等。

⊙治療的同時宜進行心理調護，解除患者的精神負擔，忌食辛辣刺激性食物，適當參加醫療體育鍛鍊，合理安排性生活，可提高治療效果。

⑵ 前列腺增生症

⊙許多學者認為，前列腺增生的發生與下列因素有關：性生活過頻、前列腺炎治療不徹底、睾丸功能異常、長期不良的飲食習慣以及機體的營養代謝障礙等。因此，養成良好的生活習慣是預防本病的關鍵所在。

⊙中醫治療前列腺增生講究辨證論治，對症下藥。由於本病病程長，病勢急，病理方面多虛實夾雜，治療以治標為主，兼治其本。

小便不通、腹脹滿而痛為內實氣滯之證。年老體衰，久病多瘀，虛瘀夾雜，互為因果。治療宜辨明虛實，正確地遣方用藥，若治之得法，三焦膀胱氣化恢復正常，水液

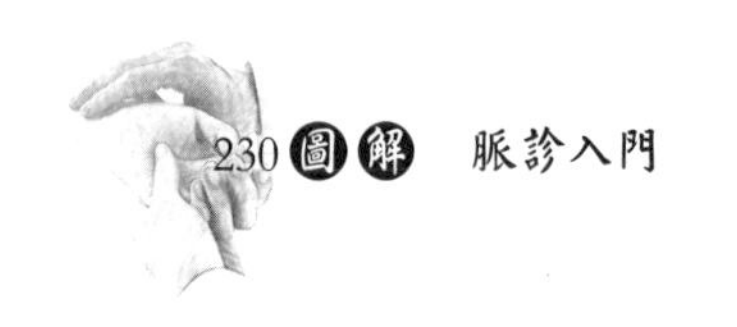

得以正常運行排泄，癃閉一證自當消除。

㈣關　格

關格是指由於脾腎陰陽衰憊，氣化不利，濁邪內蘊而致小便毒不通與嘔吐並見的病證。多見於水腫、癃閉、淋證等病的晚期。

該病相當於西醫學泌尿系統疾病引起的慢性腎功能不全（慢性腎衰竭）。該病有慢性腎臟病史。早期僅有原發病症狀，部分病人病史不清，而以乏力、眩暈、納差、噁心、心悸、咳喘、貧血、高血壓而就診。

症狀為面色蒼白、萎黃而晦黯，眼瞼水腫，全身水腫，尿量減少或無尿，或夜尿清長。常伴見食慾不振，噁心嘔吐，口有尿臭味，脘腹脹滿，甚至便血症狀；或見貧血，血壓升高，心悸，咳喘，呼氣有尿味；或見頭昏頭痛，乏力，煩躁，甚至抽搐，嗜睡，或昏迷，四肢麻木，皮膚瘙癢等症狀。

【脈象辨析】

⊙脈細數或濡數　多為脾腎虧虛，濕熱內蘊所致。症見小便短少，面色晦滯，腰膝痠軟，倦怠乏力，不思飲食，晨起噁心，偶有嘔吐，頭痛夜寐不安，舌質淡或淡紅、苔薄黃膩而乾燥。

⊙脈弦細數　多為肝腎虛，肝風內動所致。症見小便短少，嘔惡頻作，面部烘熱，牙宣鼻衄，頭暈頭痛，目眩，手足抽搐，舌質黯紅、舌面有裂紋，苔黃膩或焦黑而乾。

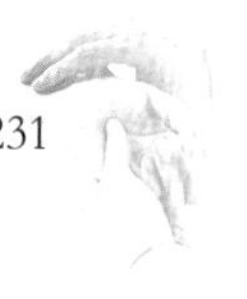

⊙脈沉緩 多為腎病及心，邪陷心包所致。症見小便短少，甚則無尿，胸悶，心悸或心前區疼痛，神志昏蒙，循衣摸床，或神昏譫語，噁心嘔吐，面白唇暗，四肢欠溫，痰涎壅盛，舌質淡、苔白膩。

【中醫簡易治療】

⊙中藥灌腸療法

① 生大黃、生牡蠣、六月雪各 30 克，上藥加水適量，濃煎至 120 毫升，行高位保留灌腸，約 2～3 小時後，再用 300～500 毫升清水行清潔灌腸，每日 1 次，連續 10 日為 1 個療程。休息 5 日後，可繼續下 1 個療程。具有降濁的功用。

② 大黃，桂枝各 30 克，加水煎成 200 毫升，行保留灌腸，每日 1 次，7～10 次為 1 個療程。

具有降氮的功效。

⊙中藥敷臍療法 梔子 3 個，大蒜 1 個，麝香 0.09 克。先將麝香炒細末，置於臍中。然後取山梔子、大蒜經搗爛後，做成餅狀，覆蓋於臍部，用布帶纏。

適用於尿閉。

⊙單方驗方

① 牛排骨適量，搗碎，燉熬成濃湯，再入帶皮紅花生米 30 克，龍眼肉 9 克，核桃肉 15 克，大棗 7 枚。加水共煎後服食。適用於關格貧血。

② 大黃（後下）15 克，丹參 20 克，黃耆 40 克。上藥水煎，分 2 次服，每日 1 劑。適用於慢性腎衰竭（慢性腎功能不全）。

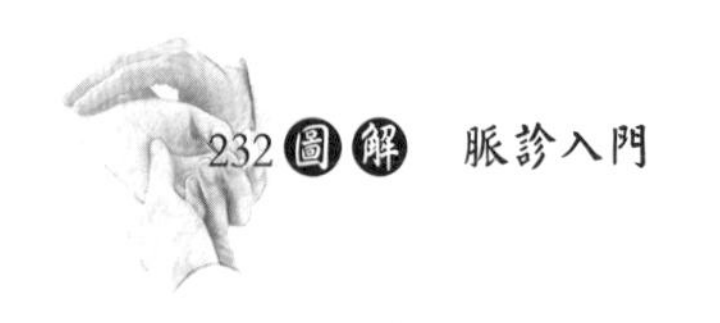

【預防調護】

⊙積極治療原發病，儘可能去除誘因以減慢病程進展。如尿路梗阻、腎血管疾病等，宜儘早給予有效治療，往往可以根治或緩解臨床症狀。

⊙對病因不能根除的尿毒症，則應積極消除其誘發病情加劇因素，如治療各種感染，控制高血壓，糾正電解質紊亂，控制心力衰竭，避免使用對腎臟有損害的藥物等。

㈤ 陽　痿

陽痿是指青壯年男子，由於虛損、驚恐或濕熱等原因，致使宗筋弛縱，引起陰莖痿軟不舉或臨房舉而不堅的病症。

該病可見於西醫學的男子性功能障礙和某些慢性疾病表現以陽痿為主要症狀者。該病多因房事太過，久病體虛；或青少年頻犯手淫，常伴見神疲乏力，腰膝痠軟，畏寒肢冷，或小便不暢，滴瀝不盡等症狀。

【脈象辨析】

⊙**脈細**　多為心脾受損所致。症見陽事不舉，精神不振，夜寐不安，胃納不佳，面色不華，舌質淡、苔薄膩。

⊙**脈沉細**　多為命門火衰所致。症見陽事不舉，精薄清冷，頭暈耳鳴，面白無華，精神萎靡，腰膝痠軟，畏寒肢冷，舌質淡、苔白。

⊙**脈弦**　多為肝鬱不舒所致。症見陽痿不舉，情緒抑鬱或煩躁易怒，胸脘不適，脅肋脹悶，食少便溏，舌質淡、苔薄。

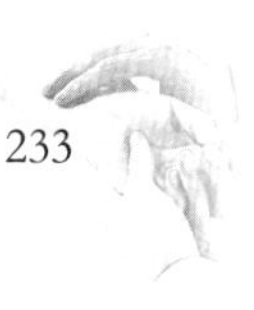

⊙脈弦細　多為恐懼傷腎所致。症見陽痿不振，舉而不剛，膽怯多疑，心悸易驚，眠不安寧，舌質淡、苔薄膩。

⊙脈濡數　多為濕熱下注所致。症見陰莖痿軟，陰囊潮濕、臊臭，下肢酸困，小便黃赤，舌質淡紅或紅、苔黃膩。

【中醫簡易治療】

⊙藥食療法　麻雀卵 5 個（1 次用量），將雀蛋煮食，於早晚分 2 次食用。適用於陽痿。

⊙藥酒療法

① 人參、淫羊藿、肉蓯蓉、枸杞子各 30 克，上藥共研細末，煉蜜為丸，每服 1 粒，每日 2～3 次；或用白酒 500 毫升泡上述藥物 2 週後，每次服 5～10 毫升，每日 2～3 次。適用陽痿陰冷，性慾減退，未老先衰，神疲乏力。

② 淫羊藿 120 克，白酒 500 毫升。將仙靈脾搓碎，加白酒浸漬 15 日，濾過備用，每次取服 10～20 毫升，每日 1～2 次。適用於陽痿。

⊙單方驗方　陽起石 12 克，煅燒成灰，研成細末，備用。用時，每次取服 1 克，用淡鹽水或酒送服。適用於陽痿。

【預防調護】

⊙生活調養　本病大多由於精神緊張，憂慮、膽怯、多疑等情志因素以及恣情縱慾傷精引起，故必須樹立戰勝疾病的信心，清心寡慾，戒除手淫，勞逸結合，多參加文

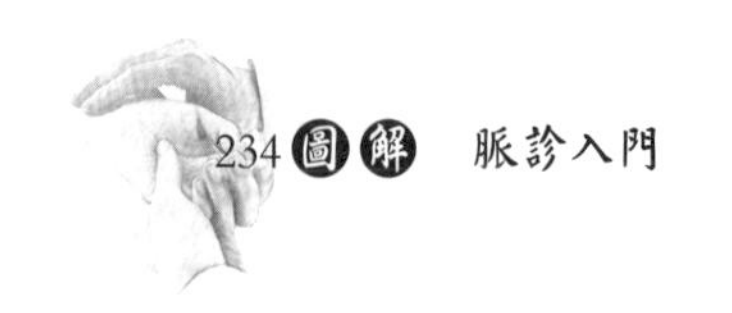

體活動，務使精神愉快，輕鬆舒展，夫妻雙方情志和諧。病情較重者，夫婦暫時分床一段時間，而感情上應相互關懷體貼。

⊙**體育調養**　體育鍛鍊能使氣血和暢，對本病康復極有幫助，可根據體力條件，選作各種體育運動，如長跑、游泳、球類、散步、體操、拳術等。

⊙**飲食調養**　本病偏虛者較多，應適當增加營養，膳食以軟食為主。四時適當進食滋養及溫補性食物，如羊肉、牛肉、雞肉、鳥類、魚類、脊骨湯、棗、蓮子、核桃等，忌生冷寒涼及肥膩食物；少數濕熱下注者，飲食宜清淡，忌肥甘厚味、煎炒溫熱。

【自療要點】

⊙**中成藥自療**　可按以下 6 型進行：

① 陰虛火旺型，可選用六味地黃丸、知柏地黃丸、參麥六味丸等。

② 命門火衰型，可選用男寶膠囊、金匱腎氣丸、三腎丸、三鞭酒、參茸三七酒、參茸大補片、參茸強腎片、蛤蚧補腎丸等。

③ 心脾兩虛型，可選用歸脾丸、八珍丸、十全大補丸、人參歸脾丸、人參養茸丸、參耆鹿茸精等。

④ 驚恐傷腎型，可選用安神養心丸、健身長春膏、海馬保腎丸、脾腎雙補丸等。

⑤ 抑鬱傷肝型，可選用逍遙丸、舒肝丸、加味逍遙丸等。

⑥ 濕熱下注型，可選用萆薢分清丸、分清五淋丸、

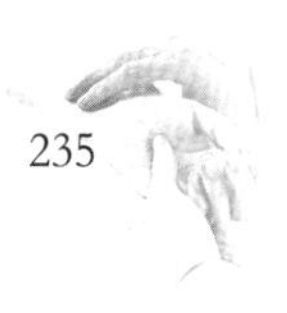

金沙五淋丸、五淋通片等。

⊙藥食自療 對於陰虛火旺型者，可取麥門冬、地黃、知母、玄參各 15 克，煎濃汁，沖入鮮藕汁 15 克，加冰糖 5 克，攪勻後同飲。或可取水鴨 1 隻，去毛及內臟，將冬蟲草 12 克置於鴨腹內，用大盆裝盛，隔水燉熟，調味後飲湯食鴨。

並可取沙參 60 克，冬蟲夏草 10 克，烏龜 1 隻，去內臟，連龜甲與諸藥加水煲湯，收汁濃稠，飲湯食龜肉。還可取知母 10 克，枸杞子 10 克，鯽魚 2 條（150 克左右者），去內臟留鱗，煲湯，調味後，飲湯食魚肉。

對於命門火衰型者，可取海馬 3 對，淫羊藿 30 克，浸白酒 500 克，2 週後經常性飲用，每次 5～20 毫升。或可取鎖陽 15～30 克，大米適量，同煮熟後，食服。或可取肉蓯蓉 15～30 克，羊腎 1 對，煲湯調味後，服食。並可取新鮮蝦（海蝦、河蝦均可），放入米酒中浸 5～10 分鐘後取出，炒熟調味後，服食。

對於心脾兩虛型者，可取合歡花 12 克，放於碟中，水泡 3 小時，豬肝切片 90 克，同放於碟中，調味後上屜蒸熟，食豬肝。或可取枸杞子 15～30 克，南棗 6～8 枚，雞蛋 2 枚，同煮，待蛋熟後去殼，取蛋再煮片刻，食蛋飲湯。並可取炒酸棗仁、白蓮子肉各 15 克，大米適量，煮粥後，服食。還可取黃耆、枸杞子各 20 克，乳鴿 1 隻，去毛及內臟，放於燉蠱內，加水適量，隔水燉熟，飲湯吃鴿肉。

對於驚恐傷腎型者，可取磁石 30 克，以雙層紗布包好，豬腎1對洗淨切塊，加水煲湯，待湯成後，去磁石，調味後，飲湯食豬腎。或可取黨參、黃耆、菖蒲各10克，龍骨5克。

上藥用紗布包好，煎湯兩碗，蛋黃2個攪爛，倒入湯中拌勻，再煎至1碗，加冰糖適量調味後，服食。

對於抑鬱傷肝型者，可取乾玫瑰花瓣6～10克，泡茶後當茶水飲用。或可取鮮橘葉10克，綠萼梅6克，煎湯後，代茶水飲用。並可取鮮香櫞1～2個，切碎放入帶蓋盆內，加入適量麥芽糖，隔水蒸數小時，以香橼稀爛為度，每服1匙，早晚各1次。

還可取鯽魚1～2條，去鱗臟洗淨，素馨花（玫瑰花、梅花也可）6克，碟載，加油鹽調味，隔水蒸熟，用以佐膳。對於濕熱下注型者，可取玉米鬚30～40克，蚌肉50～100克，煲湯後，服食。

⊙耳穴自療 可取外生殖器、內分泌、睾丸、皮質下、神門為主穴，根據臨床分型不同，適當選用肝、心、脾、腎、膀胱等穴（圖9-6），採用耳穴壓丸法，每2～3日換貼一側耳穴。

⊙精神心理自療

絕大多數陽痿係由精神焦慮、心理平衡失調所致，俗言說的好，「心病還須心

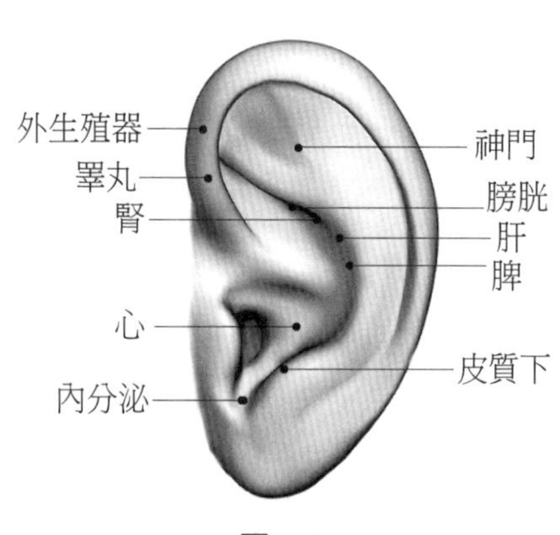

圖9-6

藥醫」，治療時應幫助病人瞭解自己的病因，排除憂慮，恢復自信心，採用精神支持、暗示及精神分析療法，使慾望、道德、法律協調起來，性高級中樞不再受外界環境和內在思維的干擾，是治療本病的關鍵所在。

⊙**氣功自療** 若練習鐵襠功，可分以下 3 步進行：

① 搓睪丸：患者坐、臥、站位均可，用一手提起陰囊，另一手搓捏睪丸，如捻念珠狀，左右交替，各做 100 次。

② 牽拉外腎：用一手將陰莖、陰囊一同兜起，向下方牽拉 100～200 次，以陰莖、陰囊充血，有微酸感，兩側腹股溝有牽拉感為準。

③ 兜外腎：用雙手交替自會陰部向小腹部兜擦陰莖、陰囊 100～ 150 次。若練習升陽法，患者盤腿坐於床上，全身放鬆，呼吸自然，意守丹田，待入靜後，意達命門，吸氣時以意引氣直達睪丸，再由睪丸返上來催向生殖器直達龜頭，反覆進行 36 次後仍靜守命門。每次約 1 小時，每日練 1 次。

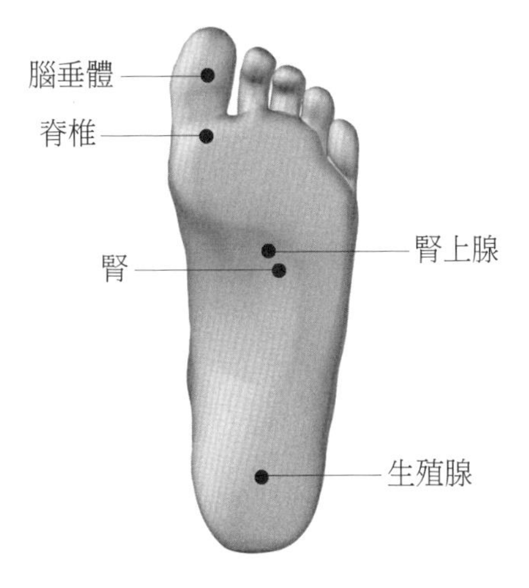

圖 9-7

⊙**足部反射自療** 選腦垂體、脊椎、生殖腺，腎、腎上腺反射區（圖 9-7），每晚睡前按摩 1 次，每穴區各

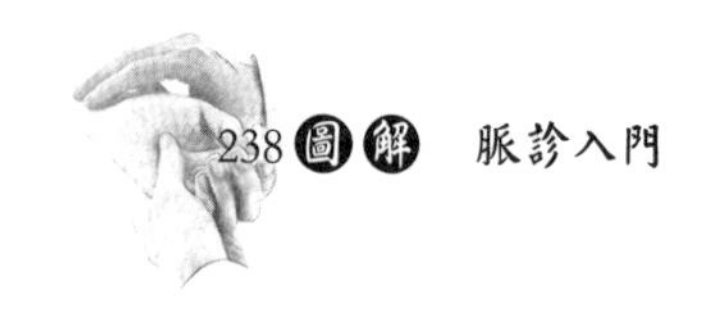

3～5分鐘，堅持1～2療程（1個月為1個療程）。

㈥遺　精

遺精是由於腎虛精關不固，或君相火旺，濕熱下注等擾動精室所致，不因性生活而精液頻繁遺洩的病症。其中有夢而遺，稱為「夢遺」；無夢而遺，甚至清醒時精液流出，稱為「滑精」。

該病相當於西醫學的性神經衰弱、精囊炎、慢性前列腺炎等病。該病以每週2次以上遺精，並見頭昏頭暈、耳鳴健忘、心悸不安、失眠多夢、腰腿痠軟、精神萎靡等症狀；部分患者或可見尿頻、尿急、尿痛，或少腹脹痛，可伴見血精或膿精等症狀。

【脈象辨析】

⊙脈細數　多為心腎不交所致。症見少寐多夢，夢則遺精，伴見心煩熱，頭暈目眩，精神不振，倦怠乏力，心悸不寧，善怒健忘，口乾口苦，小便短赤，舌質紅、苔薄黃。

⊙脈濡數　多為濕熱下注所致。症見遺精頻作，或尿時少量精液外流，小便熱赤混濁，或尿澀不爽，口苦或渴，心煩少寐，口舌生瘡，大便溏臭，或見脘腹痞悶，噁心欲吐，舌質淡紅或紅、苔黃膩。

⊙脈沉細無力　多為腎氣不固所致。症見時有滑精，面色少華，腰膝痠軟無力，精神萎靡不振，夜尿增多，小便清長，尿後餘瀝，舌質淡、苔白。

【中醫簡易治療】

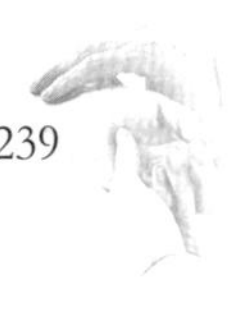

⊙**中藥敷臍療法**　煅龍骨、五倍子、海螵蛸各等份，上藥共研細末，每次取 10 克，水調成糊，臨睡前填於臍部，外以膠布固定。每日 1 次，適用於陽痿各種證型。

⊙**中藥貼敷療法**　老生薑 50 克，搗爛後，酒炒，趁溫熱時貼敷於兩膝蓋上，每日 1 次。適用於滑精各種證型。

⊙**單方驗方**

① 澤瀉 10～12 克，水煎，早晚分 2 次服，每日 1 劑。適用於相火妄動型遺精。

② 刺猬皮 60 克，五倍子 15 克。上藥共研成細末，每次取服 10 克，每日 2 次，早晚各服 1 次，以白開水吞服。適用於頑固性遺精，經使用一般藥物療效不明顯者。

③ 金櫻子、萹蓄各 30 克。上藥水煎，分 2 次服，每日 1 劑。適用於遺精腎虛夾濕證。

④ 核桃仁 3 個，五味子 7 粒，蜂蜜適量，睡前嚼細後咽下。適於遺精心腎不交證。

⊙**藥食療法**　冬蟲夏草 10 克，鮮胎盤 1 具。隔水燉食。適用於遺精腎氣不固證。

【預防調護】

⊙注重精神調養，排除雜念，平日應清心寡慾，陶冶性情，豐富業餘愛好，避免過度的腦力勞動，適當參加體力活動，但應注意不能過度。

⊙堅持參加適度的體育活動。體育項目的選擇與強度，應根據個人的愛好與耐受程度而定，如散步、慢跑、體操，球類、太極拳等均可選擇，但以不感勞累為度。

⊙可選擇靜養功、強壯功等功法。

⊙本病以虛證為多，膳食宜偏於補益，忌生冷寒涼。陰虛火旺者，補陰為主，忌用溫燥之品，除一般米麵、蔬菜外，可佐以淡菜，枸杞子、銀耳、蜂蜜等；腎氣不固者，應配合核桃、栗子、蝦、黑豆、蓮子之類。

【自療要點】

⊙**中成藥自療** 可分以下 5 型進行：

① 心腎不交型者，可選用歸脾丸、人參歸脾丸、封髓丹、牛黃清心丸合六味地黃丸等。

② 陰虛火旺型者，可選用知柏地黃丸、滋陰降火丸、加減地黃丸、金鎖固精丸、金櫻芡實丸、三才封髓丹（封髓丹）、還原固精丸等。

③ 腎虛不藏型者，可選用右歸丸、斑龍丸、龜齡集、蛤蚧補腎丸、鎖陽固精丸、壯腰健腎丸、參茸補丸、魚膘補腎丸、海馬保腎丸等。

④ 肝火亢盛型者，可選用龍膽瀉肝丸、龍膽瀉肝片、龍薈丸、加味逍遙丸等。

⑤ 濕熱下注型者，可選用萆薢分清丸或胃苓丸合石韋散、分清五淋丸（分清丸）、金沙五淋丸、石淋通片，或單用四妙丸。

⊙**藥食療法** 對於心腎不交型者，可取枸杞子、知母、阿膠各 50 克，加清水以文火蒸為糊狀，常服。或可取酸棗仁、白蓮子、金櫻子各 15 克，白米適量，煮粥後服食。並可取人參 3 克，枸杞子 15 克，桂圓肉 10 克，泥鰍（宰淨）250 克，煲湯後服食。

對於陰虛火旺型者，可取芡實 100～120 克，老鴨 1 隻（宰淨，留腎及腸），芡實置於鴨的腹中，加水燉 2 小時左右，調味後服食。

或可取金櫻子 60 克，母雞 1 隻，去內臟洗淨，將金櫻子置於雞的腹內，加清水適量，放瓦蠱內隔水燉熟，調味後飲湯食肉。

對於腎虛不藏型者，可取豬腰子（豬腎去臊筋）1 對，杜仲 30 克（或核核桃仁 30 克），同燉熟，調味後，佐膳食用。

或取核桃仁 30 克，五味子 10 克、蜂蜜 200 克。共搗爛，燒開後置於瓶中，常服。

對於肝火亢盛型者，可取杭菊花 10 克，以開水沖泡後，代茶水飲服。或取豬膽（連汁） 1 個，蜂蜜 60 克，煎服或蒸服。並可取經霜絲瓜 1 條，切後碎，泡水飲用。並可取荷葉 1 張，菊花 30 克，煮水去藥渣，以藥汁煮白米成粥，常服。

又可取夏枯草 20 克，豬瘦肉 30 克，共煲湯服食。還可取草決明 10 克，海帶 20 克，加清水 2 碗煎至 1 碗，去渣飲湯。

對於濕熱下注型者，可取玉米鬚 30～60 克，蚌肉 50～200 克，煲湯後服食。又可取薏苡仁、蓮肉各 30 克，蓮子心 6 克，豬小肚（豬膀胱）200 克，洗淨切塊，煲湯，調味，飲湯食豬小肚。

⊙貼臍自療　可取五倍子末適量，用冷水調成糊狀，搓捏成團，每晚臨睡前填於臍部，以滿為度，外蓋紗布，

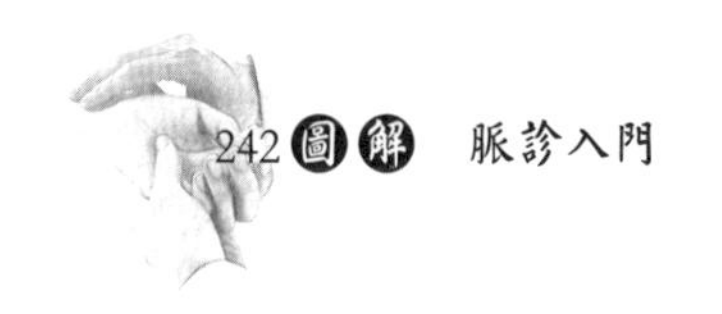

次晨揭去。

⊙其他簡易自療

① 每晚臨睡前，用皮硝（或玄明粉）少許，置於兩手掌心搓擦，以粉末消失為度。

② 兜外腎法。用柔軟細布做 1 小兜，將陰莖兜起，以帶拴於腰後褲帶上，道家謂「張果老倒騎馬」，行之日久，此病自免。

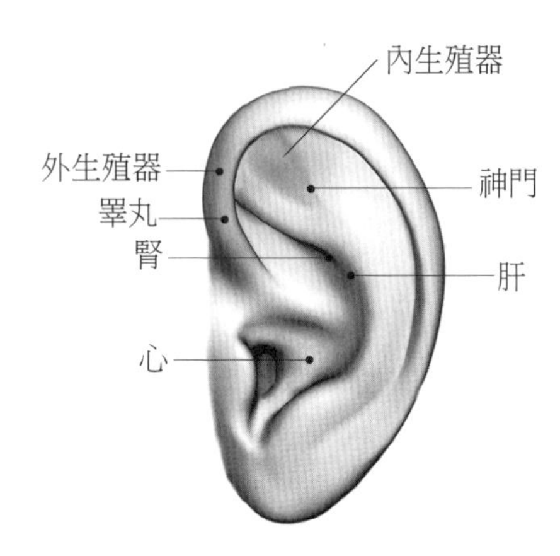

圖 9-8

⊙耳穴自療　取睪丸、外生殖器、內生殖器、心、肝、腎、神門穴區（圖 9-8），每次取 3～4 穴。用壓丸法，3 日貼 1 側耳穴，10 次為 1 個療程。

⊙足部反射自療　取生殖腺、腦、內分泌、肝、腎、心、脾等反射區（圖 9-9），每晚臨睡前洗淨雙足，每次選 3～5 個反射區，按摩 10～15 分鐘。

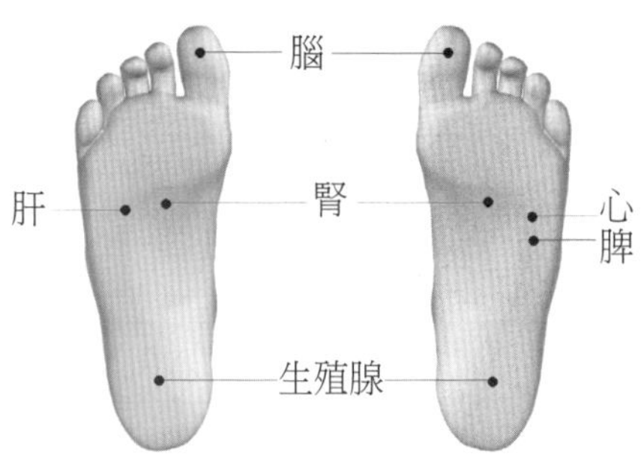

圖 9-9

六、氣血津液病症

㈠鬱　證

鬱證是由於情志不舒、氣機鬱滯所致，以心情抑鬱、情緒不寧、胸部滿悶、脅肋脹痛，或易怒易哭，或咽中如有異物梗塞等症狀為主要臨床表現的一類病症。

該病可見於西醫學中的神經衰弱、癔症、焦慮症，也可見於圍絕經期綜合徵等疾病。該病多發於青、中年女性，患者大多數有憂愁、焦慮、悲哀、恐懼、憤懣等情志內傷的病史。

主要表現為情緒不穩定、煩躁不寧、喜怒無常、易激惹、抑鬱、緊張、焦慮、多疑、感情脆弱、悲傷欲哭、注意力不集中、健忘等症狀。

【脈象辨析】

⊙**脈弦**　多為肝氣鬱結所致。症見精神抑鬱，情緒不寧，胸部滿悶，脅肋脹痛，痛無定處，脘悶噯氣，不思飲食，大便不調，舌質淡、苔膩。

⊙**脈弦數**　多為氣鬱化火所致。症見性情急躁易怒，胸脅脹滿，口苦而乾，或頭痛、目赤、耳鳴，或嘈雜吞酸，大便秘結，舌質紅、苔黃。

⊙**脈弦或澀**　多為血行鬱滯所致。症見精神抑鬱，性情急躁，頭痛，失眠，健忘，或胸脅疼痛，或身體某部有發冷或發熱感，舌質紫黯，或有瘀點、瘀斑。

⊙**脈弦滑**　多為痰氣鬱結所致。症見精神抑鬱，胸部

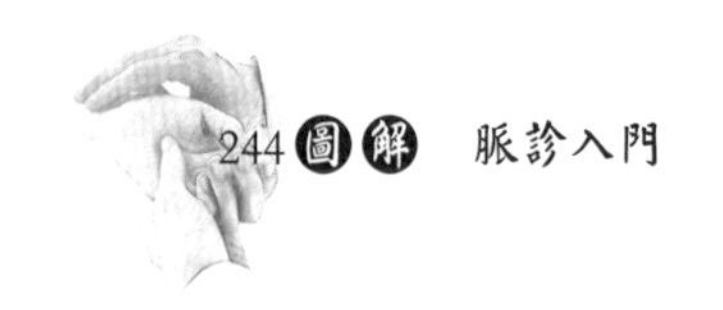

悶塞，脅肋脹滿，咽中如有物梗塞，吞之不下，咳之不出，舌質淡、苔白膩。

【中醫簡易治療】

⊙單方驗方

① 酸棗仁 10 克，研末，吞服，每次 5 克，每日 2 次。適用於鬱證各證型。

② 百合 30 克、夏枯草 15 克、水煎服，每日 1 劑。適用於鬱證各證型。

⊙藥茶療法　厚朴花 10 克，水煎代茶，頓服，每日 1 劑。適用於鬱證各證型，尤其是胸悶者。

⊙藥食療法　小麥 60 克（浸軟，研碎）、大棗 14 枚、甘草藥 20 克、共煮 1 小時，去甘草，食湯吃棗。適用於鬱證，證屬心脾兩虛。

【預防調護】

⊙保持心情舒暢，避免憂思抑鬱，防止情志內傷。積極參加社區或公益活動，注重人際交流。溫馨的家庭環境有助於治療本病。

⊙進行適當體育鍛鍊，如散步、慢跑、太極拳、交際舞等。

【自療要點】

對於鬱證的自療，一般可分以下 6 型進行辨證施治：

⊙肝氣鬱結型者

① 中成藥自療，可選柴胡舒肝丸、逍遙丸、越鞠丸等。若胸脅脹痛，肩背串痛，手足麻木，筋脈拘攣明顯者，可選平肝舒絡丸；若肝鬱化火則選加味逍遙丸。

② 藥食自療，可取香附 250 克，米醋、粳米各適量，將香附與米醋共入鍋內煎煮，煮沸 15 分鐘後取出香附焙乾，研成細末，以米醋和丸，每次取 9 克，粳米煮成米湯送服，每日 2 次。

⊙血行鬱滯型者

① 中成藥自療，可選血府逐瘀膠囊等。

② 藥食自療，可取丹參 120 克、白酒 500 毫升。將丹參置於白酒內浸泡，每日振搖數次，7 日後即可飲用，每次 20 毫升，空腹飲食，每日 2 次。

⊙痰氣鬱結型者

① 中成藥自療，可選開胸順氣丸，也可選開鬱順氣丸等。

② 藥食自療，可取鮮半夏 60 克，薏苡仁 60 克，粳米 500 克。將鮮半復搗爛取汁，薏苡仁、粳米共煮成粥，加入鮮半夏汁，分次食用。

③ 精神自療，勸慰患者，樹立戰勝疾病的信心。

⊙心神惑亂型者

① 中成藥自療，可選安神補心丸、柏子養心丸、複方酸棗仁片等。

② 藥食自療，可取小麥 300 克，大棗 10 枚，加水適量，共煮成粥食用。

③ 足部反射自療，取足底部反射區頭部（大腦）、腦垂體、小腦及腦幹、肝、膽囊、心、脾、腎、輸尿管、膀胱、胃、胰、十二指腸、盲腸（闌尾）、回盲瓣、升結腸、降結腸、乙狀結腸及直腸、小腸、肛門、生殖腺（圖

9-10）。施以指指端點法、示（食）指指間關節點法、拇指關節刮法、按法、示（食）指關節刮法、雙指關節刮法、拳刮法、拇指推法、擦法、拍法等。

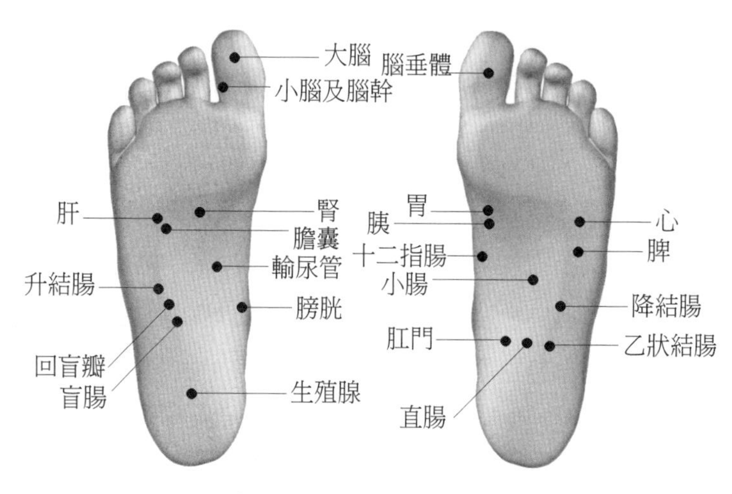

圖 9-10

⊙心脾兩虛型者

① 中成藥自療，可選歸脾丸，也可選用人參養榮丸等。

② 藥食自療，可取黨參 15 克，龍眼肉 12 克，大棗 5 枚，烏骨雞肉 200 克。共置於燉盅內，加水適量，隔水燉服。

⊙陰虛火旺型者

① 中成藥，可取天王補心丹、知柏地黃丸等。

② 藥食自療，可取鮮山藥 120 克，杜仲 9 克，天麻 9 克，枸杞子 9 克，母雞 1 隻，燉湯後，飲湯食肉，每日 2 次。

㈡血　證

凡由多種原因引起火熱燻灼或氣虛不攝，以致血液不循常道，或上溢口鼻諸竅，或下洩前後二陰，或滲出於肌膚之外所形成的疾病，統稱為血證。常見的血證可分為鼻衄、齒衄、咯血、吐血、便血、尿血、紫斑等類型。

該病可見於西醫學中多種急、慢性疾病所引起的出血，包括某些系統的疾病（如呼吸、消化、泌尿系統疾病）有出血症狀者以及造血系統病變所引起的出血性疾病。血證的脈象可表現為：熱盛迫血者，多見弦數或滑數；陰虛火旺者，多見細數；氣虛不攝者，多見脈弱等。

血證的用藥治療應從治火、治氣、治血著手。

治火，火當清熱瀉火，多選用石膏、知母、梔子、龍膽草等；虛火當滋陰降火，多選用沙參、龜甲、鱉甲、女貞子、百合等。

治氣，實證當清氣降氣，多選用黃連、黃芩、連翹、金銀花、蘇子、旋覆花等；虛證當補氣益氣，多選用人參、黃耆、黨參、白朮等。

治血，應根據各種證候的病因病機分別選用涼血止血、收斂止血或活血止血的藥物。涼血止血的藥物可選用地榆、茜草、側柏葉、白茅根等；收斂止血的藥物可選用白及、仙鶴草、藕節等；活血止血的藥物可選用蒲黃、三七、艾葉等。

1. 鼻衄

鼻腔出血，稱為鼻衄，又稱為鼻出血。它是血證中最

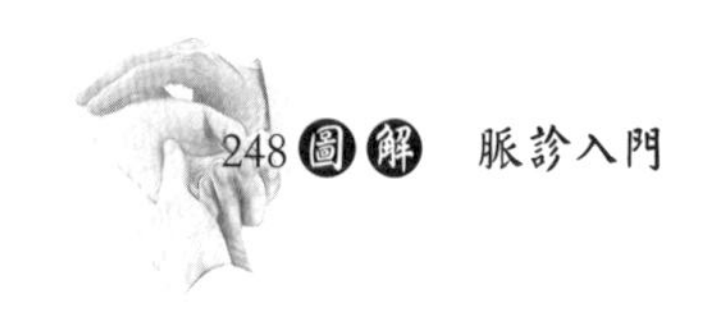

常見的一種。鼻衄多由火熱迫血妄行所致，其中以肺熱、胃熱、肝火最為常見。另有少數患者，可由正氣虧虛、血失統攝所引起。鼻衄主要見於某些傳染病、發熱性疾病、血液病、風濕熱、高血壓、維生素缺乏症、化學藥品及物中毒等所引起。

【脈象辨析】

⊙脈數　多為熱邪犯肺或胃熱熾盛所致。症見鼻燥出血，口乾咽燥，或兼有身熱、咳嗽少痰等症狀，舌質紅、苔薄，多為熱邪犯肺；症見鼻衄或兼齒衄，血色鮮紅，口渴欲飲，鼻乾、口乾臭穢，煩躁，便秘，舌質紅，苔黃，多屬胃熱熾盛。

⊙脈弦數　多為肝火上炎所致。症見鼻衄，頭痛，目眩，耳鳴，煩躁易怒，兩目紅赤，口苦，舌質紅、苔薄。

⊙脈細無力　多為氣血虧虛所致。症見鼻衄，或兼齒衄、肌衄，神疲乏力，面白無華，頭暈，耳鳴，心悸，夜寐不寧，舌質淡、苔薄白。

2. 齒衄

齦齦出血，稱為齒衄，又稱為牙衄、牙宣。齒衄可由齒齦局部或全身疾病所引起。內科範圍內的齒衄，多由血液病、維生素缺乏症及肝硬化等疾病所引起；齒齦局部病變引起的齒衄，一般屬於口腔科範圍。

【脈象辨析】

⊙脈洪數　多為胃火熾盛所致。症見齒齦血色鮮紅，齒齦紅腫疼痛，頭痛，口臭，舌質紅、苔黃。

⊙脈細數　多為陰虛火旺所致。症見齒衄，血色淡紅，起病較緩，常因受熱及煩勞而誘發，齒搖不堅，舌質紅、少苔。

3. 咯血

血由肺及氣管外溢而咳出，表現為痰中帶血，或痰血相兼，或純血鮮紅，間夾泡沫，均稱為咯血，也稱為嗽血或咳血。

內科範圍內的咯血，主要見於呼吸系統疾病，如支氣管擴張症、急性支氣管炎、慢性支氣管炎、肺炎、肺結核、肺癌等。

【脈象辨析】

⊙**脈數**　多為燥熱傷肺所致。症見喉癢咳嗽，痰中帶血，口乾鼻燥，或有身熱，舌質紅、少津、苔薄黃。

⊙**脈弦數**　多為肝火犯肺所致。症見咳嗽陣作，痰中帶血或純血鮮紅，胸脅脹痛，煩躁易怒，口苦，舌質紅、苔薄黃。

⊙**脈細數**　多為陰虛肺熱所致。症見咳嗽痰少，痰中帶血或反覆咯血，血色鮮紅，口乾咽燥，雙顴發紅，潮熱盜汗，舌質紅。

4. 吐血

血由胃而來，經嘔吐而出，血色紅或紫黯，常夾有食物殘渣，稱為吐血，也稱為嘔血。吐血主要見於上消化道出血，其中以消化潰瘍出血及肝硬化所致的食管、胃底靜脈曲張破裂最為多見。其次見於食管炎，急、慢性胃炎，胃黏膜脫垂症等疾病，以及某些全身性疾病（如血液病、尿毒症、應激性潰瘍）引起的出血。

【脈象辨析】

⊙**脈滑數**　多為胃熱壅盛所致。症見脘腹脹悶，甚則作痛，吐血色紅或紫黯，常夾有食物殘渣，口臭，便秘，大便色黑，舌質紅、苔黃膩。

⊙**脈弦數**　多為肝火犯胃所致。症見吐血色紅或紫黯，口苦脅痛，心煩易怒，寐少夢多，舌質紅絳。

⊙**脈細弱**　多為氣虛血溢所致。症見吐血纏綿不止，時輕時重，血色黯淡，神疲乏力，心悸氣短，面色蒼白，舌質淡、苔薄白。

5. 便血

便血係由於胃絡、腸絡受損，出現血液隨大便而下，或大便呈柏油樣為主要表現的病症。內科雜病的便血主要見於胃腸道的炎症、潰瘍、腫瘤、息肉、憩室炎等。

【脈象辨析】

⊙**脈濡數**　多為腸道濕熱所致。症見便血色紅，大便不暢或稀溏，或有腹痛，口苦，舌質紅、苔黃。

⊙**脈細**　多為氣虛不攝所致。症見便血色紅或紫黯，食少，身體疲倦，面色萎黃，心悸少寐，舌質淡、苔薄白。

⊙**脈細澀**　多為脾胃虛寒所致。症見便血紫黯，甚則黑色，腹痛，喜飲熱飲，面白無華，神倦懶言，大便溏薄，舌質淡、苔薄白。

6. 尿血

小便中混有血液，甚或伴見血塊的病症，稱為尿血。隨其出血量多少的不同，而使小便呈淡紅色、鮮紅色或茶褐色。尿血是一種較為常見的病症。

西醫學所稱的尿路感染、腎結核、腎小球腎炎，泌尿系腫瘤以及全身性疾病，如血液病、結締組織疾病等都有可能出現尿血。

【脈象辨析】

⊙**脈數**　多為下焦熱盛所致。症見小便黃赤灼熱，尿血鮮紅，心煩口渴，面赤口瘡，夜寐不安，舌質紅。

⊙**脈細數**　多為腎虛火旺所致。症見小便短赤帶血，頭暈耳鳴，神疲乏力，顴紅潮熱，腰膝痠軟，舌質紅。

⊙**脈細弱**　多為脾不統血所致。症見久病尿血，甚或兼見齒衄、肌衄，食慾缺乏，體倦乏力，氣短聲低，面色無華，舌質淡、苔薄白。

⊙**脈沉弱**　多為腎氣不固所致。症見久病尿血，血色淡紅，頭暈耳鳴，精神困憊，腰脊痠痛，舌質淡、苔薄。

7. 紫斑

血液溢出於肌膚之間，皮膚表現青紫斑點或斑塊的病症，稱為紫斑，亦有稱為肌衄及葡萄疫的。內科雜病的紫斑，主要見於西醫中的原發性血小板減少性紫癜及過敏性紫癜，藥物、化學和物理因素等引起的繼發性血小板減少性紫癜。

【脈象辨析】

⊙**脈弦數**　多見於血熱妄行所致。症見皮膚出現青紫斑點或斑塊，或伴見鼻衄、齒衄、便血、尿血，或有發熱，口渴，便秘，舌質紅、苔黃。

⊙**脈細數**　多為陰虛火旺所致。症見皮膚出現青紫斑

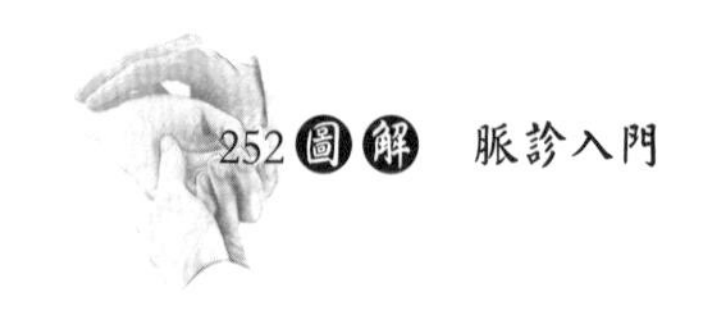

點或斑塊，時發時止，常伴鼻衄、齒衄或月經過多，兩顴發紅，心煩口渴，手足心熱，或有潮熱盜汗，舌質紅、少苔。

⊙脈細弱　多為氣不攝血所致。症見反覆出現肌衄，久病不癒，神疲乏力，頭暈目眩，面色蒼白或萎黃，食慾缺乏，舌質淡、苔薄白。

【中醫簡易治療】

⊙藥酒療法　貫仲炭、血餘炭各 15 克。上藥用側柏葉浸入冷水中泡透，搗汁濾過加水燉 1 小時，再加入黃酒 50 毫升，徐徐飲服。適用於吐血。

⊙單方驗方

① 白芍、阿膠各 10 克，三七 3 克（研末，吞），蒲黃 6 克（另包）、鮮小薊 30 克。上藥水煎，分 2 次服，每日 1 劑。適用於血證各種證型的咯血。

② 百部、白及、三七各等量，共研細末，備用。用時，每次取服 1～5 克，每日 3 次。適用於咳嗽、咯血。

③ 雲南白藥 3 克，小薊根 60 克，蜂蜜適量。將小薊根熬汁去渣，放入雲南白藥 3 克、蜂蜜 1 匙，再煎片刻，待涼時服用，每日 2 次。適用於急性胃出血。

④ 三七末、海螵蛸各 3 克。上藥共研細末，以白開水送服。適用於胃熱型吐血。

⑤ 土炒白朮、地榆炭各 10 克，炮薑、炙甘草各 3 克。上藥水煎，分 2 次服，每日 1 劑。適用於虛寒型便血。

⑥ 小薊草、鳳尾草、旱蓮草各 30 克。上藥水煎，分 2 次服，每日 2 次。頭煎藥飲服後，相隔 4～6 小時，再

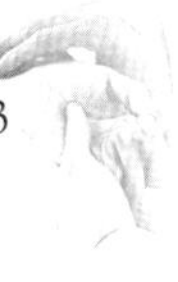

煎服 2 煎，於食後 2 小時服下。一般 5 劑見效。適用於血尿。

⑦ 生地黃 35 克，麥門冬 20 克。上藥加清水煎服，每日 3 次，每隔 4 小時 1 次。適用於鼻衄。

【預防調護】

⑴ **鼻衄**

⊙鼻衄患者，情緒多較緊張，恐懼，應安慰病人，使之安定，以利於治療和康復。

⊙對實證鼻衄患者，忌食辛辣，多服清熱涼血之品。虛證患者，平時多服滋陰養血之品，忌食生冷的食物。

⑵ **咯血**

⊙飲食應以清淡甘涼為主，多食蔬菜，水果。痰量多者，應給予高蛋白，低脂肪飲食。戒菸酒，忌辛辣等刺激性較強的食物。避免暴飲暴食，以免導致痰濕內生。

⊙居住處要經常通風換氣，以增加新鮮空氣。在寒冷時要注意保暖，避免呼吸道受寒冷空氣的直接刺激。患者要勞逸結合，應進行適當的體育鍛鍊，以增強呼吸道防禦能力及減少感染的機會。

⊙保持心情愉快，切忌過於激動，以免情志變化導致肝氣鬱結化火而加重病情。

⑶ **吐血**

⊙避免情志過激，以做到肝火不生，藏牢血液。

⊙防止暴飲暴食，忌食辛辣及不易消化之物，以保護脾胃。

⊙調攝生活起居，避免過度勞累和使用重力，以保持

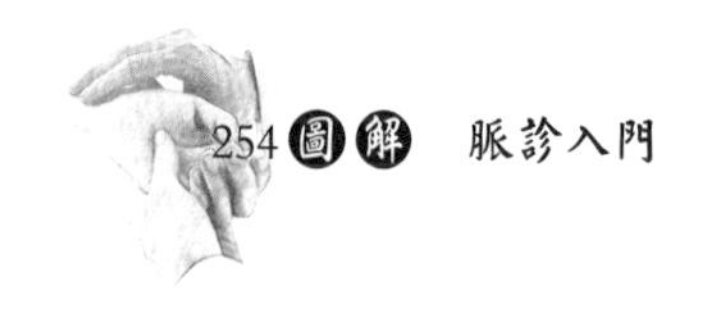

氣血平和、筋脈柔順。

⑷ **便血**

⊙調攝情志，消除不良精神刺激，如暴怒、憂鬱、緊張、恐懼等。

⊙避免過食辛辣炙煿及不易消化的食物，禁止飲酒過量和暴飲暴食。

⊙及早發現和治療胃、腸、肝、膽等消化道疾病，防止各種便血因素的形成。

⑸ **尿血**

⊙增強體質，減少外邪侵入。

⊙注意清潔衛生，防治感冒和皮膚感染。

⊙避免煩勞過度，忌菸酒，節房事，免火熱內生或精氣虧損。

◎**紫斑**

⊙鍛鍊身體，增強體質，養成良好的衛生習慣，防止感染。

⊙多食含蛋白質豐富而易消化的食物，少食辛辣炙煿之品，不飲烈性酒。

⊙慎用自己過敏的食物、藥物，避免使用損害造血系統的藥物，避免接觸有毒化學物質及電離輻射等。

㈢汗　證

汗證是指由於陰陽失調，腠理不固，以致汗液外洩失常的一種病症。其中，不因外界環境因素影響而白晝時時汗出，動輒益甚的，稱為「自汗」；夜寐當中汗出，醒來

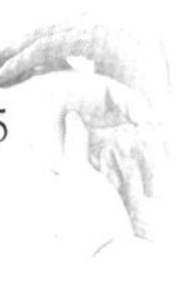

自止者，稱為「盜汗」，也稱為「寢汗」。

該病在西醫學中可見於甲狀腺功能亢進症、自主神經功能紊亂症、風濕熱、結核病等病症所致的自汗、盜汗表現。其脈象可表現為細、細弱、弦數、緩、細數。

【脈象辨析】

⊙**脈細**　多為心血不足所致。症見自汗或盜汗，心悸少寐，神疲氣短，面色無華，舌質淡、苔薄白。

⊙**脈細弱**　多為肺衛不固所致。症見汗出惡風，稍勞汗出尤甚，易於感冒，體倦乏力，面白無華，舌質淡、苔薄白。

⊙**脈緩**　多為營衛不和所致。症見汗出惡風，周身酸楚，時寒時熱，或表現半身、某局部出汗，舌質淡、苔薄白。

⊙**脈細數**　多為陰虛火旺所致。症見夜寐盜汗，或有自汗，五心煩熱或兼午後潮熱，兩顴發紅，口渴，舌質紅、苔少。

⊙**脈弦數**　多為邪熱鬱蒸所致。症見蒸蒸汗出，汗液易使衣服黃染，面赤烘熱，煩躁口苦，小便色黃，舌質淡紅、苔薄黃。

【中醫簡易治療】

⊙**藥食療法**

① 黑豆 100 克，紅棗 20 克，黃耆 50 克。上藥水煎，分 2 次服，每日 1 劑。適用於氣虛自汗。

② 陳凍豆腐、浮小麥各 50 克，與水適量同煎，食豆腐飲湯，每日 1 劑。適用於盜汗。

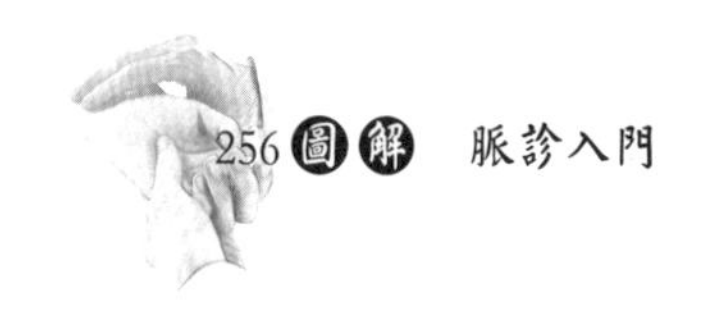

⊙**單方驗方**

① 烏梅 10 枚，浮小麥 15 克，大棗 5 枚。上藥水煎，分 2 次服，每日 1 劑。適用於陰虛盜汗。

② 紅參鬚 6 克，茯苓 10 克，紅棗 7 枚。上藥水煎，分 2 次服，每日 1 劑，適用於氣虛盜汗，小兒尤佳。

③ 煅牡蠣（先煎）、生黃耆各 100 克，麻黃根、五味子各 50 克。上藥共研細末，貯瓶備用。每次取 10～20 克，與浮小麥 15 克同煎，濾渣後熱服，每日 2 次。適用於體常自汗，動則益甚，時易感冒。

【預防調護】

⊙飲食宜清淡，多吃新鮮蔬菜、水果，忌進食刺激性食物及肥甘厚味。

⊙注意保持情緒穩定，避免思慮煩勞過度。

⊙汗出之時易感外邪，當避風寒，以防感冒。

⊙適當進行醫療體育鍛鍊活動，如散步、慢跑、太極拳等，以改善體質。

⊙汗證是臨床常見的一種症狀，其病因複雜，應明確病因病機，辨證用藥，臨證應慎用辛散之品。

⊙單純自汗、盜汗一般預後良好，經過治療大多可在短期內治癒或好轉。伴見於其他疾病過程中的汗證，治療則應著重針對原發疾病，待原發病的治癒、好轉，自汗、盜汗隨之減輕或消失。

【自療要點】

汗證的自療可按以下 4 型進行辨證施治：

⊙**表虛不固型**　治宜益氣固表。

①中成藥可選用玉屏風散，也可選用復耆止汗顆粒。

②藥食自療，可取黃耆 30 克，大棗 10 枚，粳米 100 克。將黃耆先煎取濃汁，與粳米、紅棗同熬成粥，每日食 2 次。適用於自汗易感冒者。

③中藥貼敷自療，可取鬱李仁 6 克，五倍子 6 克，研末，用生梨汁調成糊狀，敷兩內關穴，適用於自汗。或取五倍子、五味子等量，共研細末，加入 70%乙醇適量，調成「雙五子」糊劑，將適量的「雙五子」糊劑置於塑料薄膜上，貼敷於肚臍正中，24 小時更換 1 次，一般 7～8 日即可見效。具有固澀斂汗的功效。適用於各種證型的自汗和盜汗。

⊙營衛不和型　治宜調和營衛。

①中成藥自療，可取桂枝合劑合虛汗停顆粒。

②藥食自療，取紅棗 500 克，焙乾去核，生薑 500 克（切片），炒甘草和炒食鹽各 60 克。上述四藥共研細末，每日晨起空腹服 6～10 克，可用開水沖調服用。或取生牡蠣 20 克，小麥 50 克，紅棗 5 枚，黃耆 15 克。生牡蠣入水先煎 20 分鐘，再加入其他藥物，繼煎 20 分鐘，去渣，溫服。

⊙心血不足型　治宜補血養心。

①中成藥自療，可取歸脾丸、人參養榮丸等。

②藥食自療，可取小麥炒小麥 30 克，紅棗 5 枚，桂圓 10 克，水煎 20 分鐘，頻服。亦可取紅棗、大米各適量，共煮為粥，常食。

⊙陰虛火旺型　治宜滋陰降火。

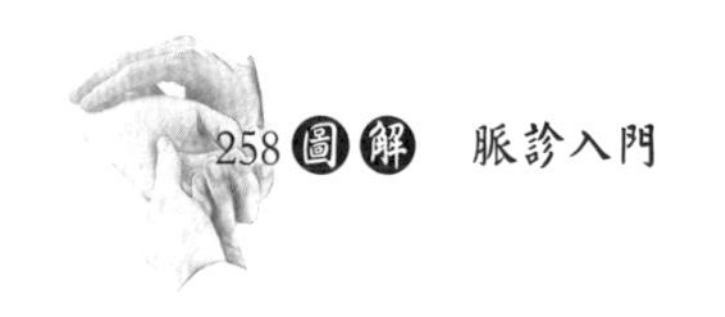

① 中成藥自療，可取麥味地黃丸，也可選用六味地黃丸、知柏地黃丸等。

② 藥食自療，可取百合（鮮者為佳）100 克，蜂蜜 100 克，隔水共蒸 1 小時後晾涼；每日早晚各服 1 匙，以開水沖服。或百合煮稀飯，食時加蜂蜜。亦可取山茱萸、百合各 30 克，濃煎，加冰糖適量攪勻，頻服。

⊙邪熱鬱蒸型　治宜清肝洩熱，化濕和營。

① 中成藥自療，常取龍膽瀉肝丸，熱勢不甚者，可選用四妙丸等。

② 藥食自療，可取薏苡仁 30 克，綠豆 30 克，薄荷 10 克，冰糖適量，煎湯，每日 2～3 次分服。

㈣ 消　渴

消渴是指因恣食肥甘，或情志過極、房事不節、熱病之後等，鬱熱內蘊，氣化失常，津液精微不能正常輸布而下洩，陰虛燥熱所致，以口渴、多飲、多食、消瘦、尿多而甜為主要表現的脾系疾病。

該病相當於西醫學的糖尿病。多發於 40 歲以後，以形體肥胖者居多；起病多較緩慢，病情較長。以口渴多飲、多食易飢、尿多且有甜味、形體消瘦為主要表現。

初起「三多」症狀可不明顯，症狀明顯時則口渴多飲，每日尿量可達 3000～5000 毫升，食慾亢進，體重減輕，面容憔，神疲乏力，皮膚瘙癢，可有四肢麻木、痠痛，腰痠，性慾減退，男人陽痿，婦女月經失調，或見視力減退，腹瀉等症狀。

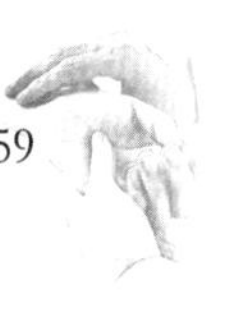

【脈象辨析】

⊙**脈洪數**　多為肺熱津傷所致。症見煩渴多飲，口乾舌燥，尿頻量多，舌邊尖紅、苔薄黃。

⊙**脈滑數**　多為胃熱熾盛所致。症見多食易飢，口渴，尿多，形體消瘦，舌質淡紅或紅、苔黃。

⊙**脈細數**　多為腎陰虧虛所致。症見尿頻尿多，混濁如同脂膏，或尿有甜味，腰膝痠軟，疲勞乏力，頭暈耳鳴，口乾唇燥，皮膚乾燥，全身瘙癢，舌質紅、少苔。

⊙**脈沉細無力**　多為陰陽兩虛所致。症見小便頻數，混濁如膏，甚至飲一溲一，面容憔悴，耳輪乾枯，腰膝痠軟，四肢欠溫，畏寒怕冷，男人陽痿或婦女月經不調，舌質淡、苔白而乾。

【中醫簡易治療】

⊙**單方驗方**

① 西瓜皮、冬瓜皮各 15 克，天花粉 12 克。上藥加水煎取，每次濃煎至半杯口服，每日 2 劑。適用於糖尿病口渴、尿濁。

② 烏梅 1O 克，天花粉 1 2 克，黃耆 30 克，黃精 15 克。黃連 3 克。上藥水煎，分 2 次服，每日 1 劑。適用於糖尿病病情反覆，併發冠心病、高血壓症、皮膚瘙癢症及白內障等病症。

③ 何首烏、棉花根、糯稻根各 30 克，玉竹 5 克。上藥水煎，分 2 次服，每日 1劑。適用於消渴各種證型。

④ 黑豆、天花粉各等份，共研細末，泛水丸如梧桐子大，每次服 50 丸，以黑豆湯送服，每日 2 次。適用於

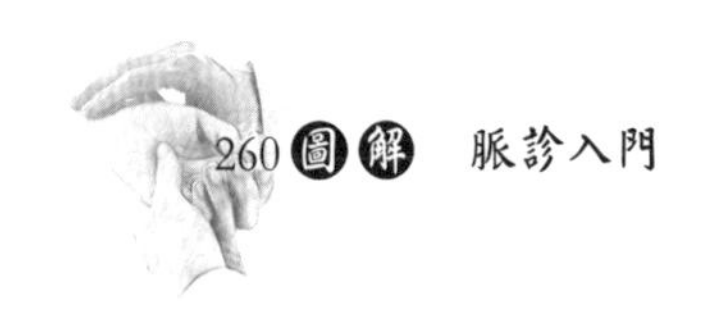

消渴，證屬腎虛。

【預防調護】

⊙控制飲食，三餐定時、定量、定性，忌辛辣燥熱之物。

⊙適當增加有氧運動，如游泳，登山、散步、打太極拳、做體操等，節制房事。

⊙保持樂觀的情緒，避免五志過極，正確對待疾病。

⊙糖尿病為終生性疾病，應長期用藥治療，規則服用降糖藥或注射胰島素，避免自行隨意增減藥量或停藥。

⊙如出現噁心、嘔吐、腹痛、呼吸困難、嗜睡、呼吸深大而快，呼氣有爛蘋果味，為酸中毒，應儘早就醫；若出現頭暈、心悸、汗出、手抖、飢餓感等，為低血糖反應，應立即食糖。

【自療要點】

⊙糖尿病早期，可應用飲食控制和適當運動改善病情，中藥單方和複方制劑對降低血糖、尿糖均有一定效果，常用人參、黃耆等益氣藥，和生地黃、玄參、枸杞子、麥冬、石斛等補陰藥配伍，可有效降低血糖；和天花粉、生地黃或烏梅配伍，有降尿糖作用。

⊙糖尿病晚期合併多種併發症時，宜在益氣養陰或辨證施治基礎上加用活血祛瘀藥以提高療效，因為此期多與「血不活，有瘀滯」相關。活血化瘀藥對陰虛型療效較好，與滋陰藥有互補作用，我們常用六味地黃丸與複方丹參滴丸配伍運用，對穩定血糖，延緩併發症產生有積極的作用。

㈤ 積　聚

積聚是由於正氣虧虛，臟腑失和，氣滯、血瘀、痰濁蘊結於腹，以腹內結塊，或脹或痛為主要臨床特徵的一種病症。該病可見於西醫學的腹部腫瘤、肝脾大以及增生型腸結核、胃腸功能紊亂、不完全性腸梗阻等。中醫一般將積聚分為積證和聚證。積證以血瘀為主要病變，聚證以氣滯為主要病變；積證的病部主要見於胃、腸和肝部。右脅腹內積塊伴見脅肋刺痛、黃疸、納呆、腹脹等症狀者，病在肝；胃脘部積塊伴見反胃、嘔吐、嘔血、便血等症狀者，病在胃；右腹積塊伴腹瀉或便秘、消瘦乏力以及左腹部積塊伴大便次數增多、便下膿血者，病在腸。

積證一般初期正氣未至大虛，邪氣雖實卻不甚，表現為積塊較小、質地較軟，雖有脹痛不適，而一般情況尚可。中期正氣漸衰而邪氣漸甚，表現為積塊增大、質地較硬、疼痛持續，並有飲食減少、倦怠乏力、形體漸瘦等症狀。末期正氣大虛而氣實甚，表現為積塊較大、質地堅硬、疼痛劇烈，並有飲食大減，神疲乏力，面色萎黃或黧黑，明顯消瘦等症狀。

積證病程較長，病多在血分，病情較重。聚證則無積塊，腹中氣時聚時散，發有休止，痛無定處，病情較短，多屬氣分，一般病情較輕。

1. 聚　證

【脈象辨析】

⊙**脈弦**　多為肝氣鬱滯所致。症見腹中氣聚，攻竄脹痛，時聚時散，脘脅之間時或不適，病情常隨情緒而起伏，舌質淡、苔薄白。

⊙脈弦滑　多為食濁阻滯所致。症見腹脹或腹痛，便秘，食慾缺乏，時有如條狀物聚起在腹部，重按則脹痛更甚，舌質淡、苔膩。

2. 積　證

【脈象辨析】

⊙脈弦　多為氣滯血阻所致。症見積證初起，積塊軟而不堅，固著不移，脹痛並見，舌質淡、苔薄白。

⊙脈弦滑或細澀　多為氣結血瘀所致。症見腹部積塊漸大，按之較硬，痛處不移，飲食減少，體倦乏力，面黯消瘦，時有寒熱，婦女或見經閉不行，舌質青紫，或有瘀點、瘀斑，

⊙脈弦細或細數　多為正虛瘀結所致。症見積塊堅硬，疼痛逐漸加劇，飲食大減，面色萎黃或黧黑，消瘦脫形，舌質淡或紫色、苔灰糙或光滑無苔。

【中醫簡易治療】

⊙藥茶療法　生何首烏 20 克，決明子、生山楂各 15 克。上藥以白開水沖泡後，代茶水頻飲，每日 1 劑。適用於脂肪肝。

⊙單方驗方

① 生黃耆、紅花各 20 克，莪朮 30 克，炒白朮 15 克，醋柴胡、土鱉蟲、生甘草各 10 克，白礬 2 克。上藥水煎，分 2 次服，每日 1 劑。適用於肝硬化早、中期。

② 山楂 30 克，澤瀉 15 克。上藥水煎，分 2 次服，

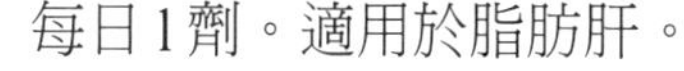
每日1劑。適用於脂肪肝。

【預防調護】

(1) **肝硬化**

⊙預防肝炎，避免接觸各型肝炎患者。

⊙戒酒。宜食新鮮蔬菜、瘦肉、魚、雞蛋、香菇及豆製品等營養豐富而少脂食品。烹調食物時不宜過鹹，肝硬化腹水病人尤需低鹽飲食。避免食用生硬帶刺的食物。

⊙生活調攝主要注意兩個方面：一是意志堅強，情緒穩定；二是休息得宜，動靜結合。

(2) **高血脂症**

⊙不少高血脂症患者是由於飲食不當或繼發於糖尿病等疾病而發生的，所以如能及早注意，均可防止本病發生。

⊙治療的同時，尤其強調控制飲食，限制糖類及總熱量，減輕體重，新鮮蔬菜、水果為主，高蛋白、低脂肪飲食，保證營養即可。

⊙注意體力活動，切不可完全依賴藥物而忽視控制飲食和參加醫療體育鍛鍊活動。

【自療要點】

(1) **肝硬化**

⊙本病主要侵犯肝、脾、腎三臟，在本為肝腎不足、脾胃虛弱，在標為血瘀水結。治療應根據病情的緩急用藥。

⊙病急屬實證，以行氣、利水、祛瘀為主，調肝健脾固腎為輔；病緩屬虛證，以調肝健脾固腎為主，行氣、利水、祛瘀為輔。

⊙著名中醫岳美中之專方「耆丹鱉甲湯」（黃耆 30 克，白芍 10 克，丹參 30 克，鱉甲 30 克，茯苓 30 克等），經臨床治療觀察，療效良好。

⊙鱉甲 30 克，大蒜 15 克，加水煎煮，勿入鹽，每日 1 劑，長期服用對肝硬化腹，水有較好的療效。

⊙中藥六味地黃丸、靈芝片有調補肝腎的作用，中草藥筋骨草（苦草）每日 10 克煎服，有較好的控制肝硬化及腹水進展的作用，

⊙嚴格來說，目前尚無治療肝硬化的特殊藥物，治療重點在於保護和恢復肝功能及預防併發症兩方面，某些患者盲目認為多吃所謂「肝臟保護藥」就一定有利於肝臟的恢復，這一觀點是不正確的。我們應該明白，大部分藥物必須經過肝臟代謝，服用藥物太多或服用時間太長，顯然會加重肝臟的負擔，所以肝硬化患者必須在專業醫務人員的指導下用藥，這樣才是安全可靠的。

⊙凡患有本病者，要加強自我情志的調節，不要自尋煩惱，「既來之，則安之」，以平靜的心態對待，要樂觀、開朗，樹立戰勝疾病的信心；而親友也應該多關心患者，多疏導勸慰，心情的愉快與情緒的穩定，將有利於肝病的恢復。肝硬化早期（代償期），如果肝功能正常，體徵不明顯者，可以參加較輕鬆的工作，但要避免疲勞；中晚期（失代償期）時，原則上應全休。

⊙本病經治療後，當肝硬化或腹水症狀已經穩定，在休養期間，除定期到醫院複查外，一旦出現下列情況，應及早到醫院治療，切不可輕視：① 極度乏力，納差。②

出現黃疸。③ 肝區疼痛痛加劇，消瘦。④ 嘔血或黑便。⑤ 腹脹、腹水。⑥ 無尿或尿少。⑦ 突然行為異常、意識障礙。

⑵ 高血脂症

⊙要以預防為先，從幼年開始，做好廣泛的健康教育宣傳，從幼年開始，養成良好的生活習慣，不大吃大喝，禁菸戒酒，保持心情舒暢，勞逸結合。

⊙調整飲食結構，控制食量及體重，以清淡並且符合機體營養需求的食物為主。

⊙不間斷地進行醫療體育鍛鍊。

⊙中醫中藥對本病的治療有較強的優勢，不僅療效高，而且副作用小，適合於長期服用。但須注意，用藥期間 1～2 個月複查 1 次肝功能，以保證用藥安全。

㈥ 肥　胖

肥胖是由於先天稟賦因素、過食肥甘以及久臥久坐、少勞等引起，氣虛痰濕偏盛為主，體重超過標準體重20%以上，並伴見頭暈乏力、神疲懶言、少動氣短等症狀的一類病症。

該病相當於西醫學的肥胖症（包括單純性肥胖症中體質性肥胖症及獲得性肥胖症）。該病可見於任何年齡，但多見於 40～50 歲的中壯年，尤以女性為多發。其臨床症狀主要見體肥，氣短，神疲，倦怠，自汗，怕熱或畏寒，納多，腹脹，便溏或腹瀉，肢腫，心悸，頭昏，月經失調，腰腿疼痛等。

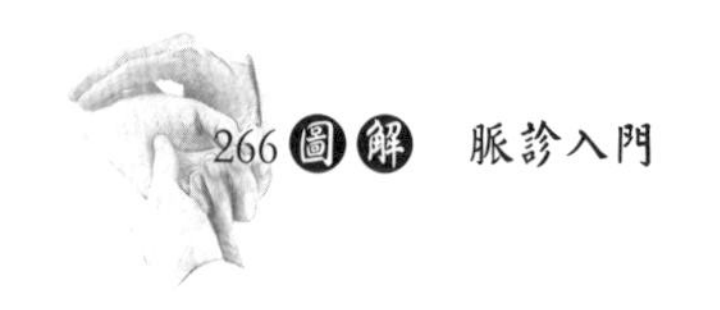

【脈象辨析】

⊙**脈弦滑**　多為胃熱滯脾所致。症見多食，消穀善飢，形體肥胖，脘腹脹滿，面色紅潤，口苦口乾，心煩頭昏，胃脘灼痛嘈雜，得食則緩，舌質紅、苔黃膩。

⊙**脈濡細**　多為脾虛濕困所致。症見肥胖臃腫，神疲乏力，身體困重，胸悶脘脹，四肢輕度浮腫，晨輕暮重，勞累後更為明顯，飲食如常或偏少，既往多有暴飲暴食史，小便不利，便溏或便秘，舌質淡胖、舌邊有齒痕、苔薄白或白膩。

⊙**脈沉遲無力**　多為脾腎陽虛所致。症見形體肥胖，顏面虛浮，神疲嗜臥，氣短乏力，腹脹便溏，自汗氣喘，動則更甚，畏寒肢冷，下肢水腫，尿晝少夜則頻，舌質淡胖、苔薄白。

⊙**脈沉弦或澀**　多為氣滯血瘀所致。症見體型豐滿，面色紫紅或黯紅，胸悶脅脹，心煩易怒，夜不能寐或夜寐不安，大便秘結，舌質黯紅或有瘀點、瘀斑，或舌下有瘀筋。

【中醫簡易治療】

⊙**藥食療法**　赤小豆、生山楂各 15 克，大棗 5 枚。上 3 味藥置於鍋內煮粥頓服，每日 1 次，4 週為 1 個療程。適用於肥胖症、高血壓症等。

⊙**單方驗方**

① 何首烏、當歸、雞血藤各 30 克，茯苓 20 克。上藥水煎，分 2 次服，每日 1 劑。適用於肥胖症。

② 三七 3 克，補骨脂 12 克，番瀉葉（後下），大黃

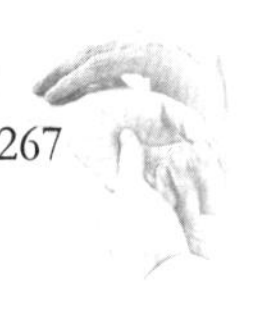

（後下）各 10 克。上藥水煎，分 2 次服，每日 1 劑。適用於肥胖症。

③ 何首烏 20 克，枸杞子、山楂、黃精、草決明（決明子）各 15 克。上藥水煎，分 2 次服，每日 2 次，連服 1 個月。適用於肥胖症。

④ 虎杖 15～30 克，水煎，分 2 次服，每日 1 劑。適用於肥胖症。

【預防調護】

⊙肥胖症應以預防為主，首先必須使患者自己瞭解肥胖的危害性，認識到合理治療的重要性，必須有信心、耐心，主動地配合治療。

⊙飲食結構宜低糖、低脂、低鹽，提倡多纖維飲食，適當補充蛋白質和維生素等必要的營養物質。忌暴飲暴食及零食。食量能少不多，尤以晚餐不宜多食，進食時宜細嚼慢嚥。飲食宜清淡，多以素食為主，少食甜食厚味，睡前忌進食，宜戒酒類、咖啡等飲料，夏季少食甜冷飲。

⊙還可針對不同的病情，配合藥膳治療。

⊙生活要有規律，起居有常，切忌睡眠過多，保持精神愉快。

⊙配合運動減肥，以增加耗能，有利於脂肪的消耗代謝，如做健美操、跳舞、跑步、爬山、旅遊等。

【自療要點】

⊙**中成藥自療**　可分痰濕型、濕熱型、肝鬱型和陽虛型進行：

① 痰濕型者，可選用六君子丸合平胃丸（散）等。

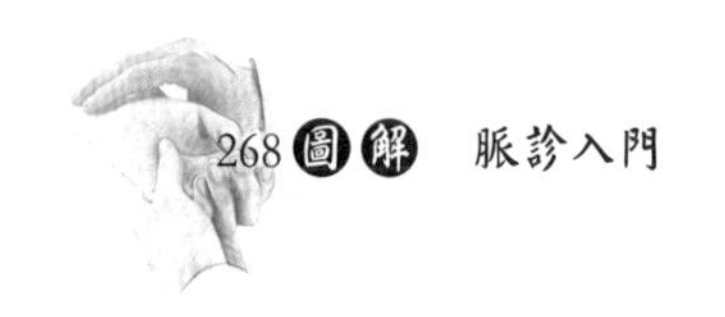

② 濕熱型者，可選用龍膽瀉肝丸、防風通聖丸等。

③ 肝鬱型者，可選用逍遙丸、舒肝丸、四製香附丸等。

④ 陽虛型者，可選用濟生腎氣丸、桂附理中丸、金匱腎氣丸等。

⊙**藥食自療**　對於痰濕型者，可取蘇子、萊菔子各 10 克，白芥子 6 克，以水煎後，代茶水飲用。或可取白朮 10 克，枳實 6 克，乾荷葉 10 克，以水煎後，代茶水飲用。對於濕熱型者，可取炒決明子 30 克，以水煎後，代茶水飲用。大便秘結者尤為適宜。或取澤瀉、玉米鬚、冬瓜皮各 10 克，以水煎後，代茶水飲用。

對於肝鬱型者，可取厚朴花、黛黛花、佛手花各 3 克，乾荷葉 10 克，以沸水沖泡後，代茶水飲用。或取香附、蘇葉各 10 克，以水煎後，代茶水飲用。

對於陽虛型者，可取黃耆 10 克，防己 6 克，以水煎後，代茶水飲用。或取茯苓、白朮、陳皮各 10 克，以水煎後，代茶水飲用。

⊙**耳穴自療**　取胃、脾、心、肺、內分泌、神門、飢餓點穴區（圖 9-11），每次選穴 2～3 穴，作耳穴壓豆自療。

⊙**按摩自療**　患者仰臥，依次揉按前胸、腹部、兩臀部、大腿等部位，每次 10～15 分鐘，按摩時宜配合使用減肥霜或減肥乳。按摩完畢後，用手指依次按壓曲池、足三里、太谿、關元等穴（圖 9-12）。每日 1 次，30 次為 1 個療程。療程間相隔 5 日。

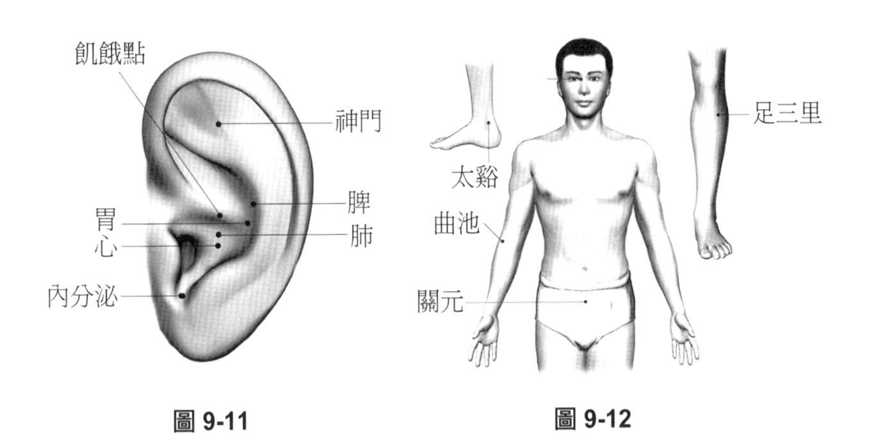

圖 9-11　　圖 9-12

⊙**氣功自療**　患者取端坐或平臥位，閉目內視丹田，周身放鬆，舌尖抵上齒齦，作腹式深呼吸，同時意想腹圍在縮小。每次 30 分鐘，每日 1～2 次。

收功時以雙手按順時針方向揉腹 36 圈，然後睜目，緩緩（坐）起來，再散步 20 分鐘後結束。

㈦ 內傷發熱

內傷發熱是指以內傷為病因，臟腑功能失調、氣血陰陽虧虛為基本病機的以發熱為主的一種病症。

該病可見於西醫學的功能性低熱、腫瘤、血液病、結締組織疾病、內分泌疾病，以及部分慢性感染性疾病所起的發熱。該病起病緩慢，病情較長。一般有氣、血、水液壅遏或血陰陽虧虛的病史，或有反覆發熱的病史：多為低熱，或自覺發熱，表現為高熱者較少。

不惡寒，或雖有怯冷，但得衣被則溫，並常兼見頭

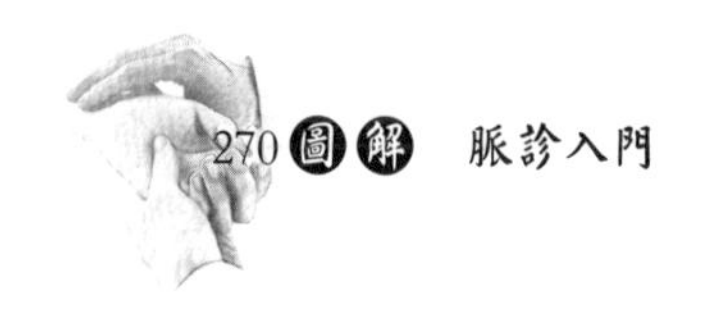

暈、神疲、自汗、盜汗等症狀。

【脈象辨析】

⊙脈弦數　多為氣鬱發熱所致。症至見發熱，但多為低熱或潮熱，熱勢常隨情緒波動而起伏，精神抑鬱，胸脅脹滿，煩躁易怒，口乾而苦，食慾缺乏，舌質紅、苔黃。

⊙脈濡數　多為濕鬱發熱所致。症見低熱，午後熱甚，胸悶脘痞，全身重著，不思飲食，渴不欲飲，嘔惡不止，大便稀薄或黏滯不爽，舌質淡紅或淡、苔白膩或黃膩。

⊙脈細弱　多為氣虛發熱所致。症見發熱，熱勢或低或高，常在勞累後發作或加劇，倦怠乏力，氣短懶言，自汗不止，易於感冒，食少便溏，舌質淡、苔薄白。

⊙脈細數　多為陰虛發熱所致。症見午後潮熱，或夜間發熱，不欲近衣，手足心熱，煩躁不安，少寐多夢，夜間盜汗，口乾咽燥，舌質紅、舌面或有裂紋，苔少甚或無苔。

⊙脈沉細無力　多為陽虛發熱所致。症見發熱而欲近衣，形寒怯冷，四肢不溫，少氣懶言，頭暈嗜臥，腰膝痠軟，納少便溏，面白不華，舌質淡胖、舌邊或有齒痕，苔白潤。

【中醫簡易治療】

⊙藥茶療法

① 鮮蘆根 100 克，鮮竹葉 60 克。上藥濃煎後，頻頻當茶水飲服，適用於濕鬱發熱。

② 沙參、麥門冬各 30 克，上藥以白開水沖泡後，代

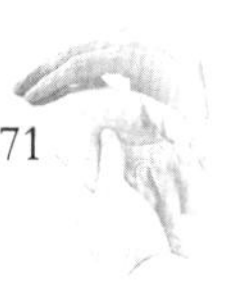

茶水頻飲。適用於陰虛發熱。

⊙單方驗方

① 黃耆 30 克，大棗 10 枚，當歸 15 克。上藥水煎，分 2 次服，每日 1 劑。適用於血虛發熱。

② 黃耆 30 克，太子參 20 克，黃精 15 克，白朮，茯苓各 10 克，生地黃、麥冬各 20 克，天冬 15 克，旱蓮草、女貞子各 18 克，白花蛇舌草、半枝蓮、蒲公英各 30 克，小薊 15 克，生甘草 5 克。若正氣虛極，外邪多乘虛而入致熱毒熾盛，壯熱不已，口舌生瘡，咽喉腫痛者，加金銀花、連翹、黃芩、板藍根；衄血發斑者，加犀角、生地黃、丹皮、玄參；尿血、便血者，加紫草、赤芍、三七、小薊。上藥水煎，分 2 次服，每日 1 劑。具有益氣養陰，清熱解毒的功效。適用於急性白血病。

【預防調護】

⊙首先要增強體質，注意寒溫，避免外感。

⊙有病早治，防止因患病而致氣、血、陰、虛損發熱。

⊙情志舒暢，飲食清淡，勞逸適度，避免內傷發熱。

【自療要點】

⊙中醫分型自療

① 氣分熱盛型：可取生石膏 30 克（先煎），知母、黃芩各 15 克，青蒿 9 克，柴胡、生大黃（後下）各 8 克。上藥水煎服，每日 2 劑，上、下午各服 1 劑。

② 熱入營血型：可取白茅根 30 克，側柏葉、茜草各 15 克，陳皮、烏梅各 10 克，大黃粉 6 克（沖服），水煎

2次，分3次服，每日1劑。

③ 濕熱型：可取金銀花、連翹、蘆根、白茅根各30克，黃芩18克，梔子15克，竹葉、藿香各12克，通草9克。

以水煎後，頻頻服用，每日1劑，連服3～5日。

④ 陰虛型：可取鱉甲、知母各15克，地骨皮、柴胡各10克，秦艽8克，當歸、烏梅、青蒿各6克。上藥水煎2次，分2次服用，每日1～2劑。

⑤ 陽虛型：可取黃耆15克，白朮、神麴、山楂各10克，炮薑、枳殼、製半夏、肉荳蔻（後下）各6克。上藥

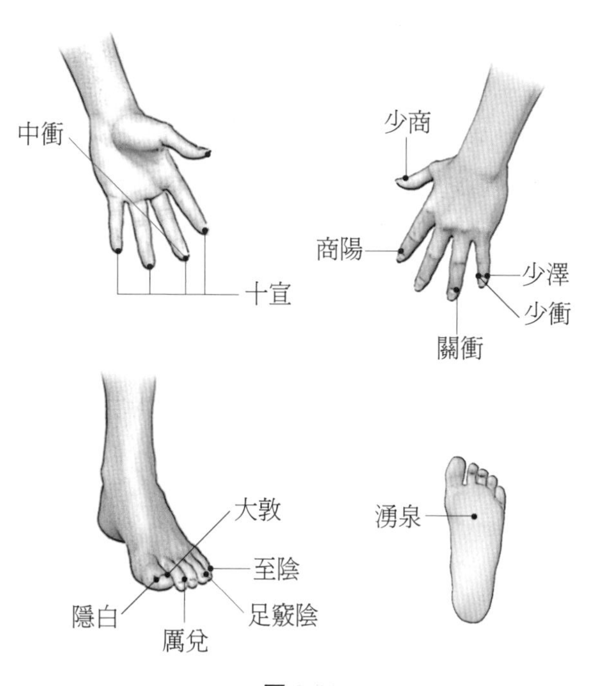

圖 9-13

以水煎後，分 3 次口服，每日 1 劑。

⊙高熱兼見神昏或驚厥者，可取中成藥安宮牛黃丸或至寶丹 3 克，或紫雪丹 1～2 支，每日 1～2 次，用溫開水送服或化開鼻飼。

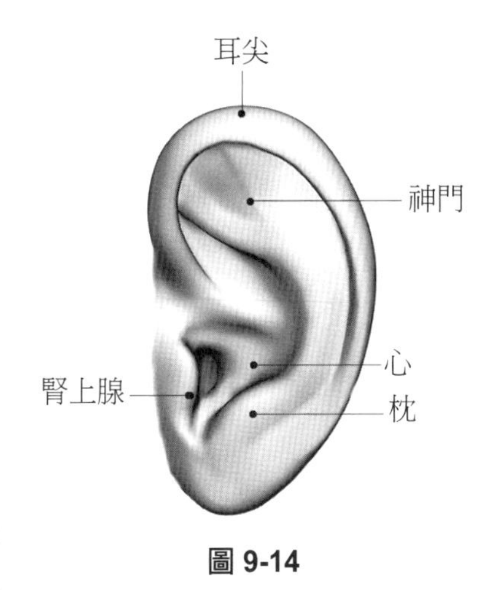

圖 9-14

⊙壯熱不退者，可採用針刺放血，取十宣、十二井（圖 9-13）、耳緣靜脈，用三棱針點刺放血各 2～3 滴，每日 1 次。

⊙實證發熱者，可採用耳穴療法，取耳尖、神門、腎上腺、心、枕等穴（圖 9-14），均雙側，施以強刺激，留針 20 分鐘，耳尖穴行點刺放血。

七、經絡、肢體病症

㈠頭　痛

頭痛即指由於外感與內傷，致使脈絡絀急或失養，清竅不利所引起的以患者自覺頭部疼痛為特徵的一種常見病症。

該病相當於西醫學的血管神經性頭痛、偏頭痛等。該病可見於任何年齡，首次發病以 20～30 歲為多，女性多見。起病突然，反覆發作，每於疲勞、失眠、月經期間、

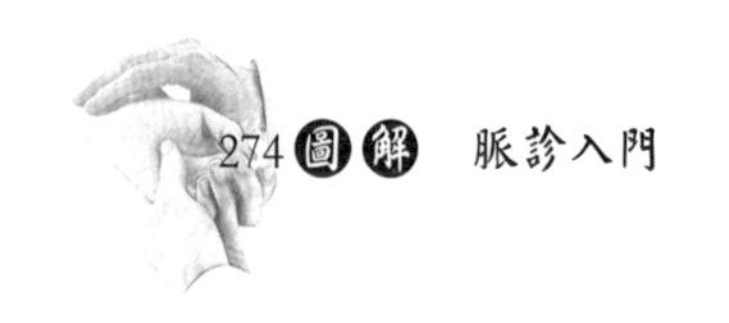

情緒激動、天氣變化等情況下而誘發。每次發作的性質過程極為相似。

頭痛呈發作性，多偏於一側，偶可見及兩側，以額顳為主，每日至數週發作 1 次，每次持續數小時至數日，頭痛劇烈，呈搏動性疼痛、脹痛、錐鑽痛、裂開樣痛等，發作前可有眼前閃光、畏光，眼脹，視物模糊，煩躁等症狀，發作時可有噁心，嘔吐，畏光、怕響聲，出汗，面色蒼白或潮紅，失眠多夢，記憶力減退，思維不能集中及腹脹腹瀉等症狀。

【脈象辨析】

⊙**脈浮緊**　多為風寒犯頭所致。症見頭痛起病較急，其痛如同破裂，連及項背，惡風畏寒，遇風尤為劇烈，口不渴，舌質淡、苔薄白。

⊙**脈浮數**　多為風熱犯頭所致。症見頭痛而脹，甚則頭痛如同裂開，發熱或見惡寒，口渴欲飲，面紅耳赤，便秘尿黃，舌質紅、苔黃。

⊙**脈濡滑**　多為風濕犯頭所致。症見頭痛如裹，肢體困重，胸悶納呆，小便不利，大便或溏，舌質淡、苔白膩。

⊙**脈沉弦有力**　多為肝陽上亢所致。症見頭脹痛而眩，心煩易怒，脅間疼痛，夜眠不寧，口苦口乾，舌質紅、苔薄黃。

【中醫簡易治療】

⊙**單方驗方**

① 當歸（酒洗曬乾炒），白芍（炒黃），煨石膏、炒

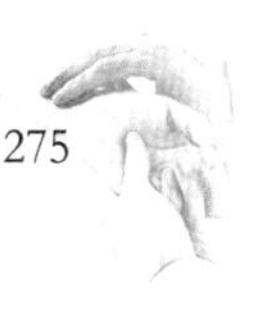

牛蒡子各 120 克。上 4 味藥共研細末，備用。用時，每次取服藥末 9 克，加白糖 3 克，睡臥時以陳酒沖服，量飲取汗。適用於偏頭痛。

② 白芷、荊芥、人參（黨參加倍用量）各 30 克，川芎 15 克。先將白芷洗淨，煉蜜為丸（都梁丸），如彈子大。每服以荊芥煎湯調服。適用於頭風痛及虛頭痛。

③ 生白芍 20 克，鉤藤、川芎各 30 克，細辛 15～18 克，生石決明（先煎）50 克。上藥水煎，分 2 次服，每日 1 劑。適用於偏頭痛。

④ 全蠍、蜈蚣、殭蠶各等份，共研細末，備用。用時，每次取服 2 克，每日 3 次。適用於瘀血阻絡型頭痛。

【預防調護】

⊙對因情緒緊張、焦慮所誘發的頭痛患者，要耐心地進行安慰、解釋病情，儘量避免誘發頭痛的心理因素。

⊙避免受寒，忌辛辣肥膩食物，戒除菸酒。

⊙避免不合理的生活方式，可以進行太極拳、五禽戲、氣功等醫療體育鍛鍊，以增強體質，防止復發。

【自療要點】

⊙對於偏頭痛，用中醫單方驗方治療，緩解疼痛效果一般較好。在分型施治中應注意根據不同的疼痛特點選擇藥物，如以搏動樣疼痛為主的，中藥可加用伸筋草、絲瓜絡；以鑽刺樣疼痛為主的，可加全蠍、三七末等。

⊙應用中藥的正離子導入法治療功能性頭痛，效果亦頗為佳。

⊙中藥燻蒸法更簡單易行，可採用川芎 15 克，晚蠶沙 30 克，殭蠶 20 隻，香白芷 15 克，共入沙鍋內，加水 5 碗，煎至 3 碗，用厚紙將沙鍋糊封，視疼痛部位大小，於紙中心開一孔，患者將頭痛部位對準紙孔，以熱藥氣燻蒸，每次燻 10～15 分鐘。每日 1 劑，每劑藥可用 2 次，獲效顯著。但在進行燻蒸時，應注意避免被蒸氣燙傷。

㈡ 痺　證

痺證是指因風寒濕邪入侵人體，導致氣血凝滯，經絡痺阻，以關節和肌肉疼痛、酸楚、麻木、重著、屈伸不利，或關節腫大變形等為主要臨床表現的肢體疾病。

該病相當於西醫學的風濕熱、風濕性關節炎、類風濕性關節炎、強直性脊柱炎、骨性關節炎、風濕性肌炎等病症。該病多有風寒濕邪外感史，或長期工作、居處於寒濕之地。常見四肢關節和（或）肌肉疼痛、酸楚、麻木、腫脹，氣候變化時症狀加重，部分初期可見發熱、汗出、咽痛、心悸等症狀。體徵常見受累關節腫脹，屈伸不利，甚則關節紅腫熱痛、結節、紅斑出現。

【脈象辨析】

⊙脈浮緊或沉緊　多為風勝行痺所致。症見肢體關節痠痛，游走不定，不拘上、下、左、右肢體關節，病或數時，或 1～2 日，或 3～5 日，日輕夜重，急性期者亦紅亦腫，觸之熱感，惡風或惡寒，喜暖，顏面淡清而兩顴微紅，舌質紅、苔白微厚。

⊙脈弦滑　多為濕勝著痺所致。症見肢體關節沉重酸脹，疼痛不已，重則關節腫脹，重著不移，但卻不紅，甚則四肢活動不便，顏面蒼黃而潤，舌質紅、苔白厚而膩。

⊙脈沉虛而緩　多為氣虛血虧所致。症見四肢乏力，關節酸沉，綿綿作痛，麻木尤甚，汗出畏寒，時見心悸，食滯納呆，顏面微青而白，形體虛弱，舌質淡紅欠潤滑、苔黃或薄白。

【中醫簡易治療】

⊙中藥貼敷療法　鮮透骨草 60 克，搗爛成泥狀，貼敷於患處，每日 1 次。

適用於風濕性關節炎。

⊙單方驗方

① 蒼朮（米泔水浸一宿，鹽炒），黃柏各 15 克（去粗皮，酒浸一日夜，炙焦）。上藥加水 1000 毫升，煎至 500 毫升，食前服用，每日 2～3 次，每日 1 劑。適用於一切風寒濕熱，足膝腰臀疼痛。

② 千年健、鑽地風各 30 克，防風 15 克。上藥水煎，分 2 次服，每日 1 劑。適用於風寒濕痺。

③ 柳枝 30～60 克，水煎，分 2 次服，每日 1 劑。適用於熱邪阻痺。

【預防調護】

⊙疼痛急性發作時應臥床休息，抬高患肢。宜食用富有營養的食物，以提高抵抗力。

⊙避免過度勞累、緊張、受寒及關節損傷。

⊙出汗時不宜洗澡。

⊙緩解期應適當進行關節功能的鍛鍊，如關節的內旋、外展、上舉等。

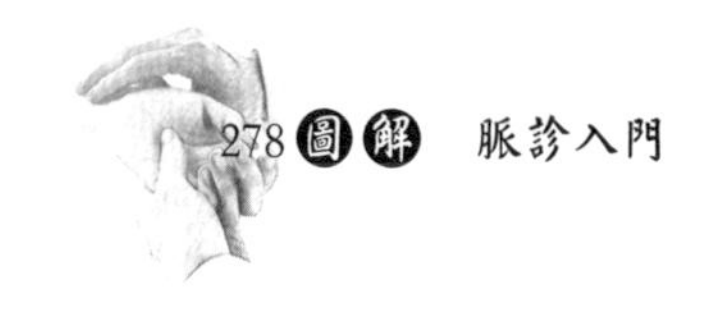

【自療要點】

⊙風濕性關節炎，多因風寒、濕熱之邪乘虛侵襲人體，引起氣血運行不暢，經絡阻滯而發病，還和氣氣候條件、生活環境有密切的關係。所以預防本病，首先應當注意防寒、防潮，還應注意保持個人生活環境的清潔、乾燥。

⊙急性疼痛發作期應臥床休息，減少劇烈活動。

⊙中醫治療本病以「通」為基本法則，「通則不痛」，可選擇秦艽、桑枝、絲瓜絡、薑黃、海桐皮、絡石藤、千年健等藥舒筋通絡。風寒濕痺，當辛而溫之，可選用羌活、獨活、防風、桂枝、蒼朮、當歸、紅花、乾薑、細辛；風熱濕痺，當清而化之，可選用知母、黃芩、白芍、石膏、豨薟草、西河柳、忍冬藤等；虛人久痺，當調補陰陽、調和氣血、補益肝腎，可選用獨活寄生湯、黃耆桂枝五物湯加當歸治療。

㈢ 痿 證

痿證係指肢體筋脈弛緩，軟弱無力，日久不用，引起肌肉萎縮或癱瘓的一種病症。

該病相當於西醫學的感染性多發性神經根神經炎、運動神經元病、重症肌無力、肌營養不良等疾病。該病多有感受外邪與內傷積損的病因，有緩慢起病的病史，也有突然發病者。以下肢或上肢、一側或雙側筋脈弛緩，痿軟無力，甚至癱瘓日久，肌肉萎縮為主要症狀。

【脈象辨析】

⊙脈細數 多為肺熱津傷所致。症見初始發熱，或熱

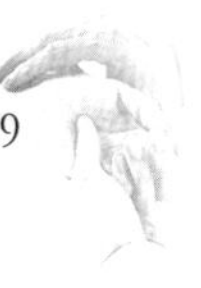

退後突然肢體軟弱無力，皮膚枯燥，心煩口渴，咽乾咳嗆少痰，小便短赤，大便秘結，舌質紅、苔黃。

⊙脈沉細數 多為肝腎虧損所致。症見起病緩慢，下肢痿軟無力，腰脊痠軟，不能久立，或伴眩暈、耳鳴，男性遺精、早洩，或婦女月經不調，甚則步履全廢，腿脛大肉漸脫，舌質紅、苔少。

⊙脈澀滯無力 多為氣虛血瘀所致。症見四肢軟弱無力，痳木不仁，甚者萎枯不用，肢體刺痛且有定處，或見皮膚青紫，神疲氣短，舌紫唇青或舌見瘀點、苔薄白。

【中醫簡易治療】

⊙單方驗方

① 玄參、麥冬各 30 克，熟地黃 60 克，牛膝 6 克。上藥水煎，分 2 次服，每日 1 劑。適用於痿證，症見雙足無力，臥床不能即起。

② 雞血藤、桑枝各 30 克，鉤藤、海風藤、絡石藤各 15 克，威靈仙、木瓜各 10 克。上藥水煎，分 2 次服，每日 1 劑。適用於多發性神經炎。

③ 大青葉、紫花地丁、金銀花、蒲公英各 50 克，知母、黃柏、赤芍、紫草各 15 克，丹皮 9 克，黃芩 12 克。上藥水煎，分 2 次服，每日 1 劑。適用於脊髓炎及脊髓結核，證屬熱性痿病。

【預防調護】

⊙謹適氣候居處，避免六淫為患。

⊙保持精神樂觀，避免七情過極。

⊙做到勞逸結合，避免勞倦太過。

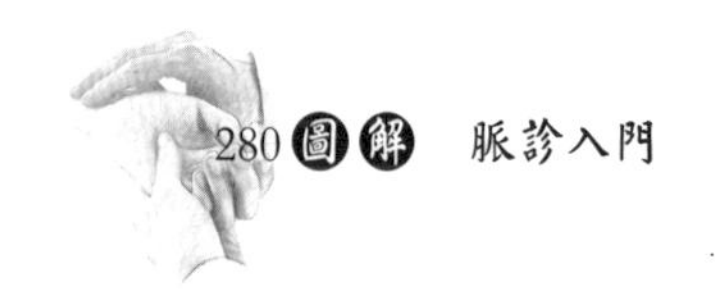

⊙注意節慎房事，避免損耗腎精。

【自療要點】

⊙**肺熱傷津型**　可取桑葉 12 克，石膏（先下）30 克，杏仁 9 克，甘草 6 克，麥冬 12 克，人參 15 克，阿膠（烊沖）9 克，炒胡麻仁 24 克，炙枇杷葉 12 克。上藥水煎分服，每日 1 劑。或取沙參 12 克，麥冬 9 克，生地 15 克，玉竹 12 克，冰糖 9 克。上藥水煎分服，每日 1 劑。

亦可選用中成藥自療，待肺熱津傷有所控制，後期調養時或冬令之時，可酌情選用參貝北瓜膏，若兼有咳嗽者，可選川貝枇杷膏。

還可選用藥食自療，取海帶 50 克，綠豆 100 克。將海帶用水發開，洗淨，切絲，綠豆洗淨，用清水浸泡 20 分鐘下鍋同煮，煮熟後服食。

⊙**濕熱浸淫型**　可取黃柏 9 克，蒼朮 12 克，當歸 15 克，牛膝 15 克，防己 12 克，萆薢 15 克，龜甲 15 克，蒼朮 12 克，黃柏 9 克，牛膝 15 克，薏苡仁 30 克。上藥水煎分服，每日 1 劑。

亦可選用中成藥自療，病情較輕者，可用二妙丸或四妙丸。還可選用藥食自療，取大麥（去皮）60 克，薏苡仁 60 克，土茯苓 90 克，加清水適量，同煎成粥，煮熟後去土茯苓，常服。

⊙**脾氣下陷型**　可取黃耆 30 克，黨參 30 克，白朮 12 克，升麻 6 克，柴胡 6 克，當歸 12 克，陳皮 6 克，炙甘草 6 克。上藥水煎，分 2 次服，每日 1 劑。或取黨參 9 克，茯苓 12 克，白朮 9 克，桔梗 6 克，山藥 24 克，甘草

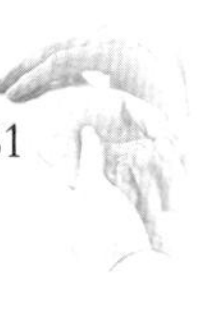

6 克，白扁豆 12 克，蓮子肉 9 克，砂仁（後下）6 克，薏苡仁 30 克。上藥水煎，分 2 次服，每日 1 劑。

亦可採用中成藥自療，可選用補中益氣丸，如兼有血虛者可選用歸脾丸。並可採用藥食自療，取黃耆 50 克，豬脊骨適量，水煎，食鹽少許調味後服食。

還可採用推拿自療，上肢，拿肩井筋，揉捏臂臑、手三里、合谷部肌筋，點肩髃、曲池等穴，搓揉臂肌來回數遍；下肢，拿陰廉、承山、崑崙筋，揉捏伏兔、承扶、殷門部肌筋，點腰陽關、環跳、足三里、委中、犢鼻、解谿、內庭等穴，搓揉股肌來回數遍。

⊙肝腎陰虛型　可取熟地 15 克，龜甲 20 克，鎖陽 12 克，白芍 12 克，黃柏 6 克，知母 6 克，陳皮 9 克，乾薑 3 克，虎骨 10 克（狗骨代，量加大）。或取熟地黃 24 克，懷山藥 12 克，山茱萸 12 克，丹皮 9 克，澤瀉 9 克，茯苓 9 克。上藥水煎，分 2 次服，每日 1 劑。並可選用中成藥自療，可選用虎潛丸或健步丸等。若久病陰損及陽，陰陽兩虧，則可選用鹿角膠丸或加味四斤丸等。

若選用藥食自療，可取烤乾牛骨髓粉 300 克，黑芝麻 300 克，略炒香後研為細末，加白糖適量合拌，每次服 9 克，每日 2 次。

㈣腰　痛

腰痛是指腰部感受外邪，或因外傷或由腎虛而引起的氣血運行失調，脈絡絀急，腰府失養所致的以腰部一側或兩側疼痛為主要症狀的一種病症。

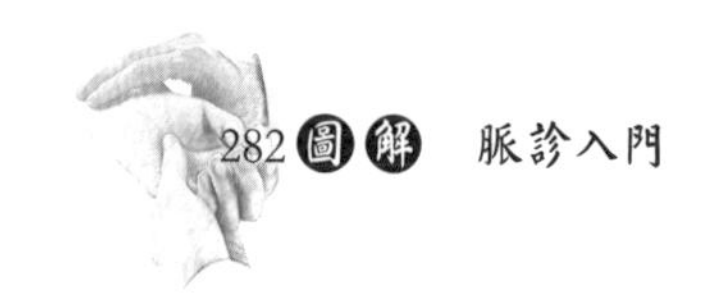

該病相當於西醫學的腰肌勞損類疾病。多有腰部感受外邪，外傷、勞損等病史。以一側或兩側腰痛為主要症狀。或痛勢綿綿，時作時止，遇勞則劇，得逸則緩，按之則減；或痛處固定，脹痛不適；或如錐刺，按之痛甚。

【脈象辨析】

⊙脈沉緊或沉遲　多為寒濕腰痛所致。症見腰部冷痛重著，轉側不利，逐漸加重，每遇陰雨天或腰部感寒後加劇，痛處喜溫，體倦乏力，或肢末欠溫，食少腹脹，舌質淡、舌體胖大、苔白膩而潤。

⊙脈濡數或弦數　多為濕熱腰痛所致。症見腰髖弛痛，牽掣拘急，痛處伴有熱感，每於熱天或腰部著熱後痛劇，遇冷痛減，口渴而不欲飲，尿色黃赤；或午後身熱，微汗冒出，舌質紅、苔黃膩。

⊙脈細　多為腎虛腰痛所致。症見腰痛以痠軟為主，喜按喜揉，腿膝無力，遇勞更甚，臥則減輕，常反覆發作。偏陽虛者，則少腹拘急，手足不溫，氣短乏力，舌質淡，脈沉細；偏陰虛者，則不寐心煩，口燥咽乾，面色潮紅，手足心熱，舌質紅、苔少。

【中醫簡易治療】

⊙藥酒療法　當歸、紅花、、川牛膝各 3 克，生桃仁 7 粒，威靈仙 1.5 克。上藥加水 200 毫升煎煮，再加老黃酒 200 毫升混勻後口服。適用風濕性腰痛。

⊙單方驗方

① 白朮 40～120 克，薏苡仁 30～90 克，芡實 30～60 克，川續斷、桑寄生各 20 克。上藥水煎，分 2 次服，

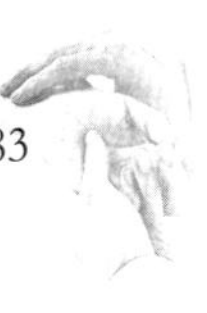

每日 1 劑。適用於非腰椎本身器質性病變所致的腰痛。

② 杜仲（炒去絲），木香各 120 克，官桂 30 克。上藥共研細末，每次取服 6 克，空腹時以溫酒調下。適用於寒性腰痛。

③ 茅山蒼朮（鹽水炒），炙黃柏各 15 克。上藥水煎，分 2～3 次服。適用於腰臀腿膝疼痛不已。

④ 川芎 2.4 克，當歸 4.5 克，赤芍、杜仲、香附各 3 克，紅花 2.4 克。上藥水煎，空腹時服。適用於瘀血腰痛，症見日輕夜重，脈澀。

【預防調護】

⊙避免外感，一旦感受外邪，及時飲薑糖水等驅風散寒。

⊙保持良好的生活習慣，適當運動，起居有常，避免房勞縱慾，以顧護腎精，防止內傷，注意活動腰部，自我按摩，打太極拳，鬆弛腰部肌肉。

⊙量力而行，避免外傷，注意勞動保護，避免腰部負重，慢性腰痛除應用適當的藥物治療外，應注意防護腰部不受損傷，保暖，或加用腰托

【自療要點】

⊙外感腰痛　多因居處潮濕，汗出當風、冒雨受涼，感受暑濕等引起，多屬實證。

① 寒濕腰痛，可取乾薑 12 克，甘草 6 克，丁香 3 克，蒼朮 10 克，白朮 10 克，橘紅 6 克，茯苓 12 克。寒甚痛劇者，加附子 6 克，肉桂 3 克；濕盛者，加藿香 10 克，薏苡仁 30 克；兼有風邪、痛處不定者，加桂枝 10

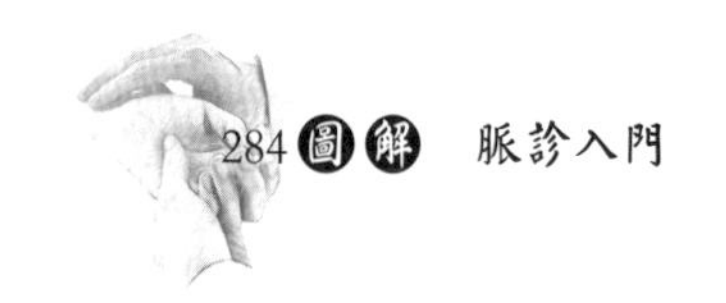

克，獨活 10 克，羌活 10 克。若腎氣不足，感受寒濕者選用獨活寄生湯。上藥水煎，分 2 次服，每日 1 劑。

或取獨活 9 克，桑寄生 12 克，杜仲 15 克，牛膝 9 克，細辛 3 克，茯苓 15 克，防風 9 克，川芎 9 克，當歸 9 克，白芍 9 克，熟地黃 12 克，甘草 6 克。上藥水煎，分 2 次服，每日 1 劑。

亦可採用中成藥自療，可選用祛風舒筋丸或小活絡丹。並可選用溫熨自療，可取食鹽炒熱或坎離砂熨患處，適用於寒濕腰痛及腎虛腰痛。或取鮮松針搗爛，炒熟後敷於患處。並可取石菖蒲、荊芥、蘇葉各等分，鹽拌，炒熱後貼敷痛處。

並可採用浸洗法自療，取製川烏、製草烏、木瓜、紅花各 30 克，加水 2500 毫升，煎成 2000 毫升，浸洗患處。再可採用藥食自療，取刀豆殼 4～5 個，焙乾研末，以酒沖服。適用於遇寒即發者。或取老桑枝 60 克，雌雞 1 隻，去毛及內臟洗淨，瓦煲明火煮熟，調味後服食。

② 濕熱腰痛，可取黃柏 12 克，蒼朮 12 克，防己 12 克， 萆薢 12 克，當歸 12 克，牛膝 12 克，薏苡仁 12 克。濕重者，加茯苓 15 克，木瓜 10 克；熱重者，加梔子 15 克，生石膏 30 克，知母 10 克；兼風者，加柴胡 9 克，黃芩 9 克，殭蠶 9 克。上藥水煎，分服，每日 1 劑。並可採用中成藥自療，可選用豨桐丸或新癀片。

⊙內傷腰痛 多因先天不足，久病體虛、年老體弱、房室不節等引起，病多屬虛（腎虛）。

① 瘀血腰痛，可取當歸 9 克，川芎 6 克，桃仁 9

克，紅花 9 克，沒藥 6 克，五靈脂 6 克，地龍 6 克，香附 3 克，牛膝 9 克。瘀重者，加乳香 6 克，雞血藤 30 克；腎虛者，加杜仲 10 克，川續斷 15 克，桑寄生 15 克；跌仆閃挫者，加青皮 9 克，豨薟草 15 克。上藥水煎，分服，每日 1 劑。並可採用中成藥自療，選用舒筋活血片，跌仆閃挫者可選用三七傷藥片。

藥敷療法：可選用阿魏膏、紅花油外塗，速效跌打膏外敷。

針法：在委中穴四周，細脈管上放血；或針刺水溝、委中、阿是穴。

② 腎虛腰痛，可取熟地黃 24 克，懷山藥 12 克，山茱萸 9 克，枸杞子 9 克，菟絲子 12 克，杜仲 12 克，當歸 9 克。上藥水煎，分 2 次服，每日 1 劑。或取熟地黃 24 克，懷山藥 12 克，枸杞子 12 克；山茱萸 12 克，川牛膝 9 克，菟絲子 12 克，鹿角膠 12 克，龜甲膠 12 克。上藥水煎，分 2 次服，每日 1 劑。並可取杜仲 24 克，補骨脂 12 克，核桃仁 15 克，大蒜 12 克。上藥水煎，分 2 次服，每日 1 劑。

偏陽虛者選用右歸丸；偏陰虛者選用左歸丸：無明顯的陰陽偏虛者，可用青娥丸。並可採用中成藥自療，可選用益腎蠲痺丸，或強力天麻杜仲膠囊。還可採用藥食自療，可取桑寄生 15 克，桑枝 50 克，薏苡仁 30 克，粳米 30 克。先將桑寄生、桑枝煎 30 分鐘，取汁，再將薏苡仁、粳米加水和藥汁煮粥後服食。或取羊肉 250 克，巴戟天 20 克，生薑 3 片，粳米 150 克，食鹽適量。先將巴戟

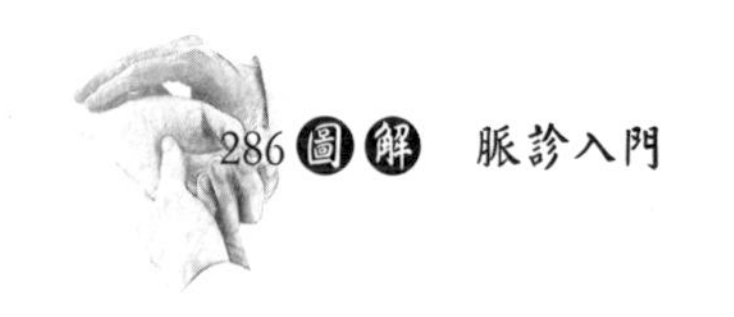

天煎湯代水，再將切成小塊的羊肉、粳米、生薑、食鹽放入鍋裏同煮成粥，趁熱溫服。

㈤ 顫 震

顫震，又稱「顫振」或「振掉」，是指以頭部或肢體搖動、顫抖為主要臨床表現的一種病症。

該病相當於西醫學所稱某些錐體外系疾病所致的不隨意運動，如帕金森氏症（震顫麻痺）、舞蹈病、手足徐動症等。該病多發於中、老年人，男性多於女性。起病隱襲，漸進發展加重，不能自行緩解。以頭部及肢體搖動、顫抖，甚至不能持物為其共同症候特徵，輕者頭搖肢顫，重者頭部震搖大動，肢體震顫不已，不能持物，食則令人代哺；繼見肢體不靈，行動遲緩，表情淡漠，神情呆滯，口角流涎等症狀。

【脈象辨析】

⊙**脈弦緊**　多為風陽內動所致。症見眩暈頭脹，面部發紅，口乾舌燥，情緒不穩、易怒，腰膝痠軟，睡有鼾聲，漸見頭搖肢顫，不能自主，舌質紅、苔薄黃。

⊙**脈沉濡無力或沉細**　多為氣血虧虛所致。症見頭暈目眩，心悸而煩，動則氣短懶言，頭搖肢顫，食少納呆，全身乏力，畏寒肢冷，時常汗出，二便失常，舌質淡紅、舌體胖大、苔薄白而滑。

⊙**脈弦滑或沉濡**　多為痰熱動風所致。症見頭暈目眩，頭痛不已，肢體顫震抖動，手不能持物，甚至四肢不知痛癢；胸悶泛惡，甚則嘔吐痰涎，咳喘，痰涎如縷似絲，吹拂不斷，舌質紅、舌體胖大有齒痕、苔厚膩或白或黃。

【中醫簡易治療】

⊙單方驗方

① 生地黃、桑寄生、白芍、牡蠣（先煎）各 15 克。上藥水煎，分 2 次服，每日 1 劑。適用於顫震，證屬風陽內動。

② 大黃 10 克，黃連 3 克，地龍 12 克，鉤藤 15 克。上藥水煎，分 2 次服，每日 1 劑。適用於壯熱顫震。

③ 生地黃、枸杞子、製首烏、龜甲（先煎）各 20 克。上藥水煎，分 2 次服，每日 1 劑。適用於顫震，證屬肝腎陰虛。

【預防調護】

⊙生活要有規律，注意起居有節，夏日做好防暑降溫，冬日做好防凍保暖。

⊙保持穩定情緒，避免過分激動。

⊙注意飲食衛生，合理搭配膳食，忌菸戒酒。

⊙注意勞逸結合，防止過度疲勞。

⊙儘量避免使用酚噻嗪類、抗抑鬱類及利舍平等藥物。

⊙多參加戶外體育鍛鍊，如打簡易太極拳等。

【自療要點】

⊙陰虛陽亢型　可取炙甘草 9 克，生地黃 15 克，白芍 9 克，麥門冬 9 克，阿膠（烊化）9 克，火麻仁 9 克，生牡蠣（先煎）30 克，鱉甲（先煎）12 克，龜甲（先煎）

12 克。上藥水煎，分 2 次服，每日 1 劑。或取白芍 9 克，阿膠（烊化）9 克，龜甲（先煎）12 克，生地黃 15 克，火麻仁 9 克，五味子（後下）6 克，生牡蠣（先煎）30 克，麥冬 9 克，炙甘草 6 克，雞子黃 2 枚，鱉甲（先煎）12 克。上藥水煎，分 2 次服，每日 1 劑。血虛、盜汗明顯者，可用中成藥自療，常用天麻鉤藤顆粒；頭暈耳鳴者，可選用杞菊地黃丸。

若採用藥食自療，則取枸杞子 10 克，白菊花 6 克，泡開水後，當茶飲用。

⊙氣血虧虛型 可取黨參 9 克，白朮 9 克，茯苓 9 克，當歸 6 克，川芎 6 克，白芍 9 克，熟地黃 12 克，炙甘草 6 克，天麻 9 克，鉤藤（後下）15 克，珍珠母（先煎）30 克。上藥水煎，分 2 次服，每日 1 劑。並可採用中成藥自療，可選用十全大補丸合天麻鉤藤顆粒；眩暈明顯者常合用全天麻膠囊。

還可採用藥食自療，取當歸 9 克，黃耆 15 克，粳米 100 克。先將當歸、黃耆煎水取汁，再加入水及粳米，煮成稀粥後，服食。

⊙髓海不足型 可取鹿角片（先煎）9 克，龜甲（先煎）9 克，枸杞子 12 克，黨參 15 克。上藥水煎，分 2 次服，每日 1 劑。並可取黨參 15 克，白朮 9 克，茯苓 12 克，朱茯神 12 克，石菖蒲 6 克，遠志 12 克，麥冬 9 克，酸棗仁 9 克，龍眼肉 9 克。上藥水煎，分服，每日 1 劑。並可採用中成藥自療，常用杞菊地黃丸。髓海不足偏於陰虛者常用左歸丸，偏於陽虛者常用右歸丸。

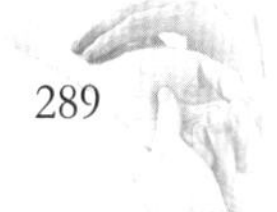

還可採用藥食自療，取豬腿骨 500 克打碎，冬瓜 300 克切片，熬後飲服。

⊙**痰熱動風型** 可取法半夏 9 克，膽南星 6 克，枳實 9 克，茯苓 9 克，橘紅 9 克，炙甘草 6 克，生薑 3 克。上藥水煎，分服，每日 1 劑。痰黃者，加黃芩 9 克，夏枯草 15 克；胸脘痞悶重者，可酌加瓜蔞皮 9 克，厚朴 9 克。水煎分服，每日 1 劑。若採用中成藥自療，常用礞石滾痰丸，震顫較重者，可加用羚羊角粉。

若採用藥食自療，可取牛蒡子 6 克，鮮橙子 1 枚切開，用沸水沖泡後，當茶水飲用。

⊙**血瘀動風型** 可取赤芍 9 克，川芎 9 克，桃仁 9 克，紅花 9 克，通天草 9 克，老蔥 15 克，生薑 6 克，大棗 6 克。上藥水煎，分 2 次服用，每日 1 劑。並可採用中成藥自療，可選用血府逐瘀口服液。

若採用藥酒自療，可取桃仁 500 克，天麻 100 克，入黃酒 2 500 克中浸泡，每次飲 20 毫升，每日 2 次。

八、婦產科病症

㈠ 月經先期

月經週期提前 7 日以上，或每月兩潮，並連續 2 個月經週期以上，稱為月經先期。

該病相當於西醫學的月經頻發。其病機主要是血熱和氣虛。血熱則熱擾衝任，血海不寧，迫血妄行，月經提前；氣虛則統攝無權，衝任不固，月經先期而至。

【脈象辨析】

⊙**脈滑數**　多為陽盛實熱所致。症見經期提前，經血量多，血色紫紅，血質黏稠；心煩口渴，小便色黃，大便秘結，身熱面赤，舌質紅、苔黃。

⊙**脈弦數**　多為肝鬱血熱所致。症見經期提前，經量或多或少，血色紫紅，質稠有塊。經前乳房、胸脅、少腹脹痛，精神抑鬱，煩躁易怒，口苦咽乾，舌質紅、苔黃。

⊙**脈細數**　多為陰虛內熱所致。症見經期提前，經血量少，色紅質稠。兩顴潮紅，五心煩熱，口燥咽乾，舌質紅、苔少。

⊙**脈緩弱**　多為中氣不足所致。症見經期提前，經血量多，血色淡、質稀；神疲體倦，少氣懶言，脘悶納呆，食少納呆，大便溏薄，舌質淡、苔薄。

【中醫簡易治療】

⊙**藥食療法**　芹菜、薺菜各 90 克。將芹菜、薺菜擇洗乾淨，切成條狀，備用。將清水下鍋燒開後，倒人芹菜、薺菜，煮沸後撈起，拌適量豬油、調味料即可服食。一般服 7～10 劑有效。適用於月經先期，證屬熱型。

⊙**中藥貼敷療法**　益母草 60 克，夏枯草 30 克。搗爛炒熱後，外熨於丹田處。適用於月經先期，證屬血瘀或血熱。

⊙**單方驗方**

① 鹿啣草、金櫻子各 30 克，上藥水煎，分 2 次服，連續服 3～4 劑。適用於少女月經先期，證屬脾腎虛弱。

② 黨參 15 克，當歸 20 克，黃耆 30 克，甘草 9 克。

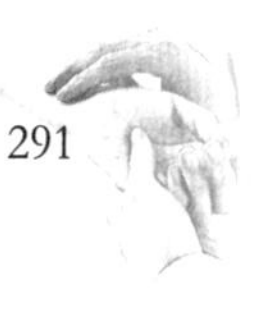

上藥水煎，分 2 次服，每日 1 劑。適用於月經先期，證屬氣虛。

【預防調護】

⊙注意營養調節，經期前後忌食生冷飲食及辛燥之品。

⊙注意勞逸結合，按時起睡，勿過度疲勞及思慮勞心，保持脾強健，衝任調和。

⊙經期，產後要注意衛生預防工作，防止生殖道上行感染。

【自療要點】

⊙**脾氣虛弱型**　可取人參（或黨參，量加倍）12 克，黃耆 15 克，甘草 3 克，當歸 10 克，陳皮 6 克，升麻 6 克，柴胡 6 克，白朮 10 克。上藥水煎，分 2 次服，每日 1 劑。或採用中成藥自療，可選用歸脾丸。

⊙**陰虛內熱型**　可取生地黃 20 克，玄參 15 克，白芍 15 克，麥冬 12 克，阿膠（烊化）10 克，地骨皮 12 克。上藥水煎，分 2 次服，每日 1 劑。

或採用中成藥自療，可選用知柏地黃丸或二至丸。前者主治腎陰不足、陰虛內熱或相火妄動的病症，後者用於屬肝腎陰虛引起的病症。

⊙**陽盛血熱型**　可取丹皮 10 克，地骨皮 10 克，白芍 12 克，生地黃 15 克，青蒿 10 克，茯苓 10 克，黃柏 6 克，黃連 4.5 克，黃芩 9 克，黃柏 9 克，貫眾 12 克。上藥水煎，分 2 次服，每日 1 劑。適用於陽盛血熱所致月經先期、量多。或採用中成藥自療，肝鬱化火，胸脅脹痛，

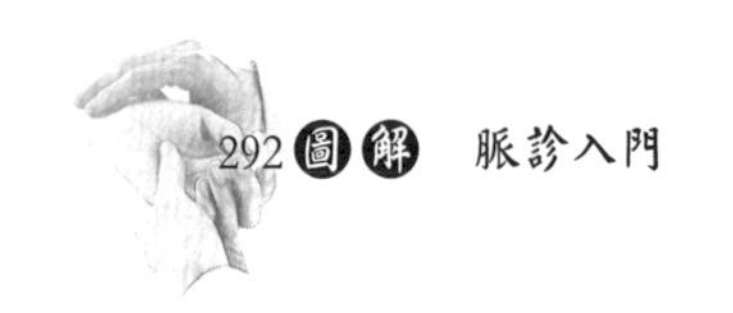

心煩悶躁，頰赤口乾，食慾不振或有潮熱者，用丹梔逍遙丸；陰虛血熱，月經先期、量多，色紫黑，赤白帶下者，用固經丸。

⊙肝瘀血熱型　可取丹皮 6 克，梔子 6 克，柴胡 6 克，當歸 10 克，白芍 12 克，白朮 10 克，茯苓 12 克，甘草 6 克，薄荷（後下）3 克。上藥水煎，分 2 次服，每日 1 劑。適用於月經先期，乳脹，鬱悶不歡，舌質偏紅，脈細弦。先期量多者，加白薇 9 克，旱蓮草 15 克，側柏葉 9 克，生地榆 12 克；先期腹痛者，加延胡索 12 克，川楝子 9 克，青皮、陳皮各 4.5 克。上藥水煎，分 2 次服，每日 1 劑。或採用中成藥自療，可選用丹梔逍遙丸。

㈡ 月經後期

月經週期延後 7 日以上，甚至 3～5 個月一行，稱為月經後期。

該病相當於西醫學中的月經稀發。其發病機制有虛實不同，虛者由精血不足引起；實者多由血寒、氣滯、痰濕引起經脈氣機受阻，使血海不能按時滿溢，遂致月經後期。

【脈象辨析】

⊙脈細無力　多為血虛所致。症見月經週期延後，量少色淡而質稀；或小腹綿綿作痛，頭昏目眩，心悸不寐，面色蒼白或萎黃，舌質淡、苔薄白。

⊙脈沉遲無力　多為虛寒所致。症見月經週期延後，量少色淡而質稀，小腹隱隱作痛，喜暖喜按，腰膝痠軟，

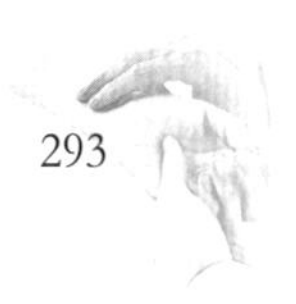

性慾淡漠，小便清長，面白無華，舌質淡、苔白。

⊙**脈沉緊**　多為實寒所致。症見月經週期延後，量少色黯有塊；經行時小腹冷痛，得熱痛減，畏寒肢冷，或面色青白，舌質黯、苔白。

⊙**脈弦**　多為氣滯所致。症見月經週期延後，量少或正常，血色紫黯有塊，小腹脹痛，精神抑鬱，胸脅、乳房脹痛，舌質淡、苔薄白。

⊙**脈滑**　多為痰濕所致。症見月經週期延後，量少色淡質稀，身形肥胖，心悸氣短，胸悶嘔惡，帶下量多，舌質淡、舌體胖、舌邊有齒痕、苔膩。

【中醫簡易治療】

⊙**藥食療法**　山楂 50 克，紅糖 30 克。山楂煎湯去渣，沖入紅糖攪勻後溫服，每日 2 次。適用於月經後期，證屬血寒瘀滯。

⊙**單方驗方**

① 黃耆、黨參、當歸各 25 克，羊肉 500 克。上藥用布包好，與羊肉同放入砂鍋內加水適量，以文火煮 2 小時。月經後，每日 1 次，連服 3～5 日。適用於月經後期，證屬氣血兩虛。

② 乾薑、大棗、紅糖各 30 克，上藥水煎，分 2 次服，每日 1 劑。適用於月經後期，證屬實寒。

【預防調護】

⊙適當鍛鍊身體，保持情緒穩定，精神愉快。

⊙注意攝生，防止風寒濕邪侵襲，忌食過於寒冷酸涼之物。

⊙做好計劃生育工作，減少不必要的流產和手術損傷，預防生殖道感染。

⊙因全身疾病而致月經後期，應積極治療全身性疾病；若因服用不明療效的減肥藥所致，應停服該藥，並積極治療。

【自療要點】

⊙**血虛型**　可取人參6克，炒山藥12克，熟地黃12克，杜仲10克，枸杞子10克，當歸10克，山茱萸10克，炙甘草6克。上藥水煎，分2次服，每日1劑。

或採用中成藥自療，可選用當歸調經顆粒。亦可施以灸療，取脾俞、胃俞、足三里、血海、陰陵泉穴施灸。還可選用耳穴自療，取子宮、卵巢、內分泌、腎區等穴（圖9-15），施以貼壓法。

⊙**血寒型**　可取川芎9克，當歸10克，白芍12克，莪朮6克，人參（或黨參，量加倍）10克，牛膝9克，肉桂3克，丹皮10克，炙甘草6克。或取炒當歸10克，生地黃、熟地黃各10克，川芎10克，白芍10克，桂枝3克，淡吳茱萸2.5克，鹿角霜（先煎）10克，懷牛膝10克，香附10克，熟女貞子10克，艾葉5克。小腹脹者，加烏藥6克；腰痠者，加川斷9克，杜仲9克。上

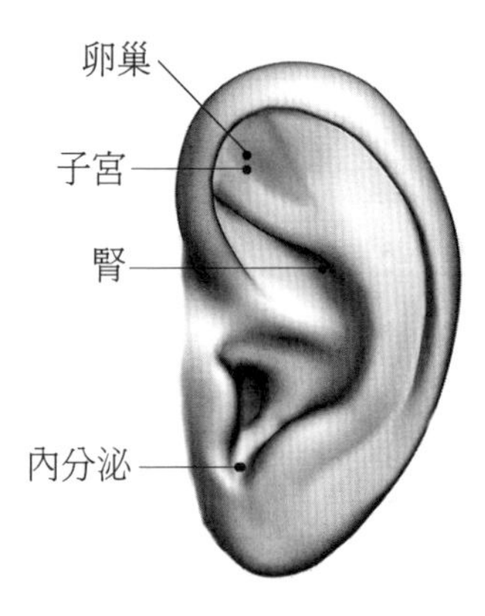

圖 9-15

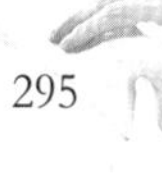

藥水煎，分 2 次服，每日 1 劑。

亦可採用中成藥自療，可選用艾附暖宮丸。還可採用中藥貼敷自療，取炮薑 10 克，山楂 20 克，延胡索 6 克。上藥共研細末，貯於瓶內。用時，取藥末 6 克，用黃酒調為糊狀，貼敷於臍部，外用紗布覆蓋，膠布固定。每日 1 次，7～10 日 1 個療程。

並可採用按摩自療，血寒者，用掌按法施術於神闕穴，持續按壓 3～5 分鐘，患者下腹部出現發熱感，然後用掌擦法，施術於背部督脈和腎俞、命門部位，反覆摩擦 1～2 分鐘，以皮膚透熱為度。

⊙**氣滯型**　可取烏藥 10 克，香附 12 克，木香 6 克，當歸 10 克，甘草 6 克，當歸 15 克，川芎 9 克，赤芍 9 克，桃仁 15 克，紅花 9 克，五靈脂 9 克，生蒲黃（包）15 克，延胡索 9 克。上藥水煎，分 2 次服，每日 1 劑。適用於月經後期血瘀證。

並可採用中成藥自療，兼有瘀血內阻，頭痛或胸痛，內熱瞀悶，失眠多夢者可選用血府逐瘀膠囊；月經不調，氣血不暢，行經腹痛可選用婦科調經片；血瘀氣滯引起的月經不調，行經腹痛，量少色暗，午後發燒，產後瘀血不淨者可選用複方益母草膏。

⊙**腎陽虛型**　可取熟地黃 24 克，山茱萸 9 克，枸杞子 6 克，山藥 12 克，杜仲 6 克，甘草 6 克，肉桂 6 克。上藥水煎，分 2 次服，每日 1 劑。還可選用中成藥自療，可選用八珍鹿胎膏。月經延後，量少，色黯有血塊，小腹冷痛，畏寒肢冷，血寒者可選用當歸丸、當歸流浸膏、當

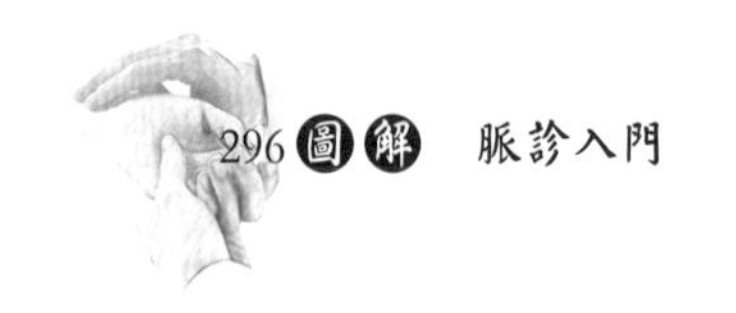

歸紅棗顆粒等。

⊙腎陰虛型 可取熟地黃9克，山茱萸6克，枸杞子6克，山藥6克，茯苓5克，甘草3克，仙靈脾10克，仙茅10克，紫河車（呑）10克，山茱萸IO克，女貞子20克，當歸10克，香附10克。適用於治療肝腎陰虧引起的月經後期，量少，閉經等。兼氣虛加生黃耆12克，黨參12克；兼氣滯加柴胡6克，青皮6克；兼痰濕加半夏9克，益母草15克。還可採用中成藥自療，可選用左歸丸。

⊙痰阻胞脈型 可取製半夏9克，橘紅9克，茯苓15克，炙甘草5克，川芎9克，當歸1 0克。上藥水煎，分2次服，每日1劑。適用於治療痰濕壅滯所致的月經期延後。白帶多，加樗白皮15克；經量減少，加雞血藤12克，丹參12克；水腫去甘草加鹿角膠12克；多囊卵巢者，加皂角刺12克，三棱10克，莪朮12克；納差脘悶，加山楂12克，砂仁（打）6克。上藥水煎，分2次服，每日1劑。

還可採用中成藥自療，可選用蒼附導痰丸。伴瘀血內停者可選用大黃庶蟲丸。

並可採用推拿自療：① 摩中脘、建里穴3～5分鐘；② 橫擦左側背部及腰骶部，以透熱為度。

㈢ 月經先後不定期

月經週期或提前或延後7日以上，連續3個月經週期以上，稱為月經先後無定期。

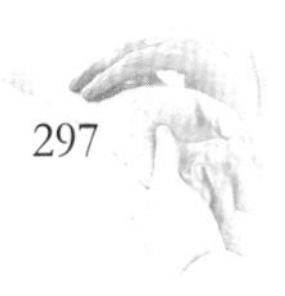

該病相當於西醫學月經失調中的月經不規則。其主要病機多為肝腎功能失調，衝任功能紊亂，血海蓄溢失常。

【脈象辨析】

⊙**脈沉細** 多為腎虛所致。症見經行或先或後，量少、色淡、質稀，頭暈目眩，耳鳴耳聾，腰膝痠軟，小便頻數，舌質淡、苔薄。

⊙**脈弦** 多為肝鬱所致。症見經行或先或後，經量或多或少，經色黯紅，有血塊，或經行而不暢，胸脅、乳房、少腹脹痛，精神抑鬱，時欲嘆息，噯氣不息，少食納呆，舌質淡、苔薄白或薄黃。

【中醫簡易治療】

⊙**藥茶療法**

① 玫瑰花、月季花、杭菊花各 10 克，冰糖適量。共加水煎湯代茶水飲用。適用於月經先後不定期，證屬肝鬱。

② 車前草、鵝兒草、閻王刺根各 12 克，陳艾 10 克。上藥加水煎後，當茶水飲用，每日數次。適用於月經先後無定期。

⊙**藥食療法** 枸杞子 15～30 克，烏骨雞 1 羽。雞清理乾淨腸臟與毛，雞肉切塊，加水及蔥、薑、白胡椒等少許調味料，與枸杞子同入砂鍋內，以小火隔水燉煮至爛熟。取食適量，每日 2 次。適用於月經先後不定期，證屬腎虛血虧。

⊙**單方驗方** 生地黃 15 克，地骨皮、玄參各 12 克，丹皮、白芍、黃柏、麥門冬、阿膠（烊化）、旱蓮草各 10

克。兼血瘀者，加蒲黃 10 克，丹參 12～12 克；熱象不明顯者，可將旱蓮草易為益母草；兼心煩不寐者，加炒酸棗仁 10 克。上藥水煎 2 次，合藥汁分 2 次服，每日 1 劑。具有清熱涼血，滋陰固經的功效。適用於月經紊亂，先後無定期，月經量多。

【預防調護】

⊙行經期間，經行前後避免思慮過度，採取聽音樂等方式放鬆心情，切忌暴怒憂鬱，損傷肝脾，擾及衝任致月經失調。

⊙行經期間，應適勞逸，按時作息。

⊙經期注意保暖，不涉水、冒雨、游泳。

【自療要點】

⊙**肝鬱氣滯型**　可取柴胡 10 克，當歸 12 克，白芍 12 克，白朮 12 克，茯苓 12 克，甘草 6 克。上藥水煎，分 2 次服，每日 1 劑。或採用中成藥自療，可選用逍遙丸。

⊙**腎氣不足型**　可取人參 3 克，熟地黃 15 克，山藥 12 克，山茱萸 10 克，炙遠志 6 克，炙甘草 6 克，製五味子 9 克，菟絲子 12 克，補骨脂 9 克。上藥水煎，分 2 次服，每日 1 劑。或採用中成藥自療，可選用左歸丸。

㈣ 月經過多

月經週期正常，經行血量明顯多於正常，稱為月經過多。該病相當於西醫學的排卵性月經失調引起的月經過多、宮內節育器所致的月經過多。該病常有素體虛弱，或情志不遂，或嗜食辛辣，或工作、生活環境過於燥熱，或病發於宮內節育器或人工流產術後病史。其主要病為衝任損傷、經血失於制約。

【脈象辨析】

⊙**脈緩弱** 多為氣虛所致。症見月經量多，色淡、質稀，神疲肢倦，小腹空墜，氣短懶言，納少食滯。大便溏薄，面色無華，舌質淡紅、苔薄白。

⊙**脈滑數** 多為血熱所致。症見月經量多，血色深紅、質黏稠，心煩面赤，口渴飲冷，尿黃便秘，舌質紅、苔薄黃。

⊙**脈澀** 多為血瘀所致。症見月經過多，經血紫黯而有塊，經行小腹疼痛拒按，舌質紫黯或有瘀點、瘀斑。

【中醫簡易治療】

⊙**藥茶療法** 金銀花、菊花、白茅根各 15 克。上藥水煎後，代茶水頻飲。適用於月經過多，證屬血熱。

⊙**藥食療法** 黃耆 60 克，烏骨雞（去毛與內臟）250 克。黃耆與烏骨雞同放於鍋內，加清水適量，先以武火煮沸，再改用文火慢煮 2～3 小時至爛熟，調味後服食，連服 3～5 日，每日 1 次。適用於月經過多，證屬氣虛。

⊙**單方驗方** 紅藤 30 克，益母草 25 克，茜草、赤芍、白芍各 15 克，當歸 12 克，川芎、五靈脂、生蒲黃、生地黃、紅花各 10 克。上藥水煎，分 2 次服，每日 1 劑。具有活血化瘀的功效。適用於人工流產後月經過多。

【預防調護】

⊙調暢情志，心境平和則經期如常。

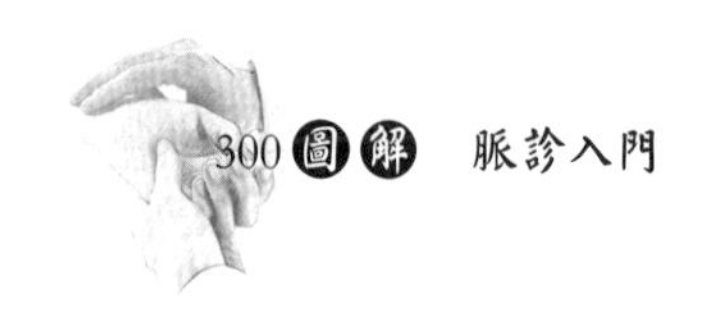

⊙經期勿受涼飲冷，勿食辛辣刺激飲食。

⊙經期注意調攝，經行之際勿過度勞累、持重，注意臥床休息。

⊙放置節育環的婦女，應定期檢查節育環的位置正常與否。經期嚴禁房事與坐浴。注意外陰衛生。

⊙注意月經的期、量、色、質，積極配合治療。

【自療要點】

⊙**氣虛型**　可取生黃耆 20～30 克，白朮 15 克，煅龍骨（先煎）30 克，煅牡蠣（先煎）30 克，山茱萸 15 克，杭白芍 12 克，海螵蛸 12 克，茜草根 10 克，棕櫚炭 6 克，五倍子 1.5 克。上藥水煎，分 2 次服，每日 1 劑。

或採用中成藥自療，可選用三七總苷片。伴脾肺氣虛者可加用補中益氣；氣血兩虛者可加用寧坤丸；心脾兩虛，食少體倦，面色萎黃，健忘失眠，心悸及各種出血者可加用歸脾丸。

⊙**血熱型**　可取生地黃 12 克，熟地黃 12 克，白芍 12 克，山藥 12 克，續斷 12 克，地榆 12 克，黃芩 10 克，黃柏 10 克，甘草 6 克。上藥水煎，分 2 次服，每日 1 劑。亦可採用中成藥自療，血熱者，可選用止血片；陰虛血熱者，可選用固經丸。

⊙**血瘀型**　可取炒蒲黃（另包）12 克，五靈脂 10 克。當歸 24 克，川芎 9 克，桃仁 9 克，甘草 6 克，乾薑炭 6 克，益母草 15 克。

上藥水煎，分 2 次服，每日 1 劑。或採用中成藥自療，可選用雲南白藥或三七片。

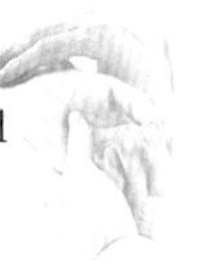

㈤ 經期延長

月經週期基本正常，行經時間超過 7 日以上，甚或 14 日方淨，稱為經期延長。

該病證相當於西醫學的排卵型功能失調性子宮出血病的黃體萎縮不全、盆腔炎、子宮內膜炎、上環術後引起的經期延長。該病可有盆腔炎病史，或有飲食、情志失調史，或有上環手術史。其病機常有虛實之別，實者多因氣滯血瘀，寒凝血瘀或氣虛血行遲滯，以致瘀血阻滯衝任，新血不得歸經；虛者多由陰虛內熱，虛火妄動，擾動血海，以致血海不寧；或因氣虛衝任不固，經血失於約制而使經期延長。

【脈象辨析】

⊙脈弦澀　多為血瘀所致。症見經血淋漓 8～10 日方淨，量少或量多，血色紫黯有塊，小腹疼痛拒按，舌質紫黯或有瘀斑、瘀點。

⊙脈細數　多為虛熱所致。症見月經持續 8～10 日，量少色紅質稠，咽乾口燥，或有顴紅潮熱，或見五心煩熱，舌質紅而少津、苔少或無。

⊙脈緩弱　多為氣虛所致。症見經行過期不止，量多、色淡、質稀，倦怠乏力，氣短懶言，小腹空墜，面白無華，舌質淡、苔薄。

【中醫簡易治療】

⊙單方驗方

① 黨參、川續斷、白朮、山藥各 15 克，生黃耆 20

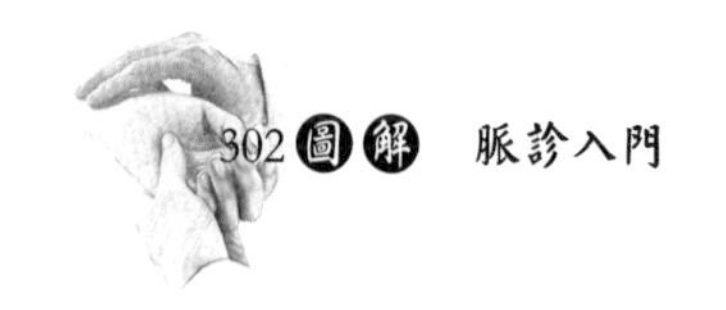

克，阿膠 10 克（烊化）。上藥水煎，分 2 次服，每日 1 劑。適用於經期延長，證屬氣虛。

② 龜甲、白芍、黃柏、椿根白皮各 15 克，香附 6 克。上藥水煎，分 2 次服，每日 1 劑。適用於經期延長，證屬虛熱。

③ 生蒲黃、白朮各 10 克，桃仁 15 克，紅花 6 克，三七末（另吞）3 克。上藥水煎，分 2 次服，每日 1 劑。適用於經期延長，證屬瘀阻胞宮。

④ 人參、熟地黃、山藥、山茱萸、菟絲子、炙遠志、五味子 9 克、補骨脂各 9 克，炙甘草、附子、肉桂各 6 克。上藥水煎，分 2 次服，每日 1 劑。具有益腎扶陽的功效。適用於經期延長，證屬腎氣虛、衝任失調。

【預防調護】

⊙經期不宜過勞或劇烈運動，過則易傷脾氣，使生化不足，統攝無權。

⊙注意節慾，月經未淨禁忌性生活。

⊙月經期長者，要積極治療，防止發展成崩漏。

⊙月經期延長，中藥治療後效果不顯，應轉入上級醫院，採取中西醫結合診治。

【自療要點】

⊙氣虛型　可取白朮 10 克，茯神 12 克，黃耆 12 克，薏苡仁 10 克，人參 9 克（或黨參 12 克），木香 9 克，當歸 3 克，遠志 3 克，甘草 6 克，生薑 3 片，大棗 2 枚。上藥水煎，分 2 次服，每日 1 劑。

或採用中成藥自療，可選用歸脾丸、歸脾膏、阿膠三

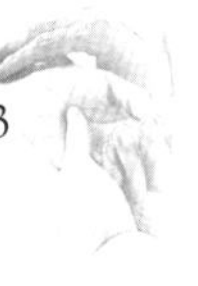

寶膏等。

⊙脾腎陽虛型 可取禹餘糧 15 克，鹿角膠（烊化）9 克，紫石英 12 克，川斷 9 克，赤石脂 12 克，熟地黃 15 克，川芎 6 克，乾薑 6 克，黃耆 20 克，艾葉 6 克，側柏葉 12 克，當歸 9 克，黨參 1 5 克，茯苓 12 克。上藥水煎，分 2 次服，每日 1 劑。

或採用中成藥自療，可選用右歸丸。

⊙陰虛內熱型 可取黃柏 10 克，龜甲 15 克，白芍 12 克，黃芩 9 克，椿根白皮 15 克，香附 9 克，生地黃 15 克，旱蓮草 15 克。熟地黃 20 克，川續斷 15 克，菟絲子 20 克，製首烏 30 克，黨參 20 克，黃耆 20 克，白朮 15 克，崗稔根 30 克，阿膠（烊化）12 克，牡蠣（先煎）30 克，山茱萸 15 克，炙甘草 10 克。上藥水煎，分 2 次服，每日 1 劑。適用於治療陰道出血已減緩，仍有點滴不盡者。若採用中成藥自療，可選用二至丸合固經丸。肝腎兩虧，陰虛血少，頭暈目眩，耳鳴咽乾，午後潮熱，腰腿痠痛，腳跟疼痛，可選用歸芍地黃丸；肺腎不足，骨蒸勞熱，腰膝痠軟，可選用全龜膠囊。

⊙濕熱蘊結型 可取蒼朮 15 克，黃柏 12 克，薏苡仁 15 克，牛膝 9 克，茜草 15 克，地榆 12 克，茵陳 10 克，金銀花藤 12 克。上藥水煎，分 2 次服，每日 1 劑。若採用中成藥自療，可選用龍膽瀉肝丸等。

⊙氣滯血瘀型 可取桃仁 6 克，紅花 6 克，當歸 12 克，川芎 8 克，白芍 10 克，熟地黃 15 克。蒲黃炭（另包）12 克，炒五靈脂（另包）12 克，製大黃 6 克，炮薑

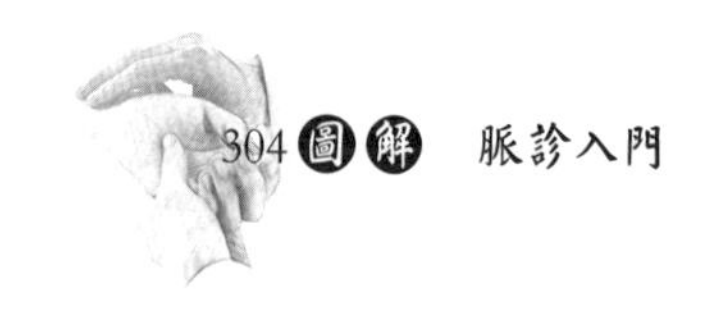

炭6克，茜草12克，益母草12克，仙鶴草15克，桑螵蛸12克，海螵蛸12克，三七粉（另吞）2克。上藥水煎，分2次服，每日1劑。若採用中成藥自療，可選用失笑散，伴肝鬱者可選用逍遙丸或七製香附丸。

㈥崩　漏

崩漏是指經血非時而至，或暴下不止，或淋漓不盡；前者稱崩，後者稱漏下。二者常交替出現且病因病機相同，故統稱崩漏。

該病相當於西醫學生殖內分泌失調引起的無排卵型功能失調性子宮出血。其主要病機為衝任二脈損傷，不能制約經血，子宮藏洩失常。多因脾虛、腎虛、血熱、血瘀所致。其臨床表現為月經週期紊亂，經期長短不一，經量多少不等，常見無規律和較長時間的陰道出血，多無下腹部疼痛症狀。

發病前可停經數週或數月以上；發病時可有類似正常月經的週期性出血；或呈淋漓狀、點滴出血，不易自止，勞累後加劇；或出血量過多，因大出血而致四肢厥逆、脈搏微弱欲絕等氣血脫之危候。

【脈象辨析】

⊙脈細弱　多為脾虛所致。症見經來全無定期，量多如崩，或淋漓不斷，血色淡而質稀，神疲乏力、氣短面白，四肢不溫，納呆少食，舌質淡、舌體胖、苔薄白。

⊙脈細數　多為腎陰虛所致。症見經血非時而下，量多或淋漓不斷，經色鮮紅，血質稍稠，頭暈耳鳴，腰膝痠軟，五心煩熱，舌質紅、苔少。

⊙脈沉細　多為腎陽虛所致。症見經行無期，經量多或淋漓不斷，血色淡、質稀薄，面色晦黯，畏寒肢冷，腰膝痠軟，小便清長，大便稀溏，舌質淡黯、苔薄白。

⊙脈洪數或滑數　多為血熱所致。症見經血非時突然大下，或淋瀝日久難止，血色深紅，質黏稠，口渴煩熱，大便秘結，小便色黃，舌質紅、苔黃。

⊙脈澀　多為血瘀所致。症見經血非時而下，量時多時少，時出時止，或淋瀝不盡，血色紫黯有塊，少腹疼痛拒按，舌質紫黯、苔薄白。

【中醫簡易治療】

⊙藥茶療法　炒雞冠花、紅糖各 30 克。水煎後，代茶水飲用。適用於血熱出血。

⊙單方驗方

① 烏梅炭、地榆炭各 60 克，廣三七、側柏葉各 30 克。上藥共研細末，每次以白開水沖服 10～20 克，0.5～2 小時服 1 次，連服數次，至出血大減為止。適用於功能性子宮出血。

② 仙鶴草、血見愁、旱蓮草各 30 克。上藥水煎，分 2 次服，每日 3 次。適用於陰道出血量多。

③ 馬齒莧、益母草各 30 克。上藥水煎，分 3 次服用。適用於功能性子宮出血，刮宮後出血，盆腔炎所致的陰道出血。

④ 烏賊骨適量，研末後吞服，每次服 1.0～1.5 克。適用於脾虛、腎虛出血。

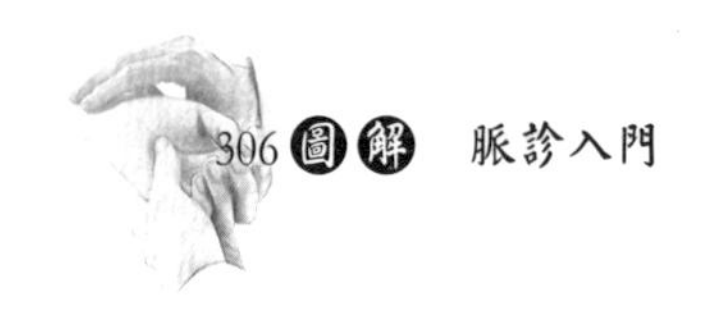

【預防調護】

⊙平時應注意避免過度精神刺激，保持心情舒暢。

⊙注意勞逸結合，不可過於勞累，出血量多時宜臥床休息，避免疲勞、劇烈運動，以免加重病情。

⊙注意飲食衛生，避免暴飲暴食，忌食辛辣助火之品。

⊙經期應注意保暖，避免淋雨、感冒。

⊙注意衛生，保持外陰清潔，勤換月經墊及內褲，經期禁行房事。

⊙平時可做適當的體育運動，運動量宜小，可以散散步或輕微地活動手腳和四肢關節，經期要停止運動。

⊙做好計劃生育，少生優生，避免多次流產。

【自療要點】

⊙**陰虛內熱型**　可取生地黃 24 克，熟地黃 24 克，白芍 12 克，山藥 12 克，續斷 12 克，黃芩 9 克，黃柏 9 克，甘草 9 克。上藥水煎，分 2 次服，每日 1 劑。

或採用中成藥自療，肝腎陰虛，眩暈耳鳴，咽乾鼻燥，腰膝痠痛，月經量多者可選用二至丸；陰虛潮熱，骨蒸盜汗，腰膝痠軟，血虛萎黃可選用龜甲膠顆粒；肝腎兩虧，陰虛血少，頭暈目眩，耳鳴咽乾，午後潮熱，腰腿痠痛，腳跟疼痛可選用歸芍地黃丸。

⊙**血熱妄行型**　可取地骨皮 9 克，生地黃 24 克，龜甲（先煎）9 克，牡蠣（先煎）24 克，阿膠（烊化）9 克，山梔子 9 克，地榆 12 克，黃芩 12 克，藕節 12 克，棕櫚炭 9 克，甘草 6 克。上藥水煎，分 2 次服，每日 1 劑。或

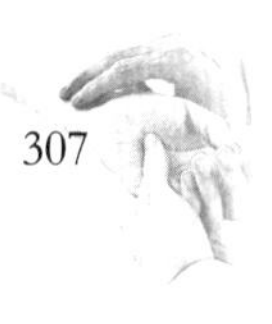

採用中成藥自療，可選用清熱固經丸或止血片。

⊙腎陽虛衰型　可取熟地黃24克，山藥12克，山茱萸9克，枸杞12克，鹿角膠（烊化）12克，菟絲子12克，杜仲12克，製附子4克，黃耆24克，覆盆子10克，赤石脂12克。上藥水煎，分2次服，每日1劑。

亦可採用中成藥自療，精神疲乏，腰腿痠軟，頭暈目眩，腎虧精冷，性慾減退，夜多小便，健忘失眠，可選用龜鹿補腎丸或龜鹿補腎口服液；畏寒無力，血虛眩暈，腰膝痿軟，虛寒血崩者，可選用鹿茸口服液等。

⊙脾虛失攝型　可取熟地黃30克，炒白朮30克，黃耆9克，黑薑6克，人參9克，當歸10克。上藥水煎，分2次服，每日1劑。或取黃耆15克，黨參30克，山藥20克，續斷15克，白朮10克，黃芩10克，山茱萸10克。上藥水煎，分2次服，每日1劑。適用於治療崩漏日久。或採用中成藥自療，脾肺氣虛可選用補中益氣丸；心脾兩虛可選用歸脾合劑等。

⊙瘀阻胞脈型者　可取當歸10克，川芎8克，白芍12克，熟地黃12克，五靈脂（另包）6克，炒蒲黃（另包）6克。上藥水煎，分2次服，每日1劑。亦採用中成藥自療，可選用益母草顆粒或寧坤丸等。

㈦閉　經

女人年逾16週歲，月經尚未來潮；或已行經又中斷6個月以上，稱為閉經。前者稱「原發性閉經」，後者稱「繼發性閉經」。

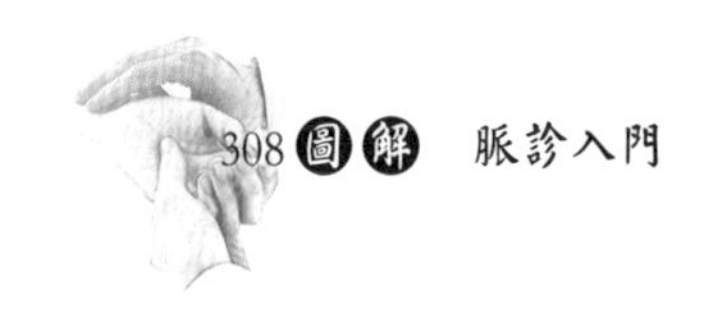

西醫學所指的原發性閉經，主要見於子宮、卵巢的先天異常或無子宮等。繼發性閉經主要見於多囊卵巢綜合徵、阿謝曼綜合徵、席漢綜合徵、閉經—溢乳綜合徵、卵巢早衰、生殖道結核以及精神心理因素引起的中樞神經及丘腦下部功能失常。

其病機不外虛、實兩種。虛者可因稟賦素弱，或多產房勞，以致肝腎不足；或飲食勞倦損傷脾胃，化源少，營血虧，以致氣血虛弱；或素體陰虧，或久病，或失血傷陰，陰虛內熱，虛火灼津，以致陰虛血燥，均可導致衝任虧損，精血不足，血海空虛，無血可下；實者多由情志不暢，氣滯血瘀；或外感、內傷寒涼，寒凝血瘀；或肥胖之人，多痰多濕，或脾虛失運，濕聚成痰等，均可導致邪氣阻隔，衝任不通，經血不得下行。臨床表現為月經停閉 6 個月以上，或超過 16 週歲月經尚未來潮，可伴有腰痠腿軟，或頭暈心悸，或五心煩熱，或腹痛拒按等。

【脈象辨析】

⊙脈沉細　多為肝腎虧虛所致。症見年逾 16 歲而尚未行經，或月經週期延後，經量過少，漸至經閉。兼見形體瘦弱，面色憔悴，肌膚不榮，頭暈耳鳴，腰膝痠軟，陰中乾澀，陰毛、腋毛稀疏脫落，舌質淡紅、少苔。

⊙脈細數　多為陰虛血燥所致。症見月經延後，量少、色紅、質黏稠，漸至停閉不行，五心煩熱，兩顴發紅，口唇乾燥，骨蒸勞熱，盜汗不止，乾咳少痰或痰中帶血，舌質紅、少苔。

⊙脈沉弦或弦澀　多為氣滯血瘀所致。症見月經數月

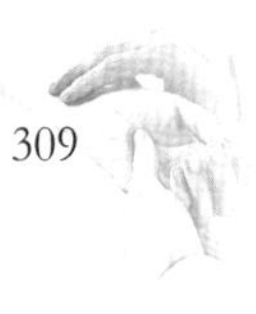

不行，少腹脹痛拒按，胸脅、乳房脹痛，精神抑鬱，煩躁易怒，舌質紫黯，有瘀點、瘀斑。

⊙脈沉滑　多為痰濕阻滯所致。症見月經稀發，色淡量少，漸至閉經，形體肥胖，胸脅滿悶，嘔惡多痰，神疲倦怠，納食減少，大便溏薄，帶下量多，舌質淡白、舌體胖大、苔白膩。

【中醫簡易治療】

⊙藥食療法　雞血藤 60 克，益母草、山楂各 30 克，紅糖 12 克。先將前 3 味藥加水煎煮，再入紅糖沖服，每日 3 次。適用於閉經，證屬血瘀。

⊙藥酒療法

① 當歸尾 9 克，沒藥 6 克，紅花 3 克。上藥用紹酒浸好，溫熱後飲用，每日 1 服。適用於石女經閉。

② 絲瓜絡 60 克，枸杞子、紅花各 12 克，桃仁 8 克。將上藥用白酒服浸泡後，每日飲用 1 次。適用於閉經，證屬血瘀、血虛。

⊙單方驗方

① 山楂 60 克，雞內金、紅花各 9 克，紅糖 30 克。上藥水煎，分 2 次服，每日 1 劑，每月連服 7 劑。適用於閉經，證屬氣滯血瘀。

② 仙靈脾 15～30 克，杜仲 12 克，菟絲子、枸杞子、製何首烏、生酸棗仁各 15 克、當歸、柏子仁、胎盤、川牛膝、紅花、桃仁、肉桂各 9 克，丹參 30 克。氣虛血瘀者，加台參、黃耆；寒凝血瘀者，加肉桂、附子；氣滯血瘀者，加香附、烏藥。上藥水煎，分 2 次服，每日

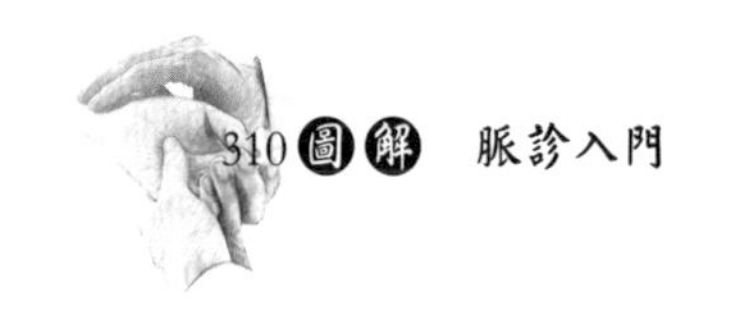

1 劑。具有益腎、活血、化瘀的功效。適用於人工流產後閉經。

【預防調護】

⊙月經後期、月經過少未及時治療，逐漸發展嚴重而致閉經，對於已婚婦女，又可導致不孕症，因此應積極治療，以免病情加重，使治療相對困難。

⊙閉經是月經病中較為嚴重疾病之一，需較長時間治療方可恢復，因此患者要有信心，消除焦慮緊張等精神因素，保持心情舒暢，配合醫生治療。

⊙加強營養，調節飲食，既不可過分節食（減肥），以免造成營養不良引發閉經；又不可暴飲暴食，以免肥胖而引發閉經。

⊙注意生活起居，生活要有規律，勞逸結合，寒溫適宜，經期注意保暖，禁食生冷瓜果等寒涼酸冷食物，臨經勿淋雨涉水，以免陰寒內盛，凝滯氣血。

⊙加強體育活動，以增強體質。做好避孕工作，以免經常藥流、人流傷子宮，耗氣傷血，造成閉經。

【自療要點】

⊙**中成藥自療**　可分以下 6 型進行：

① 氣血虧虛型者，可取八珍丸、十全大補丸早晚各 1 丸，溫開水服。或八寶坤順丹，每次 6 克，早晚各 1 次，溫開水送服。

② 陰虛血虧型者，可取六味地黃丸，早晚各 1 丸，淡鹽水或溫開水送服。

③ 氣滯血瘀型者，可取女寶膠囊口服，每次 4 粒，

每日 3 次。或取當歸浸膏丸，口服每次 4～6 片，每日 3 次，以溫開水送下。亦可取婦康寧片，口服每次 8 片，每日 2～3 次。還可取桂枝茯苓丸，每日 2 次，每次 1 丸，以溫開水送下。

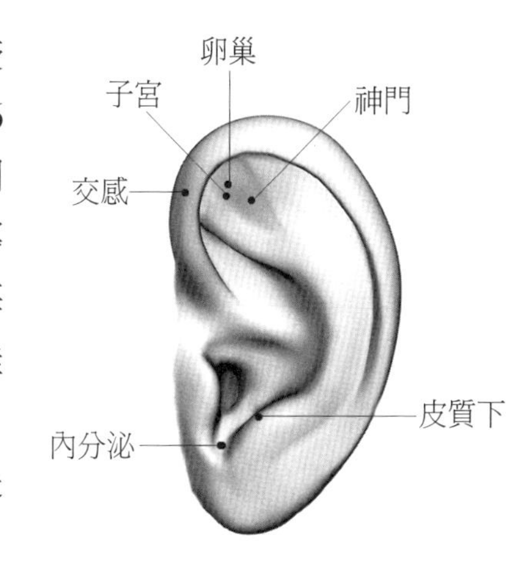

圖 9-16

④ 寒濕凝滯型者，可取金匱溫經丸，每次 6～9 克，每日 2 次，口服。或取女寶膠囊口服，每次 4 粒，每日 3 次，以溫開水送下。亦可取鹿胎膏，每服 10 克，每日 2 次。

⑤ 痰阻衝脈型者，可取蒼附導痰丸，早晚各服 6 克，以溫開水送下。

⊙耳穴貼壓自療　取子宮、內分泌、卵巢、皮質下、神門、交感等穴（圖 9-16）。每次選 2～3 穴，用王不留行子貼壓，小塊膠布固定，每日按壓 2～4 次。

㈧ 痛　經

凡在經期和經行前後，出現週期性小腹疼痛，或痛引腰骶，甚至劇痛暈厥的，稱為痛經。

該病相當於西醫學的痛經。西醫學將痛經分為原發性痛經和繼發性痛經兩類，前者又稱功能性痛經，係指生殖器官無明顯器質性病變者，多見於青少年女性；後者則多繼發於生殖器官某些器質性病變，如盆腔子宮內膜異位症，慢性盆腔炎、子宮肌腺症、婦科腫瘤、宮頸口黏連狹窄等。多見於育齡期婦女。本病常有虛實之分，實者多由氣滯血瘀，寒濕凝滯，濕熱蘊結，以致氣運行不暢，衝任阻滯，不通則痛；虛者多由肝腎虧損，氣血虛弱，精虧血少，衝任失養，不榮則痛。

其臨床表現為以下腹部疼痛伴隨經週期反覆發作為特徵。疼痛時間多在經期前後 7 日內或經 1～2 日內或整個經期。疼痛程度以影響工作及生活質量為度，痛甚者可致昏厥。疼痛可波及腰骶、肛門、陰道、大腿內側；並可伴見面色蒼白、冷汗淋漓、噁心嘔吐，腹瀉或乳房脹痛、胸脅脹滿、周身倦怠、頭暈頭痛等症狀。膜樣痛經者，經血中有大塊子宮內膜，排出前腹痛加重，排出後腹痛減輕。

【脈象辨析】

⊙脈弦或弦澀有力　多為氣滯血瘀所致。症見經前或經期小腹脹痛拒按，經行不暢，色黯有塊，塊下痛減，胸脅、乳房脹痛，舌質紫黯，或有瘀點、瘀斑。

⊙脈沉緊　多為寒濕凝滯所致。症見經前或經期小腹冷痛或絞痛，得熱痛減，經行量少，色黯有塊，畏寒肢冷，面色青白，帶下量多，舌質黯、苔白或白滑。

⊙脈滑數或濡數　多為濕熱蘊結所致。症見經前或經期小腹脹痛拒按，痛連腰骶，經行量多或經期延長，經色紫紅，質稠有塊，平素帶下量多，黃稠臭穢，小便黃赤，舌質紅、苔黃膩。

⊙脈細弱　多為肝腎虧損所致。症見經期或經後小腹隱痛，喜按喜揉，行經量少，血色黯淡、質稀，頭暈目眩，耳鳴耳聾，或有潮熱時作，腰骶痠痛，舌質淡、苔薄白或薄黃。

【中醫簡易治療】

⊙藥食療法

① 紅花 10 克，紅糖 30 克。水煎，經來即服，每日 1 次，連服 3 日。適用於痛經，證屬虛寒。

② 益母草 30 克，延胡索 20 克，雞蛋 2 枚。上 3 味加水 500 毫升同煮，待蛋熟去殼再煮片刻，食蛋飲湯，每日 1 劑。於經前連服 5～7 日。適用於痛經，證屬氣滯血瘀。

③ 桂皮、山楂肉各 10 克，紅糖 30 克。先將前 2 味藥加水 500 毫升同煮，濾取藥汁後加紅糖調服，於月經來潮當日溫服，早晚各 1 次，連服 3 日。適用於痛經，證屬寒凝血瘀。

⊙單方驗方

① 五靈脂 10 克，酒製香附 15 克。上藥水煎至 300 毫升，分早晚 2 次服用，每日 1 劑。適用於經前腹痛。

② 黃連（炒）、黃芩各 6 克，香附 15 克，延胡索 20 克，赤芍 12 克，甘草 10 克。上藥水煎，分 2 次服，每日 1 劑。適用於痛經，證屬濕熱。

【預防調護】

⊙平時要保持心情舒暢，樂觀豁達，防止肝鬱致痛，消除經前恐懼心理。

⊙學習生理衛生知識，正確認識和對待月經來潮。

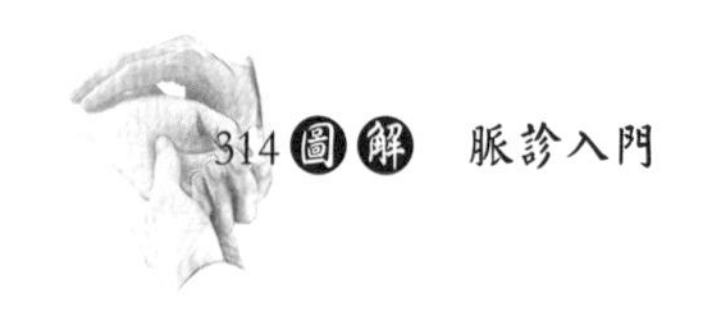

⊙注重經期及產後的攝生保健，經前期及經期忌生冷飲食，慎起居，禁游泳、涉水，防止寒邪入侵，並保持外陰清潔。

⊙節制房事，做好計劃生育，防止房勞多產，損傷肝腎。

⊙月經期避免婦科檢查，以免感染或發生子宮內膜異位。

⊙熱性痛經忌服辛辣刺激性食物。

【自療要點】

⊙痛經的主要病因是氣血運行不通暢所致，因此平時的調理是關鍵，可多用藥食療法，在經前 10 日開始連續服用單方驗方。

⊙痛經發作時可配合外用敷貼、塗抹等方法溫經止痛，使氣血通暢暢，經血自然排出，痛經自癒。

⊙若痛經劇烈伴冷汗者，需找醫師診治，萬不可自服止痛片，以免引起其他病症。

㈨ 帶下病

婦女帶下量增多，色、質、氣味發生異常，或伴見局部、全身症狀的，稱為帶下病。

該病相當於西醫學的多種生殖系統炎症及腫瘤導致分泌物的異常，如各種陰道炎、宮頸炎、盆腔炎及婦科腫瘤等。其主要病因是濕邪為患，傷及任、帶二脈，使任脈不固，帶脈失約而致。

臨床表現為帶下量多，色白或黃，或黃綠如膿，或渾

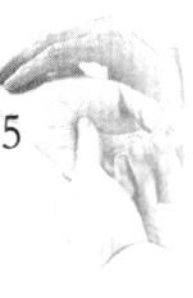

濁似米泔水、或赤白相間，或雜色帶；其質稀薄、或呈黏稠狀，或呈泡沫狀或如豆渣樣；其氣無味，或腥臭，或穢臭難聞，可伴見外陰瘙癢、陰部灼熱疼痛等；或兼見尿頻、尿痛、小腹痛、腰骶部痛等局部或全身症狀。

【脈象辨析】

⊙**脈緩弱**　多為脾虛濕困所致。症見帶下量多，色白或淡黃，質稀薄，或如涕如唾，無氣味，面白無華，四肢不溫，腹脹不適，食少納呆，大便溏薄，四肢困倦，或肢體水腫，舌質淡、舌質胖、苔白膩。

⊙**脈沉弱，兩尺尤甚**　多為腎陽虛所致。症見帶下量多，清冷如水，綿綿不斷，腰膝痠軟冷痛，形寒肢冷，小腹冷感，面色晦黯，小便清長，或夜尿增多，大便溏薄，舌質淡，苔白潤。

⊙**脈滑數**　多為濕熱下注所致。症見帶下量多，色黃或呈膿性，其質黏稠，有臭味，或帶下色白質黏，如豆渣狀，外陰瘙癢，小腹作痛，脘悶納呆，口苦口膩，小便短赤，舌質紅，苔黃膩。

【中醫簡易治療】

⊙**藥食療法**　荷葉 30 克，青皮石榴 1 個，雞冠花 12 克，鳳尾草 20 克。上藥加水煎後，再入紅糖沖服，每日 3 次。適用於帶下病，證屬濕熱。

⊙**中藥坐浴療法**

① 蛇床子、地膚子各 30 克，黃柏 15 克。上藥水煎後坐浴。適於帶下病，帶呈黃色者。

② 川椒 10 克，土槿皮 15 克。上藥水煎後坐浴。適

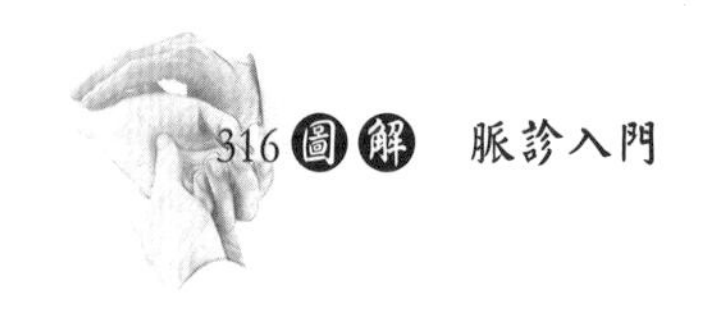

用於帶下病，帶呈白色者。

⊙單方驗方

① 蒼朮 15 克，黃柏 6 克，夏枯草 15 克，白芷 8 克。上藥水煎，分 2 次服，每日 1 劑。適用於帶下病，證屬濕熱。

② 雞冠花 30 克，金櫻子 15 克，白果 10 枚。上藥水煎，分 2 次服，每日 1 劑。適用於帶下病。

【預防調護】

⊙平素保持外陰清潔乾燥，穿寬鬆透氣的棉質內褲，並注意褲的勤洗、勤換、勤曬。注意經期衛生，禁用盆浴。

⊙勿冒雨涉水和久居陰濕之地，以免感受寒濕之邪。

⊙注意性生活衛生，對具有交叉感染的帶下病，在治療期間需禁止性生活，性伴侶應同時接受治療，以免久治不癒。

⊙注意飲食衛生，避免飢飽無度，過食肥甘或辛辣生冷之品，以免損傷脾胃或滋生濕熱。

【自療要點】

⊙脾虛濕困型 可取人參 3 克（或黨參 12 克），白朮 9 克，白芍 12 克，懷山藥 12 克，蒼朮 9 克，陳皮 6 克，柴胡 9 克，黑荊芥 9 克，車前子（包煎）15 克，生甘草 3 克。上藥水煎，分 2 次服，每日 1 劑。

或採用中成藥自療，可選用健脾丸或參苓白朮丸；伴月經錯後，胸脅脹，小腹冷痛可選用七製香附丸；濕注帶下，月經不調，頭暈眼花者，可選用溫經白帶丸。或採用

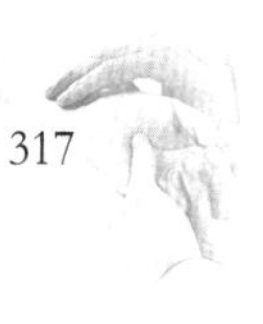

中藥外洗自療，可取膚陰潔洗液 15 毫升加溫水 300 毫升坐浴，每日 1～2 次，1 週為 1 個療程。

或取潔爾陰洗液，用 10%濃度洗液（即取本品加溫開水至 100 毫升混勻），擦洗外陰，或坐浴。每日 1 次，7 日為 1 個療程。

⊙腎陽失固型　可取乾地黃 12 克，山藥 12 克，山茱萸 9 克，澤瀉 12 克，茯苓 15 克，丹皮 9 克，桂枝 3 克，附子 30 克。上藥水煎，分 2 次服，每日 1 劑。

或採用中成藥自療，子宮虛寒，月經不調，經來腹痛，腰痠帶下者，可選用艾附暖宮丸；月經先期量多色紫黑、赤白帶下者，可選用固經丸；陽虛畏寒，精神疲乏，氣血不足，腰膝痠軟者，可選用參鹿補膏。

並可採用灸療，取帶脈、隱白、氣海、神闕、三陰交、脾俞穴，配以中極、關元、環俞、次髎、腎俞、足三里等穴（圖 9-17）。

⊙陰虛夾濕型　可取熟地黃 12 克，山茱萸 9 克，山藥 12 克，丹皮 9 克，茯苓 15 克，澤瀉 12 克，知母 9 克，黃柏 9 克。上藥水煎，分 2 次服，每日 1 劑。

或採用中成藥自療，陰虛火旺者，可選用知柏地黃丸；婦女血虧，陰虛日久，月經不調，過期不止，行經腹痛，自帶時下者可選用養榮百草丸。並可選用外洗自療，可取潔陰靈洗劑 30 毫升，加 10 倍溫開水稀釋後沖洗或坐浴，每日 2 次，5 日為 1 個療程。或取青柏潔身洗液，加 10 倍量溫開水稀釋後外洗或坐浴，每日 2 次。

⊙濕熱下注型　可取豬苓 12 克，茯苓 9 克，車前子

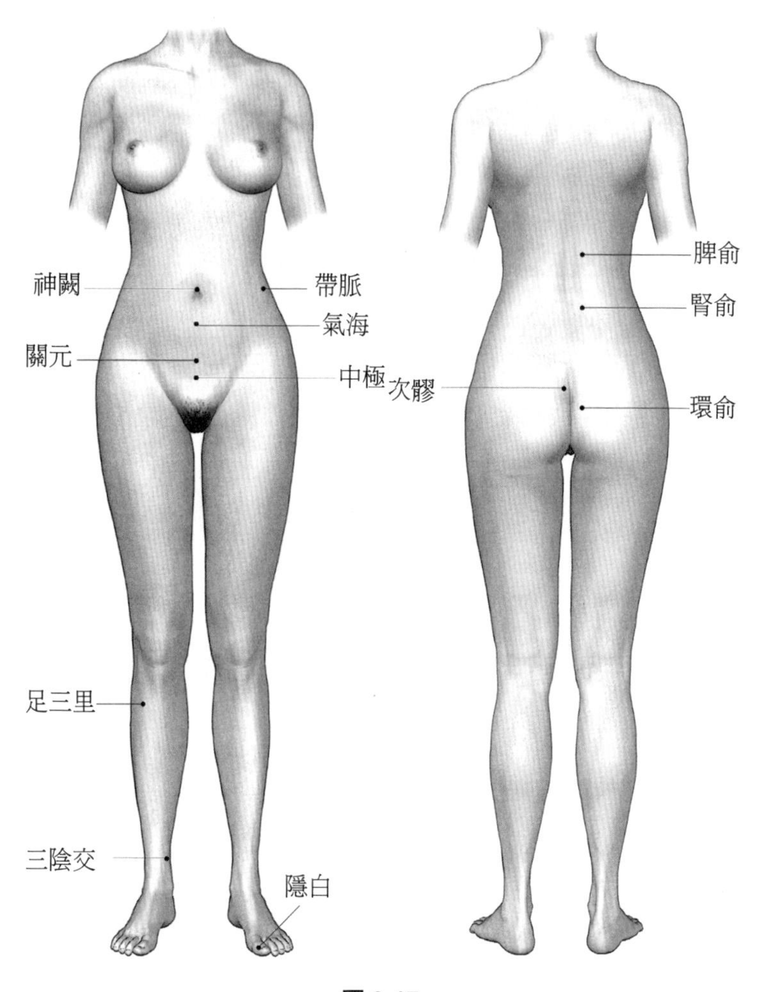

圖 9-17

（包煎）20 克，澤瀉 12 克，茵陳 6 克，赤芍 9 克，丹皮 9 克，黃柏 9 克，山梔 9 克，懷牛膝 6 克。上藥水煎，分 2 次服，每日 1 劑。

或採用中成藥自療，可選用抗婦炎膠囊、一清膠囊、

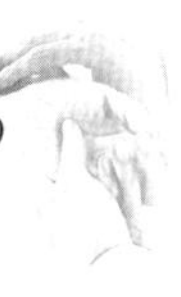

黃連上清丸等。還可採用中藥外洗自療，取蛇床子 15 克，苦參 15 克，百部 15 克，明礬 10 克，花椒 10 克。上藥加水 2000 毫升，煮沸 10 分鐘後去渣取汁、熱燻，待藥汁溫和時外洗坐浴。

早晚各洗 1 次，每次 10 分鐘，5 日為 1 個療程。最多使用 3 個療程，經期停用。並可採用陰道坐藥自療，取婦炎靈泡騰片，睡前洗淨雙手及陰部，取本品置於陰道內，每次1片，每日 1 次。

㈩ 妊娠惡阻

妊娠早期，反覆出現嚴重噁心嘔吐，頭暈畏食，甚則食入即吐的，稱為妊娠惡阻。

該病相當於西醫學的妊娠劇吐。其發病根本是素體胃虛，發病誘因是孕後血聚胞宮以養胎，衝脈氣盛，衝氣上逆犯胃。臨床表現為妊娠早期頻繁嘔吐或食入即吐，甚則嘔吐苦水或夾血絲，精神萎靡不振，身體消瘦無力，目眶下陷，嚴重者可出現血壓降低，體溫升高，黃疸、少尿、嗜睡或昏迷等危重症狀。

【脈象辨析】

⊙脈緩滑無力　多為脾胃虛弱所致。症見妊娠早期，噁心嘔吐清水、清涎或飲入食物，甚或食入即吐，神疲思睡，食慾缺乏，大便溏薄，舌質淡、苔白潤。

⊙脈滑　多為痰濕阻滯所致。症見妊娠早期，嘔吐痰涎，胸脘滿悶，口中淡膩，不思飲食，舌質淡、苔白膩。

⊙脈細滑數　多為氣陰兩虧所致。症見妊娠早期，嘔吐劇烈，甚至嘔吐咖啡色或血性分泌物，精神萎靡不振，身體消瘦無力，目眶下陷，發熱口渴，唇舌乾燥，小便減少，大便秘結，舌質紅而無津、苔薄黃而乾或花剝苔。

【中醫簡易治療】

⊙藥茶療法

① 乾薑、薑半夏各 6 克，黨參 10 克。上藥水煎，服用時，取生薑汁 10 滴溶於藥液內，頻頻飲服。每日 1 劑，適用於妊娠劇吐。

② 熟附子、焦白朮各 6 克，黨參 9 克，乾薑、炙甘草各 3 克。上藥水煎，頻頻飲服，每日 1 劑。適用於血寒惡阻。

⊙單方驗方

① 枇杷葉 15 克，伏龍肝 60 克，生薑 5 片。上藥水煎，分 2 次服，每日 1 劑。適用於妊娠 2 個月後劇吐。

② 製半夏、茯苓各 20 克，生薑 15 克。先約 400 毫升冷水將上藥浸泡 1 小時，再加水煎 40 分鐘左右，取藥汁約 150 毫升，分 2 次服用，每日 1 劑。適用於妊娠早、中期噁心嘔吐。

【預防調護】

⊙孕婦要注意休息，保證睡眠，注意口腔衛生。

⊙飲食宜清淡，避臭穢，大便保持通暢。

⊙室內要經常通風，使空氣清新；要避開誘發嘔吐的氣味及不良因素的刺激。

⊙為幫助止嘔，增進食慾，可口含話梅、鹽金棗等開胃止嘔的食品，

【自療要點】

⊙**脾胃虛弱型**　可取人參 3 克（或黨參 10 克），白朮 9 克，茯苓 9 克，甘草 3 克，陳皮 9 克，薑半夏 9 克，砂仁 3 克，廣木香 3 克，生薑 3 片。上藥水煎，分 2 次服，每日 1 劑。若採用中成藥自療，可選用香砂六君子丸，養胃舒顆粒。

⊙**肝胃不和型**　可取蘇葉 10 克，黃連 6 克。上藥水煎，分 2 次服，每日 1 劑。上藥水煎，分 2 次服，每日 1 劑。或取香菜一把，蘇葉 3 克，藿香 3 克，陳皮 6 克，砂仁 6 克。上藥水煎，分 2 次服，每日 1 劑。適用於妊娠劇吐。或採用中成藥自療，可選用左金丸或加味左金丸。

⊙**痰濕阻滯型**　可取薑半夏 10 克，茯苓 10 克，生薑 3 片。上藥水煎，分 2 次服，每日 1 劑。

⊙**氣陰兩虛型**　可取人參 15 克，麥冬 15 克，五味子 10 克，生地黃 10 克，玄參 10 克。上藥水煎，分 2 次服，每日 1 劑。或採用中成藥自療，可選用生脈飲。

(十一) 妊娠腹痛

妊娠期間，小腹疼痛，反覆發作，而無陰道出血的，稱為妊娠腹痛。

該病屬西醫學先兆流產的症狀之一。其主要病機為胞脈阻滯，氣血運行不暢，不通則痛；或胞脈失養，不榮而痛。

臨床表現為妊娠後小腹疼痛，或少腹疼痛。其疼痛程度不重，綿綿作痛，或冷痛，或脹痛，可伴見胸脅脹痛。

【脈象辨析】

⊙**脈細滑**　多為血虛所致。症見妊娠期間小腹綿綿作痛，按之痛減，頭暈目眩，心悸怔忡，失眠多夢，面色萎黃，舌質淡，苔薄白。

⊙**脈沉弱**　多為虛寒所致。症見孕後小腹冷痛，喜溫喜按，得熱痛減，形寒肢冷，面白無華，食慾缺乏，大便溏薄，身倦乏力，舌質淡、苔薄白。

⊙**脈弦滑**　多為氣滯所致。症見妊娠期間，小腹脹痛，胸脅脹滿，心煩易怒，噯氣嘆息，舌質紅、苔薄黃。

【中醫簡易治療】

⊙**藥食療法**

① 紅棗 10 枚，糯米 100 克。同煮粥常服，適用於妊娠腹痛，證屬血虛。

② 人參 10 克，艾葉 12 克，雞蛋 2 枚。同置於瓦罐內，用文火慢煎，待蛋熟後去殼繼續煲 30 分鐘，飲湯食蛋，每日 1 劑。具有補氣養血，暖宮安胎之效。

⊙**單方驗方**　白芍 15 克，甘草 3 克，川芎 6 克，當歸、香附、砂仁各 10 克。上藥水煎，分 2 次服，每日 1 劑，共服 2～4 劑。適用於妊娠小腹脹痛或隱痛。

【預防調護】

⊙孕前即應注意經期及房事衛生，講究攝身之道。

⊙保持心情舒暢，防止情緒波動，避免各種因素所致之氣血傷耗或氣滯血瘀。

⊙做好孕前體格檢查，積極治療慢性病，尤其是婦科慢性失血及炎症等病變，如月經過多、功能失調性子宮出血、慢性附件炎、盆腔炎等。

⊙努力準備好受孕的體質條件。受孕後即應調飲食、適寒溫、慎勞作、暢情志、節房事，保持充足睡眠，飲食清淡而富於營養，保持高蛋白、高維生素類食物的供給，增強體質。

⊙注意外陰衛生，勤換內褲，勤曬衣被，避免外邪直中胞宮胞脈。

⊙節制房事，以防衝任受損。

⊙勞逸結合，避免久坐少動以疏通氣血。

⊙保持定時大便習慣，保持大便通暢。

⊙慎防下腹部閃挫外傷。

⊙暢情怡志，避免情志刺激，多食蔬菜、水果及清淡易消化食物。

⊙慎防風寒生冷，忌食辛燥油膩食物。患病後應遵照醫囑，按時服藥，並配合飲食療法。

(十二) 產後血暈

產婦分娩後突然頭暈眼花，不能起坐，或心胸滿悶，噁心嘔吐，或痰湧氣急，甚則神昏口噤，不省人事的，稱為產後血暈。

該病類似於西醫學的產後失血性休克、羊水栓塞等病症。其病機不外虛、實兩端。虛者，多由陰血暴亡，心神失養而發作；實者，多因瘀血停滯，氣逆攻心所致。

其臨床表現以產後數小時內，突然頭暈目眩，不能起坐，或暈厥，不省人事為主要特點。並同時伴見面色蒼

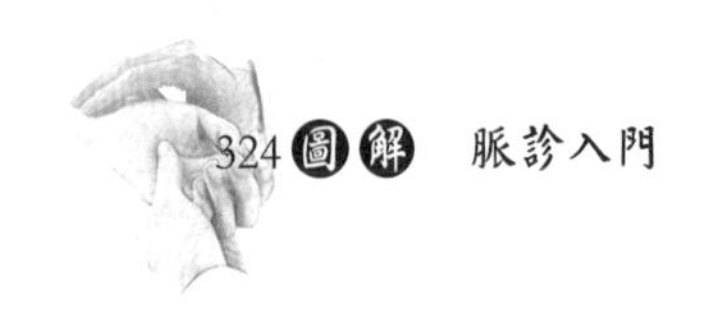

白，手撒肢冷，冷汗淋漓，或心下滿悶，噁心嘔吐，痰湧氣急，或面色青紫，唇舌紫黯。

【脈象辨析】

⊙脈微欲絕或浮大而虛　多為血虛氣脫所致。症見產時或產後失血過多，突然暈眩，心悸不安，煩悶不適，甚則昏不知人，面色蒼白，眼閉口開，手撒肢涼，冷汗淋漓，舌質淡、無苔。

⊙脈澀有力　多為血瘀氣逆所致。症見產婦分娩之後，惡露不下或量少，小腹疼痛拒按，甚則心下滿悶，氣粗喘促，噁心嘔吐，神昏口噤，不省人事，兩手握拳，牙關緊閉，面色青紫，唇舌紫黯。

【中醫簡易治療】

⊙單方驗方

① 人參 20 克，蒲黃炭 15 克。上藥水煎，分 2 次服，每日 1 劑，連服兩日。適用於氣虛大出血。

② 人參 20 克，製附子 15 克。上藥水煎，分 2 次服，每日 1 劑，連服兩日。適用於陽氣暴脫之厥脫證。

③ 血竭 15 克，肉桂 9 克，紅花、益母草各 12 克，人參 10 克。上藥水煎，共取汁 300 毫升，分 2 次服。具有益氣溫經，活血止血的功效。適用於產後血暈。若患者不省人事，可予鼻飼給藥；對於產後宮縮乏力的患者應配合按摩子宮以加強宮縮。

【預防調護】

⊙孕期保健　對不宜繼續妊娠且患有產後出血可能之合併症者，應及早終止妊娠；對雙胎、羊水過多、妊娠高血壓綜合徵等有可能發生產後出血的孕婦，或有產後出血史、剖宮史者，應擇期住院待產；對胎盤早剝，應及早處理，注意避免發生凝血功能障礙。

⊙正確處理分娩三個產程，仔細觀測出血量，認真檢查胎盤胎膜是否完整、有無殘留。如有軟產道損傷，應及時縫合。

⊙產後 2 小時內，注意子宮收縮及陰道出血情況，膀胱是否充盈脹滿，同時觀察血壓、脈搏及全身情況。

⊙產婦保持安定情緒，避免過度情緒刺激。

⊙若見面色蒼白，出冷汗欲發生血暈時，應立即處理，如給予人參湯或桂圓大棗湯、生脈飲等。

⊙嚴密觀察產婦的神色、呼吸、脈搏及血壓，掌握病情變化，隨時採用急救措施。

(十三) 產後缺乳

產婦在哺育期內，乳汁甚少或全無的，稱為缺乳。

該病相當於西醫學的產後缺乳。常有產婦體質素來虛弱；或產時、產後出血過多；或產後脾胃功能不足，食慾缺乏；或產後情志不暢等病史。其主要病機是氣血化源不足或肝鬱氣滯，乳汁運行受阻。臨盎床表現為哺育期中，乳汁量少，甚或全無，不能滿足嬰兒需要。

【脈象辨析】

⊙脈細弱　多為氣血虛弱所致。症見產後乳少，甚或全無，乳汁清稀，乳房柔軟而無脹感，面白無華，神疲體倦，食滯納呆，舌質淡、苔薄白。

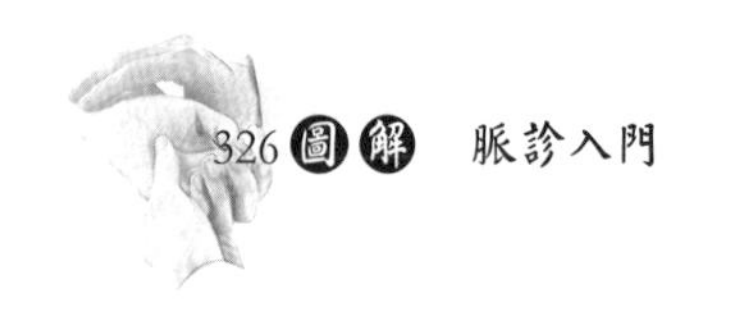

⊙脈弦或弦數　多為肝氣鬱滯所致。症見產後乳汁排出不暢，乳汁濃稠，乳房脹硬或疼痛，胸脅脹悶，食慾缺乏，納食減少，或身有微熱，舌質正常或黯紅、苔薄黃。

【中醫簡易治療】

⊙藥食療法

① 豬蹄1對，通草9克。加水煎煮熟後，食肉飲湯，分2次服，每日1劑。適用於產後乳汁缺少。

② 炮山甲（搗爛）32克，公豬肉絲125克。上料加水煮熟，1次服完，蓋被臥床，使乳房周圍微微出汗。適用於乳汁不通、乳汁缺少。

③ 大蔥適量，陳醋100毫升，食用油適量。將油加熱後，泡蔥於醋中，每餐吃飯時飲2湯匙，連服2～3次即能見效。適用於缺乳症。

⊙單方驗方　黨參、白朮、當歸、雞血藤、熟地黃各15克，通草、桔梗各10克。上藥水煎，分2次服，每日1劑。適用於產後缺乳。

【預防調護】

⊙注意臥床休息，保證充足的睡眠，以助產婦機體功能迅速恢復，有利於乳汁分泌。

⊙適當活動，注意勞逸結合，促使氣血流通，使乳汁正常分泌。

⊙加強精神護理，暢情志，避惱怒，忌憂鬱，保持平和的心境，使乳汁暢行。

⊙注意保持良好的個人衛生習慣，保持乳頭清潔，每次哺乳前用溫開水清洗乳頭，預防乳腺炎。

【自療要點】

⊙產後乳汁缺少的根本原因是產婦的體質差，因此著重於增加營養，多食有利於乳汁分泌的食物，所以單方驗方、飲食療法屬首選的方法。

⊙屬於氣血不足者，可選豬蹄花生湯；屬於肝鬱氣滯者，可選絲瓜桃仁糖漿，並增加水分的攝取，如多喝牛奶、豆漿等。

(十四) 不孕症

生育期婦女，婚後夫婦同居兩年，配偶生殖功能正常，未避孕而未懷孕者，或曾受孕過，而兩年未再懷孕者，稱為不孕症。

該病症相當於西醫學的卵巢功能障礙性不孕，輸卵管性不孕，免疫性不孕，子宮內膜異位症性不孕及原因不明性不孕等。其病機有虛、實兩類。虛者因衝任、胞宮失於濡養成與溫煦，難以成孕；實者多因肝鬱、痰濕和瘀血，胞脈受阻，不能攝精受孕。

臨床表現為久不懷孕，可伴見月經不調，或週期不定，或量色異常；也可伴見下腹部疼痛，腰骶部疼痛，白帶異常；也可伴見明顯不適。

【脈象辨析】

⊙脈沉細或沉遲 多為腎陽虛所致。症見婚久不孕，月經延後，量少色淡，或閉經，白帶量多，質清稀，面色晦黯，腰膝痠痛，性慾淡漠，畏寒肢冷，小便清長，大便不實，舌質淡、苔白。

⊙**脈沉細或細數** 多為腎陰虛所致。症見婚久未孕，月經提前，經量較少、色紅、無血塊，形體消瘦，頭昏目眩，耳聾耳鳴，五心煩熱，不寐多夢，腰腿痠軟，舌質偏紅、少苔。

⊙**脈弦** 多為肝鬱所致。症見多年不孕，經期先後不定，量或多或少，經色黯淡，有小血塊，經前經期乳房、小腹脹痛，精神抑鬱，喜善嘆息，或煩躁易怒，舌質正常或黯紅、苔薄白。

⊙**脈滑** 多為痰濕所致。症見婚久不孕，形體肥胖，經行後期，量少，甚或閉經，帶下量多，其質黏稠，面白無華，頭暈頭昏，心悸不安，胸悶泛惡，舌質淡、苔白膩。

⊙**脈細弦** 多為血瘀所致。症見婚久不孕，月經後期、量少、色紫黯、有血塊，或痛經，塊下痛減，平素可有少腹作痛、拒按，舌質紫黯或舌邊有瘀點、瘀斑。

【中醫簡易治療】

⊙**單方驗方**

① 白芍、香附、丹皮、茯苓、天花粉各 10 克。上藥水煎，分 2 次服，每日 1 劑。適用於不孕症。

② 川芎、白朮、半夏、香附各 30 克，茯苓、神麴各 15 克，橘紅、清炙甘草各 6 克。上藥共研細末，以米湯粥和成藥丸，每次取服 6 克，每日 3 次。適用於肥胖型不孕症。

③ 柴胡、香附、王不留行、紅花各 15 克、桃仁、三棱、牛膝各 20 克，莪朮 30 克。上藥水煎，分 2 次服，每

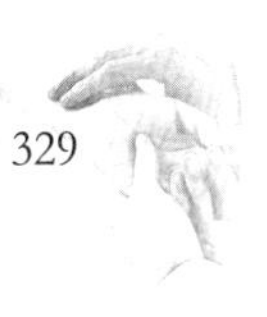

日1劑。適用於輸卵管阻塞性不孕症。

④ 生曬參、炙遠志各 9 克，熟地黃、菟絲子、五味子、炙甘草各 15 克，懷山藥 20 克，山茱萸 10 克。上藥水煎，分 2 次服，每日 1 劑，30 日為 1 個療程。適用於免疫性不孕症。

【預防調護】

⊙保持心情舒暢、心境平和是治療不孕症的首要條件，消除緊張情緒，不能因求子心切而導致內分泌紊亂，抑制排卵而致不孕。

⊙實行計劃生育，採取有效避孕措施。反覆人工流產、藥物流產會使子宮內膜損傷及內分泌失調而引起月經過少、繼發性閉經、子宮內膜異位而不孕，且手術時消毒不夠嚴密或因用具不潔，帶來繼發感染，引起盆腔炎及輸卵管炎症，發生粘連，亦可導致繼發性不孕。

⊙注意經期衛生，經期禁房事，避免游泳、坐浴、盆浴等，預防盆腔炎的發生。每日以溫開水清洗外陰，不可隨意沖洗陰道，破壞陰道的自然防禦功能。

⊙經期忌食生冷食物，以免寒邪阻滯，氣血運行不暢，有目的地增加營養，如腎陽虛常服羊肉、豬腰等，腎陰虛常服鱉、烏賊、黑木耳等；肝鬱可用佛手花、玫瑰花、綠萼梅煎湯代茶；痰濕重者或肥胖者忌食脂肪、油膩食物。

⊙夫妻雙方均應戒酒、戒菸，以免干擾或破壞卵巢正常功能，降低精子活動力和密度，使生育能力降低。

⊙加強體育活動，增強體質，保持適當體重，提高免

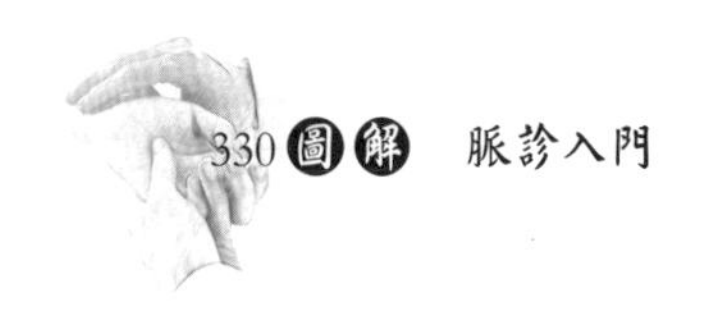

疫功能。

【自療要點】

⊙不孕症患者，宜重視心理疏導。

⊙夫妻雙方應同時檢查，以明確病因，及時治療。女性不孕檢查，可按先簡後繁順序檢查，首先要排除生理器官畸形。

⊙盆腔炎不孕，應中西醫結合治療盆腔炎，若輸卵管不通，粘連不孕者，除配合手術外，可用中藥保留灌腸法、物理微波治療法；宮頸炎可局部上藥或雷射、冷凍治療。

⊙免疫性不孕，應使用避孕套避孕半年，同時口服中西藥，使抗精子抗體效價降低或消失。

⊙內分泌失調、排卵功能障礙性不孕，除按上述中醫臨床表現進行治療外，還可中西醫結合治療。目前多採用中藥週期療法治療，即經期、排卵期、黃體期、經前期 4 個階段，分別採用活血化瘀、補腎養肝、補腎活血、養血調經四法，結合臨床症狀，辨證治療，提高受孕率，治療 3～6 個月，可獲得滿意療效。

⊙不孕患者應配合醫生監測基礎體溫，在兩次月經中間進行超音波監測卵泡，以尋找最佳受孕期。

(十五) 癥　瘕

婦女下腹部胞中有結塊，伴有或痛或脹或滿，甚或出血的，稱為癥瘕。

該病相當於西醫學的子宮肌瘤、卵巢囊腫、盆腔炎性胞塊、陳舊性宮外妊娠及子宮內膜異位症結節包塊等。其主要病機是氣血血行不暢，久而結成癥瘕。氣血運行不暢的原因主要有氣滯、血瘀、痰濕或濕熱等。

其臨床表現以包塊為主要症狀，由於包塊的大小、性質、部位的不同而有各種不同的症狀，可出現月經過多過少、腹部脹滿或疼痛、閉經、血崩、漏下不止、帶下增多、墮胎、小產、不孕等。

【脈象辨析】

⊙**脈沉弦**　多為氣滯所致。症見小腹部有包塊，積塊不堅，推之可移，時聚時散，痛無定處，小腹脹滿，胸悶不舒，精神抑鬱，月經不調，舌質黯紅、苔薄潤。

⊙**脈沉澀**　多為血瘀所致。症見小腹部有包塊，積塊堅硬，固定不移，疼痛拒按，面色晦黯，肌膚乏潤，口乾而不欲飲，月經量多，色黯，夾有血塊，甚則崩中漏下，或月經延後，量少，重則閉經，舌質紫黯，或舌邊有瘀點、瘀斑。

⊙**脈弦滑數**　多為濕熱所致。症見小腹包塊，帶多色黃、臭穢無比，少腹及腰骶部疼痛而脹，經期加重，小便短少、色黃，可伴見經期延長或月經過多，舌質紅、苔黃膩。

【中醫簡易治療】

⊙**中藥灌腸療法**　紅藤、蒲公英、敗醬草、赤芍各30 克，上藥水煎，濃縮至 100 毫升，做保留灌腸。每日1 次，10～15 次為 1 個療程，適用於癥瘕，證屬血瘀。

⊙**中藥熱敷療法**　穿山甲（代）20 克，當歸尾、白芷、赤芍、丹參、小茴香、生艾葉各 30 克。上藥裝入紗布袋內，先用水浸泡 30 分鐘，再隔水蒸 15 分鐘，溫熱後置於小腹部，並可加置熱水袋保溫。每次 20～30 分鐘，每日 2 次，每日 1 劑，10 日為1個療程。用於癥瘕，證屬血瘀。

⊙**單方驗方** 石見穿、穿山甲（代）、地鱉蟲各 10 克，丹參、三棱、莪朮、昆布、夏草各 15 克，炙鱉甲（先煎）、白花蛇舌草各 25 克。上藥水煎，分 2 次服，每日 1 劑。腹脹者，加香附、青皮；痛者，加乳香、沒藥、延胡索；濕熱偏甚，帶黃量多者，加蒼朮、黃柏；體虛者，加黨參、黃耆。具有活血化瘀，軟堅散結的功效。適用於子宮肌瘤。

【預防調護】

⊙出血多者應注意休息，勿勞累，可參加輕微活動，禁止劇烈活動，質虛弱經常頭昏、貧血較重者，應臥床休息，必要時絕對臥床。

⊙湯藥宜溫服，服化瘀消癥藥時應注意觀察服藥時有無腹痛及胃腸道適等反應，有劇烈疼痛應及時治療。尤其血瘀患者，服化瘀消癥藥後，不可隨意外出，以免陰道突然出血，發生意外。

⊙消除憂慮，穩定情緒，保持心情舒暢，以利癥瘕消除。

⊙增加營養，增強體質，適當運動，還需多進食活血化瘀、消積除癥之品，如海帶、鱉、海蜇、木耳、山楂等，貧血病人多進食鐵及蛋白質含量較高的食物，忌生

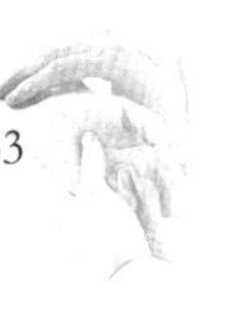

冷、辛辣、酸澀之品，以免損脾凝血。

⊙發現肌瘤宜定期複查，一般 3～6 個月檢查 1 次，包括婦科檢查及超音波檢查。

⊙由於子宮肌瘤常有陰道出血表現，因此應注意保持外陰清潔，預防感染。

【自療要點】

⊙由於氣滯是子宮肌瘤的起始因素，因此調暢情志是預防和護理子宮肌瘤重要方法，可運用心理療法治療。

⊙發現少腹脹痛，陰道不規則出血，應立即就診，尤其是在絕經前後更應進行必要的檢查，以防惡變。子宮肌瘤患者不宜置環，不宜口服避孕藥。

⊙定時複查子宮肌瘤的大小、活動度及發展趨向。若腫塊發展迅速，頂後多不良，宜儘早手術，對於黏膜下肌瘤突出宮頸及陰道者，宜手術為佳，以防大量出血及感染。子宮肌瘤大於 5 公分，且伴陰道出血量多者，宜手術治療，子宮肌瘤小於 5 公分者，可建議射頻消融術治療，或中藥治療，但不可過於攻伐，應照顧氣血，以免損傷氣血。

九、兒科病症

㈠ 水　痘

水痘是由感受時行邪毒引起的急性出疹性疾病。臨床表現以發熱，皮膚及黏膜分批出現斑丘疹、疱疹、結痂為主要特徵。

該病相當於西醫學的水痘。多在冬春季節發生，常為易感兒童，起病 2～3 週前有水痘接觸史，初起發熱、流涕、咳嗽、不思飲食等症狀，發熱大多不高。發熱 1～2 日，頭面、髮際及全身各處出現紅色丘疹，軀幹較多，四肢部位較少。

皮疹初為紅色斑丘疹，很快變為疱疹，橢圓形，大小不一，內含透明漿液，周圍紅暈，壁薄易破，有瘙癢感，繼而乾燥結痂，然後痂蓋脫落，不遺留疤痕，起病後皮疹分批出現，此起彼落，參差不齊，同一時期，斑丘疹、疱疹、結痂常同時存在。

皮疹呈向心性分佈，主要位於軀幹，次為頭面部，四肢遠端較少。口腔、咽喉、眼結膜、外陰黏膜亦可見疱疹，且疱疹易破，形成潰瘍。

【脈象辨析】

⊙脈浮數　多為邪鬱肺衛所致。症見輕度發熱，鼻塞流涕，噴嚏，咳嗽，痘疹稀疏，疹色紅潤，疱漿清亮，根腳紅暈顯著，舌質淡、苔薄白膩，指紋浮紫。

⊙脈洪數有力　多為氣營兩燔所致。症見壯熱不解，煩躁不安，口渴欲飲，面紅唇赤，痘疹稠密，顏色紫黯，疱漿混濁，根腳紅暈顯著，大便乾結，小便黃赤，舌質紅絳、苔黃厚，指紋紫滯。

【中醫簡易治療】

⊙中藥洗滌療法　苦參 30 克，浮萍 15 克，芒硝 30 克。前 2 味煎湯，芒硝沖入攪勻，待溫後洗滌患處，每日 2 次。適用於水痘。

⊙**中藥擦塗療法** 煅赤石脂、煅爐甘石、煅石膏各 3 克。上藥共研細末，外擦患處。適用於水痘化膿潰爛。

⊙**單方驗方**

① 海金砂根 30 克，野菊花根 9 克，梔子 3 克。上藥水煎，分 2 次服，連服 2～3 日。適用於水痘。

② 紫花地丁、臘梅花各 9 克，甘草 3 克，土茯苓 15 克。上藥加水兩碗，煎存大半碗，服時不拘。適用於水痘或兼發熱咳嗽。

【預防調護】

⊙水痘傳染性很強，患兒一經發現應立即隔離，直至全部疱疹結痂。

⊙水痘流行期間，未患過水痘的患兒應少去公共場所。接觸水痘患兒後，應留檢 3 週。被患兒呼吸道分泌物或皮疹內容物污染的被服及用具，應利用曝曬、煮沸、紫外線照射等方法消毒。

⊙室內空氣要流通，注意避風寒，防止復感外邪。

⊙患兒宜給予易消化的清淡飲食，忌油膩及薑椒辣物，多喝開水，或胡蘿蔔、甘蔗等煎水代茶。

⊙不要搔破皮膚，以防繼發感染。若被搔破感染者，應施以外用藥。

⊙患兒禁用腎上腺皮質激素，正在應用激素的患兒應立即減量或停用。

【自療要點】

⊙綠豆、烏豆、赤小豆俗稱「三豆湯」，有清熱解毒利濕之功效，是治療痘的水痘的便捷、效驗之劑。

⊙病情稍重者，可加金銀花、臘梅花等，以增強清熱解毒作用。

⊙水痘潰破者，必須配合外用藥如青黛散等外擦治療。

㈡痄 腮

痄腮是由感受風溫時毒引起的急性疾病。臨床表現以發熱，耳下腮部漫腫疼痛為主要特徵。

該病相當於西醫學的流行性腮腺炎。該病多發於冬春季節，常為易感患兒近期有接觸史或當地有本病發生或流行。初起常有發熱、頭痛、咽痛等，待 1～2 日後，熱度增高，耳下腮部腫脹，通常先見於一側，繼而波及至另一側，也有兩側同時腫大或始終限於一側者。

腮部以耳垂為中心的漫腫，邊緣不清楚，表皮不紅，觸之微熱並有輕壓痛及彈性感。腫脹部位疼痛，咀嚼時疼痛加重。腮腺管口紅腫，擠壓腮體時無膿液溢出。腮腺腫大 3～4 日達高峰，熱度最高，以後逐漸消退，若無併發症，整個病程約 1～2 週。

1. 常 證

【脈象辨析】

⊙**脈浮數** 多為瘟毒在表所致。症見發熱，微惡風寒，或頭痛、咽痛一側或兩側耳下腮部溫腫疼痛，張口不利，咀嚼不便，舌質紅、苔薄白或薄黃。

⊙**脈洪數** 多為熱毒蘊結所致。症見高熱不退，煩躁口渴，咽紅腫痛，或頭痛、嘔吐，兩側腮部顯著腫脹疼

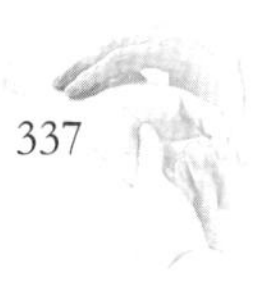

痛，堅硬拒按，張口、咀嚼困難，舌質紅、苔黃。

2. 變　證

【脈象辨析】

⊙**弦數**　多為邪竄睾腹所致。症見腮腫漸消，發熱未退，一側或兩側睾丸腫痛，或見少腹疼痛，舌質紅、苔黃。

【中醫簡易治療】

⊙**中藥貼敷療法**

① 活蚯蚓 1 條，白糖適量。將活蚯蚓與等量白塘攪拌，約 30 分鐘後，便出現似蜂蜜的浸出液，濾過後備用。或加入 2～3 倍的凡士林，加熱調成軟膏，外敷患處，每日 6 次或更多次。適用於急性腮腺炎。

② 七葉一枝花、金銀花、菊花，將上藥按 1：1：1 的比例稱取，烘乾燥後，共研細末，貯瓶備用。用時，將藥末加米醋適量，調成藥餅，貼敷腫脹腮部，外以紗布覆蓋、固定，每日 2 次。適用於流行性腮腺炎。

③ 鮮蒲公英 20 克，搗爛後加 1 枚雞蛋清，與白糖少許調成糊劑，外敷於患處，每日換藥 1 次。適用於急性腮腺炎。

⊙**單方驗方**　板藍根、玄參各 30 克，薄荷 6 克。上藥水煎，分 2 次服，每日 1 劑。適用於腮腺炎、中耳炎、扁桃體炎。

【預防調護】

⊙腮腺炎流行期間，應少去公共場所，以避免傳染。

⊙發現腮腺炎患兒應立即予以隔離治療，直至腮腫消退後 5 日左右為止。

⊙患病期間飲食宜清淡，並以進食流質或半流質飲食為宜，禁食辛辣、肥膩、堅硬及酸性食品。

⊙重症患兒要臥床休息，居室保持空氣流通，避免重感。

⊙注意口腔護理，保持清潔。

⊙注意觀察病情，若出現頭痛劇烈、噴射性嘔吐等危重症，應及時送往醫院救治。

【自療要點】

⊙清熱解毒藥夏枯草、蒲公英、重樓（七葉一枝花）、金銀花是治療本病的佼佼者。

⊙仙人掌外用，一般 2～3 次即有消腫止痛之效。

㈢頓　咳

頓咳是由感受時行邪毒引起的急性疾病。臨床表現以陣發性痙攣性咳嗽，咳後伴有特殊的雞鳴樣吸氣性吼聲為主要特徵。

該病相當於西醫學的百日咳。多發於冬春季節，常為易感兒童近期有接觸史，或當地有本病發生或流行。臨床表現可分為 3 期：

① **初咳期**：從起病至發生痙咳，1～2 週。類似於感冒咳嗽，待 2～3 日後，其他症狀逐漸消失，咳嗽日漸加重，趨向陣發，並日輕夜重。

② **痙咳期**：2～6 週，陣發性痙攣性咳嗽為本期的特點。痙咳為一連串不間斷的短咳，咳十幾聲或幾十聲後，

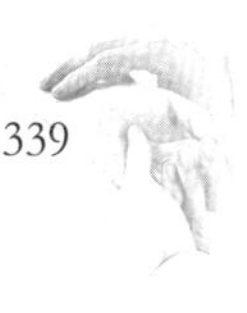

作深長吸氣時發出雞鳴樣吼聲，然後發生下一次痙咳，如此反覆發作多次，直至吐出痰液為止。輕者每日數次，重者每日數十次，以夜間為甚。間歇期無特殊表現，患兒仍可嬉戲。痙咳日久，可見面目浮腫、眼睛出血、咯血、衄血、舌下生瘡、二便失禁等症狀。咳嗽雖重，無併發症者肺部無明顯陽性體徵。年幼體弱的患兒，常無典型痙咳，缺乏雞鳴樣吼聲，表現為陣發性憋氣、青紫甚則窒息、驚厥。

③ **恢復期**：2～3 週。陣發性痙咳減輕，次數減少，雞鳴樣吸氣性吼聲消失，漸至正常。

【脈象辨析】

⊙**脈浮有力**　多為邪犯肺衛所致。症見咳嗽，噴嚏，流涕清或濁，或有咽紅，發熱，待 2～3 日後，咳嗽逐漸加重，日輕夜重，痰液稀白或稠黃，舌質紅、苔薄白或薄黃，指紋浮紅或浮紫。

⊙**脈滑數**　多為痰火阻肺所致。症見陣發性痙咳，伴吸氣性雞鳴樣吼聲，吐出痰涎及食物而止，入夜尤甚，痰液黏稠，可伴嘔吐、脅痛、舌下生瘡、眼睛出血、咯血、衄血、二便失禁等，舌質紅、苔薄黃或黃膩，指紋紫滯。

【中醫簡易治療】

⊙**藥食療法**　白前、製百部各 9 克、白梨（用清水洗淨，連皮切碎）1 個。加水同煎，可加入少量白糖，每天服 2～3 次（去渣飲湯），連服 5～6 日。適用於小兒頓咳。

⊙**藥茶療法**　鮮蘆根、鮮白茅根各 30 克，冬瓜仁 15

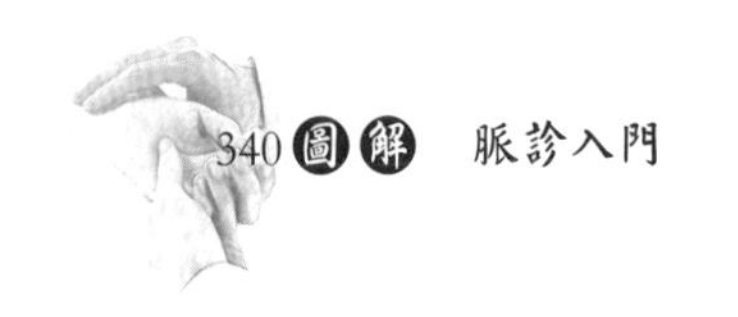

克。上藥水煎，當茶水飲用，每日 1 劑，可連服數日。適用於小兒頓咳。

⊙**單方驗方** 款冬花、前胡、白前、百部、車前子、紫菀、白及各 50 克。上藥共研細末，備用。1～3 月嬰兒，每服 0.3 克；1 周歲以內嬰兒，每次服 1 克；4 歲以內幼兒，每次服 2～3 克；4～8 歲小兒，每次服 5～6 克。每日服 3～4 次，以白開水沖服（或煎服）。適用於百日咳，證屬風寒。

【預防調護】

⊙住室宜安靜、溫暖，日光充足，空氣新鮮流通，避免一切不良刺激。年長兒童到戶外適當活動，可減少發作，保持患兒精神愉快。患兒注意充分休息，尤其要保證夜間的睡眠。嬰兒儘量不惹其哭鬧，較大的患兒，發作前應加以安慰，消除其恐懼心理。發作時可助患兒坐起，並輕拍背部，隨時將口、鼻分泌物和眼淚擦拭乾淨。

⊙陣咳發作常致胃口不佳，應選擇營養高、易消化、較黏稠的食物，取少量多次的方法，如吐出，則應隨時重餵。吐後即時做口腔清潔。

⊙**控制傳染源** 患兒是主要傳染源，自發病起隔離 40 天，或自痙咳起隔離 4 週。

⊙**保護易感兒**

① 預防接種：接種百白破三聯疫苗。

② 藥物預防：取魚腥草 10 克，水煎，每日 3 次口服；或取棕樹葉 10 克，水煎，分 3 次口服。

③ 該病流行期間，口服大蒜，或用大蒜液滴鼻，均

有預防效果。

【自療要點】

⊙**中成藥自療** 可分 3 期進行：

① 初咳期，可用複方川貝片、杏仁止咳糖漿、川貝枇杷露等。

② 痙咳期，可用羊膽丸、清肺抑火片、橘紅丸、嬰兒保肺散等。

③ 恢復期，可用四君子丸、人參健脾丸等。陰虛型，治宜滋陰潤肺。可用二冬膏、養陰清肺丸、百合金丸等。

⊙**藥食自療**

① 初咳期，可取生薑 50 克，麥芽糖 100 克，加水 2 碗，煎煮 30 分鐘，取汁熱飲。或取杏仁 20 粒，白粳米 50 克，白糖少許。粳米煮粥時加入杏仁，煮熟後入白糖調味即可服食。亦可取豬心 1 具，食鹽適量。豬心洗淨，入鐵鍋放少許清水，用食鹽覆蓋，用文火燉 1 小時左右，然後抖去食鹽，切片服食。

② 痙咳期，可取絲瓜花 10 克，蜂蜜適量，沖服。或取秋梨、白藕各 100 克。秋梨去皮核，藕去節一起切碎，用紗布擠汁服用。亦可取川貝母 5 克，粳米 60 克，白糖適量，熬粥服食。

③ 恢復期，可取百合 10 克，杏仁 6 克，赤小豆 60 克，白糖少許，共煮粥服食。或取飴糖 1 湯匙，豆漿 1 碗。滾沸的濃豆漿放入飴糖，攪勻即成，分餐飲用。亦可取芡實、薏苡仁、白扁豆、蓮肉、山藥、紅棗、桂圓、百

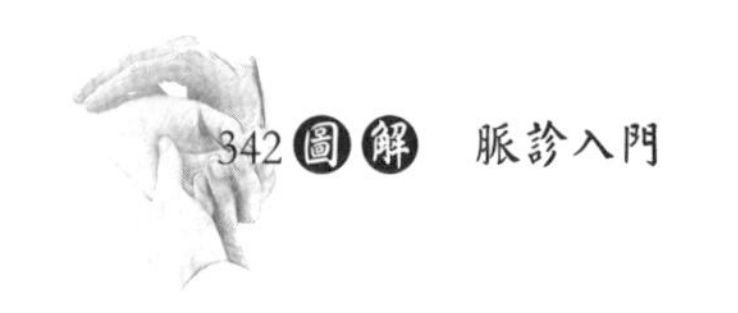

合各 6 克。共入砂鍋中加水適量煎煮 40 分鐘，入粳米 150 克，煮爛成粥後調入白糖適量，即可食用。

⊙耳穴壓丸自療 可選用支氣管、腎上腺、肺、交感、枕等穴，用王不留行貼壓。

㈣驚 風

驚風是小兒時期常見的一種以抽搐伴神昏為特徵的證候，又稱「驚厥」，俗稱「抽風」。

該病相當於西醫學的小兒驚厥。該病任何季節都會發生，一般以 1～5 歲的小兒最為多見，年齡越小，發病率越高。其臨床表現可歸納為八候，即搐、搦、顫、掣、反、引、竄、視。根據驚風的病性不同，一般將驚風分為急驚風與慢驚風兩大類。

1. 急驚風

急驚風來勢急驟，多以高熱伴抽風為臨床特徵。其原因以感受風邪溫熱疫癘為主。臨床表現為發熱，嘔吐，煩躁，搖頭弄舌，時發驚啼，或昏迷嗜睡等先兆症狀，但為時短暫，或不易察覺。

發病時的主要特點，常有身體壯熱，痰涎壅盛，四肢拘急，筋脈牽掣，項背強直，目睛上視，牙關緊急，唇口焦乾，抽搐昏迷，常痰、熱、驚、風四證並見。

【脈象辨析】

⊙脈浮數 多為感受風邪所致。症見發熱，咳嗽，流涕，咽赤，煩躁，驚惕，痙厥，舌質紅、苔薄黃，指紋青紫，顯於風關。

⊙**脈數** 多為溫邪內閉所致。症見高熱不退，煩躁口渴，突然肢體抽搐，兩目上躥，神志昏迷，面色發青，甚則肢冷脈伏，舌質紅、苔黃膩。

⊙**脈滑數** 多為濕熱疫毒所致。症見高熱持續，頻繁抽痙，神志昏迷，譫妄煩躁，腹痛拒按，嘔吐不止，大便黏膩或夾有膿血，舌質紅、苔黃膩。

⊙**脈亂不齊** 多為暴受驚恐所致。症見發病較急，暴受驚恐後突然抽痙，神志不清，驚惕不安，面色乍青、乍赤、乍白，四肢厥冷，舌質淡、苔薄白。

【中醫簡易治療】

⊙**中藥貼敷療法** 鮮地龍適量，搗爛如泥狀，加蜂蜜少許攪勻後，攤於紗布上，蓋貼於囟門處，每日換藥 1 次，以解痙定驚。

⊙**中藥鼻飼或灌腸療法** 茵陳 6 克，茯苓、澤瀉、白朮、桂枝、炒梔子、黃芩各 3 克，甘草、青黛各 1 克，牛黃（對服）0.05 克。上藥水煎，一般用鼻飼法及灌腸法給藥。具有利濕退黃，活血通竅的功效。適用於新生兒驚厥，證屬胎黃動風。

⊙**單方驗方** 蟬蛻 6 克，鉤藤（後下）、杭白芍各 8 克，甘草 3 克，珍珠母（先煎）、炒酸棗仁各 10 克，梔子 4 克，黃連、防風、青黛各 3 克。上藥水煎 20 分鐘，每劑煎 2 次。將 2 次藥汁混合後，分 3 次服，早、中、晚各服 1 次。第 1 週每日 1 劑，連服 7 劑；第 2、3、4 週隔日 1 劑，連服 3 週，共調理 4 週。可預防發熱驚厥，反覆發作。

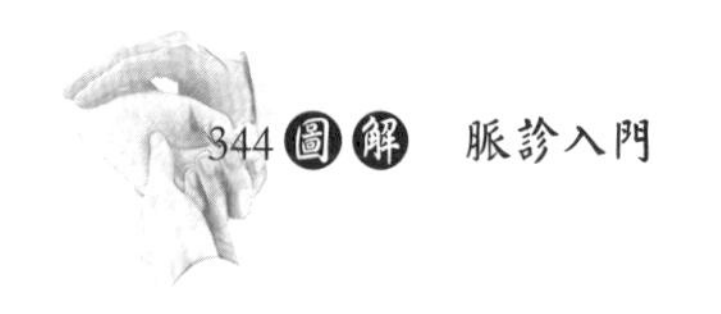

2. 慢驚風

慢驚風多由大病、久病而致。有嘔吐、腹瀉、急驚風、解顱、佝僂病等病史。多起病緩慢，病程較長，臨床表現為面色蒼白，嗜睡無神，意識朦朧，抽搐無力，時作時止，或兩手顫動，肢體拘攣。

【脈象辨析】

⊙脈沉弱　多為脾虛肝亢所致。症見形神疲憊，面色萎黃，嗜睡露睛，四肢欠溫，陣陣抽搐，大便清稀、水樣或帶綠色，時有腹鳴，舌質淡、苔白膩。

⊙脈細弦數　多為陰虛風動所致。症見身熱，消瘦，手足心熱，肢體拘攣或強直，時或抽搐，虛煩疲憊，大便乾結，舌質絳而少津、苔光剝。

【中醫簡易治療】

⊙單方驗方

① 蘄蛇適量，研細末，吞服，每次 1.5 克，每日 2 次。適用於慢驚風，證屬土虛木亢。

② 地龍、殭蠶、烏梢蛇、當歸、木瓜、雞血藤各 15 克。上藥水煎，分 2 次服，每日 1 劑。適用於慢驚風，症見肢體強直、癱瘓。

【預防調護】

⊙注意居室清潔，溫濕度適宜，空氣流通。發作患兒應平臥，頭偏向一側，用紗布包裹壓舌板置於上下臼齒之間，防止舌咬傷，並及時清除呼吸道分泌物。保持呼吸道通暢。抽搐較重的患兒，面色紫紺者，應立即給氧，以減少缺氧對腦細胞造成的損害。超過 39℃以上者，應立即

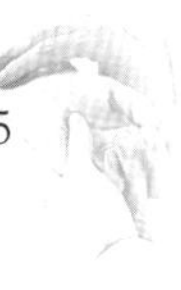

給予降溫處理。注射退熱藥物或行物理降溫，頭置冰袋或冷濕敷，用冰水或30%～50%乙醇擦浴。發作後的患兒應臥床休息，積極行病因治療。

⊙高熱驚厥的患兒，驚厥時禁食。發作後注意應先給流質飲食、母乳餵養，強調高蛋白、高營養，以防止引起食積、消化不良和體質虛弱而再次引起驚厥的發生。注意少食多餐。

⊙注意嬰幼兒保暖，防止受涼感冒。

⊙注意飲食衛生，防止引起菌痢。

⊙不宜帶孩子到公共場合去，以防止感染傳染性疾患。

【自療要點】

⊙**中成藥自療**　可分以下3型進行：

① 外感驚風型者，可用牛黃鎮驚丸、保幼化風丸、小兒急驚粉、萬應錠等。

② 痰熱驚風型者，可用小兒清熱丸、化風丹、牛黃鎮驚風、牛黃抱龍丸等。

③ 驚恐驚風型者，可用遠志丸、琥珀抱龍丸、朱珀保嬰丸。

⊙**藥食自療**　對於外感驚風，可取薄荷5克，蘆根25克，加水適量煮沸，去渣濾液飲服。或取生薑4克，連鬚蔥白6克，米醋12毫升，粳米75克，放入砂鍋內，加水煮沸成粥服用。亦可取紫蘇葉10克，白粳米50克，煮沸成粥，趁熱服食。並可取金銀花15～30克，蜂蜜30克。金銀花煎汁（加水）約2杯，與蜂蜜沖勻後，代茶水

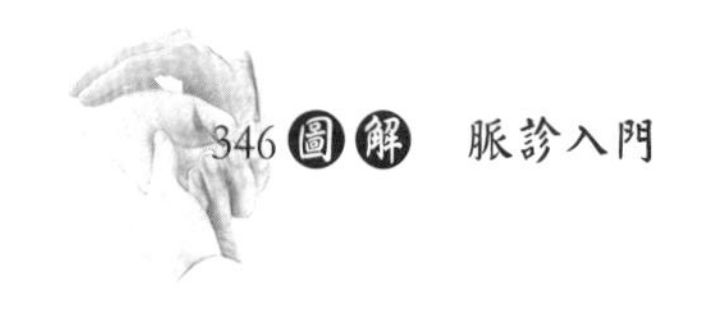

飲用。

對於痰熱驚風，可取鮮蘆根 30 克，粳米 50 克。鮮蘆根以文火取汁 1 000 毫升，放入粳米煮成粥後服食。或取生石膏 120 克，細粳米 50 克。生石膏以文火取汁 1000 毫升，入粳米煮成粥後服食。亦可取鮮竹瀝水 100 克，粳米 50 克，同入鋁鍋內，加水適量，以武火燒沸，用文火熬成粥後服食。

對於驚恐驚風，可取酸棗仁 15 克，茯苓 10 克，小麥 30 克，甘草 6 克，大棗 10 枚。將上述各味加清水煮湯，瀝去殘渣後，代茶水飲用。或取炒酸棗仁 10 克，柏子仁 10 克，紅棗 5 枚，紅糖適量，粳米 50 克。先將酸棗仁、柏子仁、紅棗共煎取汁，入粳米同煮成粥後，調入紅糖即可服食。亦可取黃耆 20～30 克，粳米 100 克。黃耆煎汁，同粳米加適量清水以文火煮粥服食。

⊙**按摩自療**　治宜開竅鎮驚。

① 基本手法：A. 掐人中、拿合谷、掐端正、掐十宣，各穴輪換操作，以清醒為度。B. 拿肩井、拿委中、拿承山，各穴輪換操作，以搐止為度。C. 清肺經，推揉膻中、天突、中脘各穴 30～50 次，D. 按揉足三里，點按豐隆穴各 1～3 分鐘。

② 急驚風型在基本手法上再加用：A. 拿風池 30～50 次。B. 推天柱骨，即用拇指或食、中指沿脊柱自上而下直推，或用邊口圓潤湯匙邊蘸水邊自上而下刮動 100～300 次。C. 清天河水（用食、中指面自腕推向肘）、退六腑（用拇指或食、中指面自肘推向腕）各 100 次。

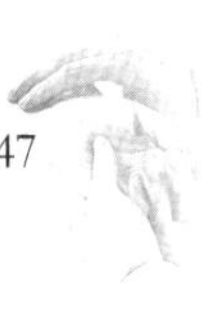

㈤畏　食

畏食，又稱厭食，是指小兒較長時期見食不貪，食慾缺乏，甚至拒食的一種病證。

以 1～6 歲的兒童多見，其發病原因主要由於飲食餵養不當，導致脾胃不和，受納運化失健。患兒一般除食慾缺乏外，其他情況良好。但若長期不癒，可日漸消瘦而形成疳證。

【脈象辨析】

⊙脈滑　多為脾胃不和所致。症見食慾缺乏，甚則厭惡進食，多食或強迫進食可見脘腹飽脹，形體略瘦，面色欠華，精神良好，舌質紅、苔薄白或白膩，指紋紅紫。

⊙脈緩無力　多為脾胃氣虛所致。症見食少納呆，懶言乏力，面色萎黃，大便不實，夾有不消化食物殘渣，舌質淡、苔薄白。

⊙脈細數　多為脾胃陰虛所致。症見食慾缺乏，少食納呆，口舌乾燥，喜冷飲，面色萎黃而無光澤，皮膚乾燥，便秘或大便乾結，小便黃赤，舌紅而少津、苔少或花剝。

【中醫簡易治療】

⊙單方驗方

① 黃耆、炙雞內金、焦白朮、五穀蟲各 6 克，炒山藥 10 克。上藥共研細末，以糖開水調後，每日服用 3 次，每日 1 劑。適用於小兒畏食。

② 白扁豆、懷山藥、白朮、雞內金各 10 克，砂仁 5

克，山楂、炒麥芽各 7.5 克。上藥烘乾後，共研細末，裝入空心膠囊內，備用。用時，每次 2 粒，每日 2 次。適用於小兒畏食。

③ 炒白朮、佛手片各 10 克，廣陳皮 6 克，春砂仁 3 克，焦三仙 8 克。上藥水煎 2 次，分 4 次溫服，每日 1 劑。適用於小兒畏食證。

【預防調護】

⊙預防畏食，首先要掌握正確的餵養方法，飲食要定時、定量，糾正不良的飲食習慣，飯前不讓小孩吃零食，少吃肥甘、油膩食物。

⊙要提倡母乳餵養，嬰幼兒要合理添加輔食。保持均衡的膳食結構，要按照兒童的年齡給予品種多樣、富含多種營養成分、容易消化的食物。

⊙應積極防治慢性病，小兒患有哮喘、泄瀉等疾病時，要漸次增加恢復期飲食的品質和數量，對於食慾缺乏的患兒要及時給予調胃、開胃之品。

⊙注意精神護理，讓小兒保持良好的情緒，以增進食慾。小孩幾頓不愛吃飯，不要哄、罵，也不要強迫進食，以免讓小孩認為吃飯是一種沉重的精神負擔。此外，學校宜減負，以減輕學生的心理壓力。

⊙畏食患兒必要時可檢測血微量元素鋅。

【自療要點】

⊙中醫治療畏食症，以調和脾胃為中心，我們習用蒼朮、白朮、懷山藥、茯苓、扁豆、麥芽、雞內金、焦三仙等味。推崇蒼朮與白朮同用，前者運脾，後者補脾，可用於脾胃不和、脾氣虛弱型畏食。

⊙食療也是治療畏食症的有效方法之一，取懷山藥、茯苓、蓮子、芡實、粳米五味磨粉燉糊佐餐，甘平之味以健脾，不溫不燥，正合所宜，且口感好，小兒樂於接受。

⊙實驗研究表明，調理脾胃的中藥能增強小腸的吸收功能，還能增加腸道對鋅等微量元素的吸收。

⊙捏脊療法能調整陰陽，理氣血，通經絡，培元氣，有強健身體作用。新近研究表明，其可提高小腸吸收功能，確係一種既經濟又有效的方法。

㈥積　滯

積滯是由於乳食餵養不當，乳食停聚於脘部，積而不化，氣滯不行而形成的一種脾胃病症。臨床表現以不思乳食，脘腹脹滿，噯腐吞酸，甚至吐瀉酸臭乳食或便秘為主要特徵。可伴見煩躁不安，夜間哭啼，小便色如米泔水或黃濁等症狀。

該病相當於西醫學的消化功能紊亂。

【脈象辨析】

⊙**脈弦滑**　多為乳食內積所致。症見傷乳者嘔吐乳片，口中有乳酸味，不欲吮乳，腹滿脹痛，大便酸臭或便秘，傷食者則嘔吐酸餿食物殘渣，腹部脹痛拒按，煩躁哭叫，食慾缺乏或拒食，小便短少色黃或黃濁，或可伴見發熱，舌質紅、苔膩，指紋紫滯。

⊙**脈細而滑**　多為脾胃虛弱所致。症見面色萎黃，形體消瘦，體倦乏力，夜寐不安，不思乳食，腹滿而喜伏

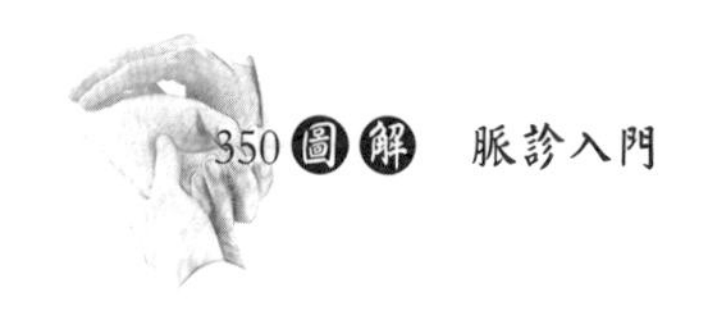

臥，大便稀溏，唇舌淡紅、苔白膩，指紋淡紅。

【中醫簡易治療】

⊙單方驗方

① 車前子 6 克，澤瀉、茯苓、懷山藥各 5 克，甘草 3 克。上藥水煎，分 2 次服，每日 1 劑。適用於嬰幼兒單純性消化不良。

② 薑半夏、黃芩、黨參各 6 克，黃連、陳皮、甘草各 3 克，大棗 9 克。上藥水煎，分 2 次服，每日 1 劑，3 日為 1 個療程。1.5 歲以下者，劑量減半。適用於小兒消化功能紊亂。

③ 炙鱉甲、炒山甲、炒雞內金、麩炒檳榔各 15 克，砂仁 6 克，番瀉葉 2 克。上藥共研細末，備用。常用量，每周歲 1 次 0.3～0.6 克，每日 2 次，以溫開水沖後，用文火煮沸，去渣服用。適於積滯，症見久病消化不良、擇食、形體消瘦。

【預防調護】

⊙提倡母乳餵養，乳食宜定時、定量，不宜過飢、過飽，食物的選擇易於消化和富有營養。

⊙隨年齡及生長發育的需要，逐漸添加供應各種輔助食品，但要注意由一種到多種，由少到多，由稀到稠，務必使乳嬰兒逐步適應。

⊙飲食、起居有時，不吃零食，糾正偏食，少進肥甘及黏膩食物，更勿亂服滋補之品。

⊙發現有積滯者，應及時查明原因，暫時控制飲食，給予藥物調理，積滯好轉後，飲食要逐步恢復。

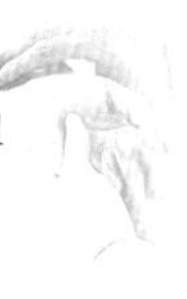

【自療要點】

⊙食滯脾胃型 中成藥可選用保和丸，用於傷食所致積滯。枳實導滯丸，用於積滯較重而化熱者。香砂六君子丸，用於脾虛不運的積滯。理中丸，用於脾胃虛寒的積滯。並可選用外治自療，可取桃仁、杏仁、梔子各等份，研末，加冰片、樟腦少許混勻。每次 15～20 克，以雞蛋清調拌成糊狀，乾濕適宜，敷於雙側內關穴，用紗布包紮，不宜太緊，待 24 小時解去。每 3 日可用 1 次。用於積滯較輕者。或取玄明粉 3 克，胡椒粉 0.5 克，共研細末。置於臍中，外蓋油布，膠布固定，每日換藥 1 次，病癒大半則停用。用於積滯較重者。

並可取神麴、麥芽、山楂各 30 克，檳榔、生大黃各 9 克，芒硝 20 克。以麻油調上藥敷於中脘、神闕，先熱敷 5 分鐘，後繼續保持 24 小時，隔日 1 次，3 次為 1 個療程。用於食積腹脹痛者。或採用藥食自療，取雞內金 30 克，白糖適量。研細末，每服 1～2 克，每日 2 次。或採用推拿自療，對乳食內積者，推板門，清大腸，揉板門，揉按中脘，揉臍，按揉足三里各 50 次，下推七節 50 次，配合捏脊。

⊙食積不化，濕熱中阻型 中成藥與食滯脾胃型相同。外治自療與同食滯脾胃型相同。推拿自療，對乳食內積者，推板門，清大腸，揉板門，揉按中脘，揉臍，按揉足三里各 50 次，下推七節 50 次，配合捏脊。

⊙脾虛夾積型 中成藥與食滯脾胃型相同。外治自療與食滯脾胃型相同。藥食自療，可取蓮子肉、山藥、芡

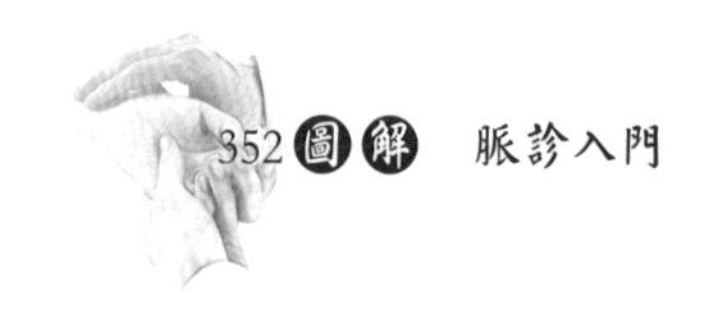

實、神麴、炒麥芽、扁豆、焦山楂各 15 克，粳米 200 克。前 7 味藥煮 30 分鐘，去渣，再放粳米熬煮成粥，服食時加白糖適量即可。

推拿自療，可補脾土，運水入土，下推七節，揉板門，揉中脘，揉外勞宮，揉足三里各 50 次，配合捏脊。

㈦ 疳　證

疳證是由於餵養不當，或其他疾病的影響，致使脾胃功能受損，氣液耗傷而逐漸形成的一種慢性病症。臨床表現以形體消瘦，飲食異常，面黃髮枯，精神萎靡或煩躁不安為特徵。

該病相當於西醫學的營養不良。以 5 歲以下小兒多見，體重低於正常值 15%～40%，面色不華，毛髮稀疏枯黃。嚴重者，形體乾枯體瘦，體重可低於正常值 40%以上。飲食異常，大便乾稀不調，或有肚腹膨脹等明顯脾胃功能失調的表現。並兼見精神不振，或好發脾氣，煩躁易怒，或喜揉眉擦眼，或吮指磨牙等症。

【脈象辨析】

⊙脈細　多為疳氣所致。症見形體消瘦，面色萎黃少華，毛髮稀疏，食慾缺乏或消穀善飢，精神欠佳，易發脾氣，大便或溏或秘，舌質淡、苔薄白或微黃。

⊙脈細數　多為疳積所致。症見形體消瘦明顯，肚腹膨脹，甚則青筋暴露，面色萎黃無華，毛髮稀疏如穗，精神不振或易煩躁激動，睡眠不寧，或伴動作異常，食慾缺乏或多食多便，舌質淡、苔薄膩。

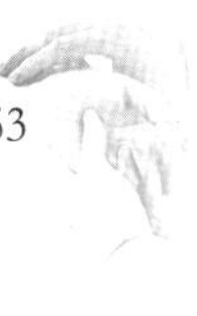

⊙**脈沉細**　多為乾疳所致。症見極度消瘦，皮膚乾癟起皺，面呈老人貌，大肉盡脫，皮包骨頭，精神萎靡不振，目光無神，啼哭無力聲嘶，毛髮乾枯，腹凹如舟，杳不思食，大便溏薄或清稀，時有低熱，口唇乾燥，舌質紅嫩、少苔。

【中醫簡易治療】

⊙**藥茶療法**　鮮山楂 20 克，鮮白蘿蔔 30 克，鮮橘皮 6 克。上藥水煎，加冰糖少量攪勻，代茶水飲用。適用於小兒疳證，證屬積滯傷脾。

⊙**單方驗方**

① 牽牛子、檳榔各 30 克，雄黃 10 克。上藥共研細末，每次取服 3～6 克，以白開水送下，每日 2 次。適用於疳積，便乾。

② 炙龜甲、炙鱉甲、穿山甲各 12 克，雞內金 6 克。將前 2 味藥用醋浸泡 1 小時後，置於炭火中燒黃，研成細末，穿山甲土炒後，研細末，雞內金生用，研細末，再共研後過篩，裝在有色玻璃瓶內，備用。每次取服 2～3 克，每日 2 次，1 劑為 1 個療程。適用於小兒疳積。

③ 製白朮、炒雞內金各 15 克，豬脾臟 30 克。豬脾臟焙乾，與上藥共研細末，每次飯後服 1.5～3.0 克，以湯水咽服。適用於小兒疳積。

【預防調護】

⊙提倡正確的餵養方法，添加輔食要遵循先稀後乾、先少後多、先素後葷的原則。飲食宜定時、定量，注意糾正挑食、偏食等不良飲食習慣。

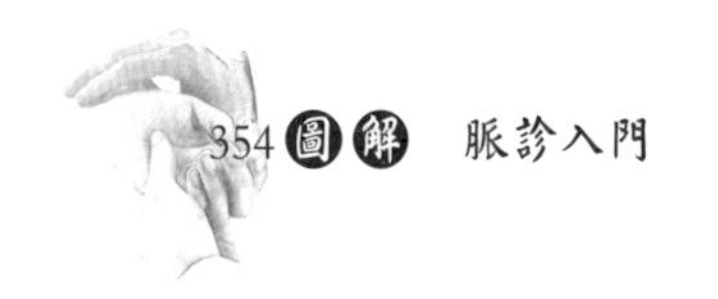

⊙經常到戶外活動，多曬太陽，呼吸新鮮空氣，增強體質。患有慢性疾病的要積極治療。

⊙患兒要定期測量體重及身高，並適當控制飲食量，待食慾好轉後逐漸增加。

【自療要點】

⊙本病往往合併消化不良、營養性性貧血、各種微量元素及維生素缺乏。治療首先要科學餵養，強調合理的膳食搭配，配合中藥消積導滯、益氣健脾，可以改善患兒的畏食、偏食等症狀，促進胃腸道對營養物質的消化、吸收和利用。

⊙多種中藥如蒼朮、黃耆、薏苡仁、砂仁、莪朮等都含有鋅、銅、錳、鐵等多種人體必須的微量元素，而且調理脾胃的中藥透過其促進消化系統吸收作用，還能促進食物中微量元素的吸收和利用，增強其體內代謝。

⊙針刺四縫穴是傳統治療疳證的外治法，該法可使患兒胃排空時間縮短，胃液酸度與酶活性均提高，可促進食慾，改善消化和吸收功能，糾正貧血，增強機體免疫功能。

⑻ 佝僂病

佝僂病是指因先天不足或後天調養失當所致，以小兒發育遲緩，骨軟變形為主要臨床表現的勞病類疾病。

該病相當於西醫學的維生素 D 缺乏性佝僂病。該病主要見於嬰幼兒，尤其是 2 歲以下的嬰幼兒。主要臨床表現有煩躁、夜啼、多汗、肌肉鬆弛、方顱、囟門遲閉、雞胸、肋外翻、下肢彎曲等。

【脈象辨析】

⊙脈細軟無力　多為肺脾氣虛。症見形體虛浮，肌肉鬆弛，面色少華，食滯納呆，大便不調，多汗，睡眠不寧，囟門開大，頭髮稀疏而見枕禿，易反覆感冒，舌質淡、苔薄白，指紋紫。

⊙脈細弦　多為脾虛肝旺所致。症見面色少華，多汗，頭髮稀疏而枕禿，神情萎靡不振，食滯納呆，坐立行走無力，夜驚啼哭，甚至抽搐，舌質淡、苔薄白，指紋紫。

⊙脈細無力　多為脾腎虧損所致。症見面色蒼白無華，頭汗淋漓不斷，肢軟乏力，神情淡漠呆滯，出牙、坐立、行走皆遲緩，囟門不閉，頭方大，雞胸、龜背，或見漏斗胸、肋外翻，下肢彎曲，舌淡苔白，指紋紫黯。

【中醫簡易治療】

⊙單方驗方

① 炙龜甲、骨碎補、黨參各 9 克。上藥水煎，分 2 次服，每日 1 劑。適用於佝僂病。

② 醋炒魚骨 50 克，胎盤末 7 克，炒雞蛋殼 18 克，白糖 25 克。共研細末，備用。用時，每次取服 0.5 克，每日 3 次，宜久服。適用於佝僂病。

③ 蒼朮 9 克，煅海螺殼、煅龍骨各 30 克、北五味子 3 克。上藥共研細末，備用。用時，每次取服 1.5 克，每日 3 次，宜久服。適用於佝僂病。

【預防調護】

⊙加強孕期保健，孕婦要有適當的戶外活動，懷孕

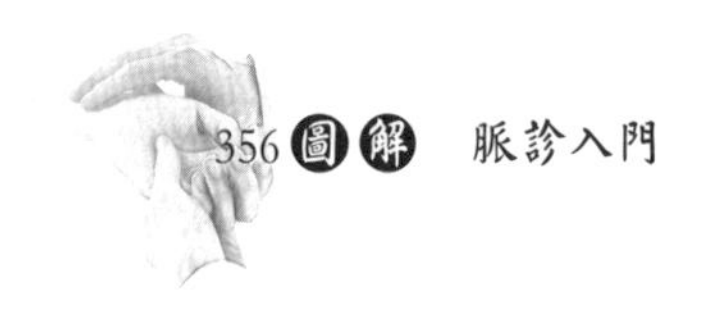

28 週後可適當投用維生素 D_3 和鈣劑。

⊙加強嬰兒調護，提倡母乳餵養，及時添加輔食，多曬太陽，增強體質，早期補充維生素 D_3。

⊙注意補充牛奶、魚、蝦皮、骨頭等含鈣量較高的食物，不養成挑食偏食的習慣。

⊙提倡兒童定期到醫院進行體格檢查，以期早期發現佝僂病，及早治療。

⊙患兒不要久坐、久站，不繫過緊的褲帶，提倡穿背帶褲，防止或減輕骨骼畸形。

⊙每日適當進行戶外活動，直接接受日光照射，同時防止受涼。

【自療要點】

⊙肺脾氣虛型　可選用龍牡壯骨顆粒，以肺虛為主者也可選用玉屏風顆粒。若採用藥食自療，可取雞蛋殼研末，炒至微黃，每次 0.5 克，每日 2～3 次。或取蒼朮每次 6～9 克，煎湯代茶水飲用，每日 1 劑。適用於該病苔白厚膩者。或採用推拿自療，取八卦、四橫紋、清胃、天河水，推拿次數視病情而定。

⊙脾虛肝旺型　可選用逍遙丸。若採用推拿自療，可推上三關 90 次，補肝腎經各 150 次，運內八卦 50 次，揉三陰交 90 次，揉四神聰 90 次。每日 1 次，共 1 個月。

⊙腎精虧損型　可選用六味地黃丸、龜鹿二仙膏或左歸丸；腎精虧虛伴氣血不足者也可選用強骨生血口服液、天勁口服液。若採用推拿自療，可取二馬、補脾、平肝、天河水，連續 2 週後配合口服藥物。

㈨ 小兒遺尿

小兒 5 週歲以後睡中小便自遺、醒後方覺的不隨意排尿，稱為遺尿。

其病因多為下元虛寒、肺脾氣虛、肝經濕熱，從而導致膀胱失約所致。臨床主要表現為睡眠較深，不易喚醒，每夜或隔數日發生尿床，甚則一夜尿床數次。

【脈象辨析】

⊙**脈沉無力**　多為下元虛寒所致。症見睡中遺尿，醒後方覺，每晚尿床 1 次以上，小便清長，神疲乏力，面色蒼白，肢涼怕冷，下肢乏力，腰疲腿軟，倦臥而睡，舌質較淡、苔薄白。

⊙**脈沉細無力**　多為肺脾氣虛所致。症見睡中遺尿，白天尿頻，常患感冒，咳嗽屢作，氣短自汗，面白少華，四肢乏力，食慾缺乏，大便溏薄，舌質淡、苔薄白。

⊙**脈弦數**　多為肝經濕熱所致。症見睡眠時小便自遺，尿黃量少，性情急躁易怒，夜夢紛紜無序，或夜間齘齒，手足心熱，面赤唇紅，口渴飲水，甚或目睛紅赤，舌質紅、苔黃。

【中醫簡易治療】

⊙**藥食療法**　黨參、芡實各 5 克，懷山藥、白扁豆各 15 克，豬瘦肉適量。同煲熟後食服，每日 1 劑，連服數日。適用於小兒遺尿。

⊙**中藥貼敷療法**　北五味子 25 克，肉桂 5 克，硫黃 15 克。上藥共研細末，加米醋適量調勻，備用。用時，

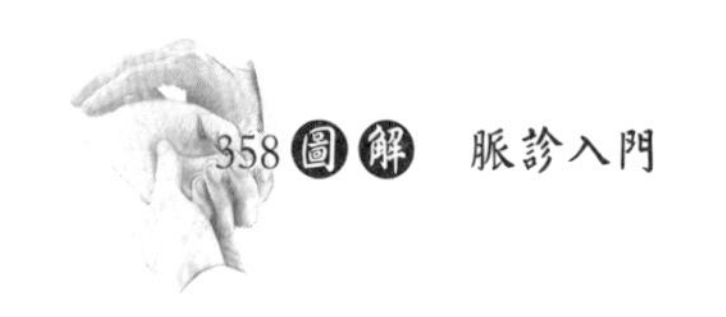

於每晚睡前 1 小時，用 75%乙醇先消毒、清洗臍部，然後取調好的藥糊，敷貼於患兒臍部中央，外以紗布覆蓋，膠布固定。次日去除貼藥，一般貼敷 3 次為 1 個療程。適用於小兒遺尿，證屬肺脾腎氣虛。

⊙**單方驗方**　炙麻黃、北五味子、益智仁各 10 克。用清水適量浸泡上藥 30 分鐘，再煎煮 30 分鐘，每劑煎 2 次，將次煎出的藥液混合攪勻後，分 2 次溫服，每日 1 劑。適用於小兒遺尿。

【預防調護】

⊙保證患兒有規律性的生活，培養良好的生活習慣。

⊙對患兒的學習進行耐心訓練與幫助，不責罵或體罰。稍有進步，給予表揚、鼓勵。

⊙保證患兒營養，補充蛋白質、水果及新鮮蔬菜。

⊙孕婦在妊娠期間應保持心情愉快，飲食清淡富有營養；避免七情刺激，戒菸酒、慎服藥；定期做產前檢查，及時糾正胎位，減少新生兒大腦受損的機會。

【自療要點】

⊙本病以腎虛肝亢型多見，其發病機制為陰陽失調，我們常用生地黃、熟地黃、牡丹皮、茯苓、澤瀉、山茱萸、陰地蕨、葉下珠、炙遠志、龜甲（先煎）、合歡皮、石菖蒲、白芍等藥物。

㈩ 小兒疰夏

小兒疰夏是指小兒形氣未充，入夏以後，不能適應外界炎熱氣候而引起。臨床以夏季長期發熱、口渴、多尿、無汗或少汗為主要表現的幼兒時行熱性病。

西醫學稱該病為小兒夏季熱。本病多見於我國南方地區夏季時節，6 個月至 2 歲的體弱兒童及弱智兒，發病率隨氣溫升高而增加。發熱隨氣溫降低或陰涼環境下能自行緩解。

【脈象辨析】

⊙脈數　多為暑傷肺胃所致。症見發熱持續不退，熱勢多於午後升高，或稽留不退，氣候愈熱發熱愈高，口渴引飲，頭額較熱，皮膚乾燥灼熱，無汗或少汗，小便頻數而清長，精神煩躁，口唇乾燥，舌質紅、苔薄黃。

⊙脈細數無力　多為上盛下虛所致。症見精神萎靡不振或虛煩不安，面色蒼白，下肢清冷，食慾缺乏，小便清長，頻數無度，大便稀溏，身熱不退，朝盛暮衰，口渴多飲，舌質淡、苔黃。

【中醫簡易治療】

⊙藥茶療法　鮮盤龍參、地骨皮、鮮竹葉（捲心）各 15 克、鮮荷葉 30 克。上藥煎 2 次合約 1 杯，待涼後加入適量蜂蜜，甜味以適口為度，即可多次分服或不定時當茶水飲用。每日 1 劑。適用於小兒疰夏。

⊙單方驗方

① 鮮冬瓜 60 克，蟬蛻殼 10 克，生石膏 20 克。以上 3 味藥放於陶瓷碗內，置於炊鍋上蒸熟，取汁，加食糖少許，1 日數次服完，7 日為 1 個療程。適用於小兒疰夏。

② 地骨皮、旱蓮草各 12 克，丹皮 6 克、白薇 9 克、青蒿 3 克、陰地蕨（獨腳金雞）6 克。上藥加水 2 碗，煎

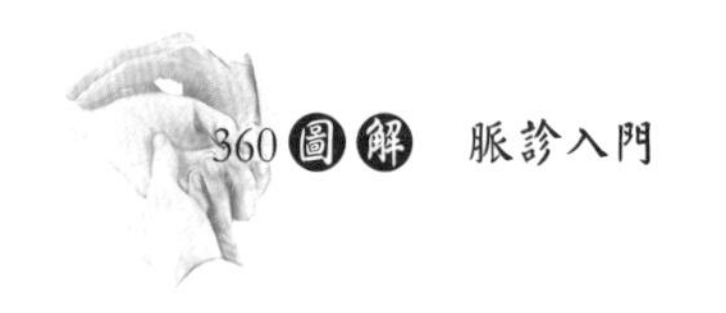

存 1.5 碗，不拘時間，隨時飲服。適用於小兒疰夏。

【預防調護】

⊙居室保持清潔涼爽。使用風扇或空調時，風力要柔和適度，避免受涼。

⊙飲食宜清淡，富有營養。

⊙注意小兒體溫變化，常用溫水洗浴，可幫助發汗降溫。

⊙診斷小兒夏季熱要慎重，必要時應排除肺結核、泌尿道感染、腸傷寒等疾病，以免貽誤病情。

【自療要點】

⊙夏季熱多見於嬰幼兒，食療有一定的作用，如西瓜能清熱解暑，有「天然白虎湯（清熱重劑）」之美譽。

⊙其餘如黃瓜、白蘿蔔、荸薺、百合等，既是風味食物，又是治病良藥。

⊙病久體虛者，可選配鴨肉、海參、蟹肉等血肉有情之品，清暑補益並施，使嬰幼兒食之有味。

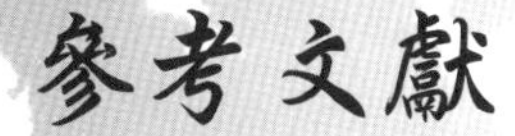

參考文獻

〔1〕 范正祥. 中國民間傳統療法〔M〕. 北京：科學普及出版社，1994.

〔2〕 王慶國. 家庭自診自療自養大全〔M〕. 石家莊：河北科學技術出版社，1994.

〔3〕 韓明向，田金洲. 現代中醫臨床辨病治療學〔M〕. 北京：人民衛生出版社，2001.

〔4〕 周幸來，周舉. 中西醫臨床注射療法〔M〕. 北京：人民衛生出版社，2001.

〔5〕 葉任高，韋芳寧. 中醫內科證候辨析與應用〔M〕. 北京：人民衛生出版社，2003.

〔6〕 劉建和，李占泉，唐四清，等. 中國民間療法叢書 · 蔬菜療法〔M〕. 北京：中國中醫藥出版社，2003.

〔7〕 譚紹珍，唐海寧，謝翠英，等. 特色療法叢書 · 素食療法〔M〕. 南寧：廣西科學技術出版社，2004.

〔8〕 肖詔瑋，黃秋雲. 百病中醫簡易療法〔M〕. 福州：福建科學技術出版社，2005.

〔9〕 單兆偉. 中醫內科臨床思路與方法〔M〕. 北京：人民衛生出版社，2006.

〔10〕周幸來，周舉，周績. 常見疑難病中醫特色療法〔M〕北京：人民衛生出版社，2006.

〔11〕楊志忠，陳一鳴. 圖解中醫脈診入門（第 2 版）〔M〕. 汕頭：汕頭大學出版社，2006.

〔12〕劉文琴，劉彤宇. 花小錢治大病——家庭巧用偏方治百病

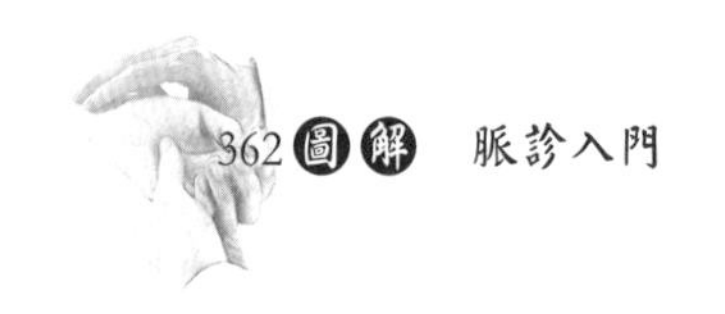

〔M〕. 太原：山西科學技術出版社，2007.

〔13〕林政宏. 一目了然學中醫叢書・脈診一學就通〔M〕. 廣州：廣東科技出版社，2007.

〔14〕譚同來，姚遠林，張詠梅. 中醫診法與用藥系列叢書・中醫脈診與用藥〔M〕. 太原：山西科學技術出版社，2007.

〔15〕楊洪明，楊紹戊. 脈理探邃〔M〕. 北京：中醫古籍出版社，2007.

〔16〕朱抗美，余小萍. 實用中醫臨床論治備要——社區及鄉村中醫師必備手冊〔M〕. 上海：上海科學技術出版社，2008.

〔17〕傅文錄. 脈診趣話.〔M〕. 北京：中國醫藥科技出版社，2008.

〔18〕成肇智. 中醫主症證治新編〔M〕. 北京：人民衛生出版社，2008.

〔19〕柳紅芳，晏軍. 中醫脈診一點通〔M〕. 北京：軍事醫學科學出版社，2009.

〔20〕周幸來，孫冰，周幸秋. 手診手療與手部保健按摩療法〔M〕. 北京：軍事醫學科學出版社，2009.

〔21〕周幸來，周舉，周績主編. 中國民間診病奇術〔M〕. 2 版. 北京：人民軍醫出版社，2009.

〔22〕周幸來，孫冰. 家庭刮痧圖解〔M〕. 北京：金盾出版社，2009.

〔23〕劉文龍，劉興仁，張保春. 中醫歌訣白話解叢書・瀕湖脈學白話解〔M〕. 北京：4 版. 人民衛生出版社，2009.

〔24〕周幸來，周幸秋，孫冰. 電針療法大全〔M〕. 長沙：湖南科學技術出版社，2010.

快樂健美站

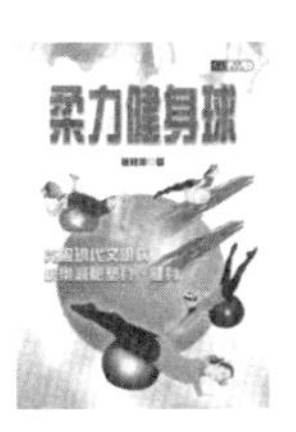
柔力健身球

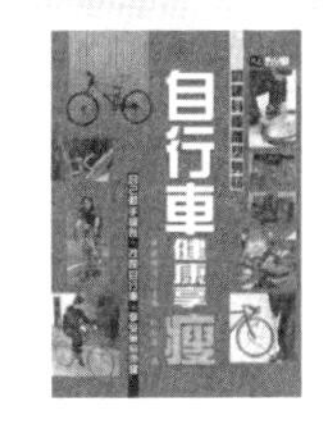
自行車健康享瘦

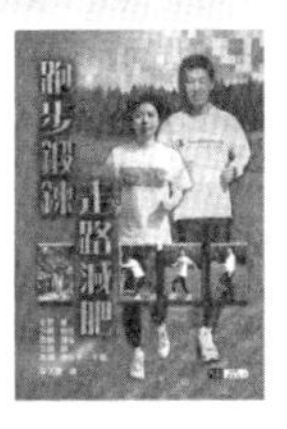
走路減肥

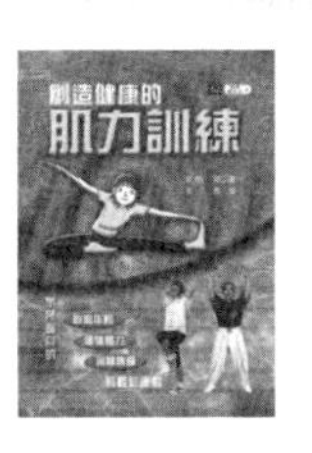
創造健康的
肌力訓練

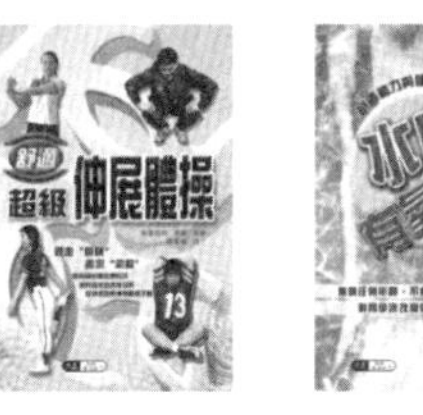
超級伸展體操

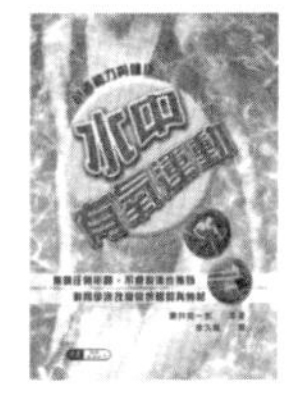
水中有氧運動

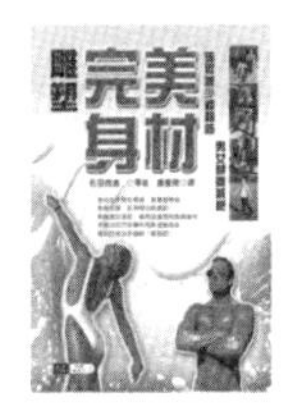
雕塑完美身材

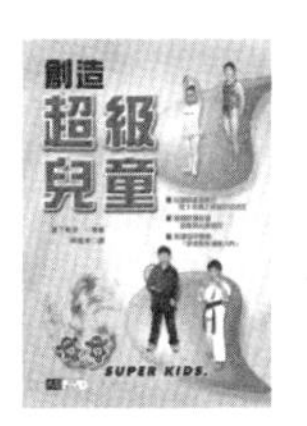
創造超級兒童
SUPER KIDS.

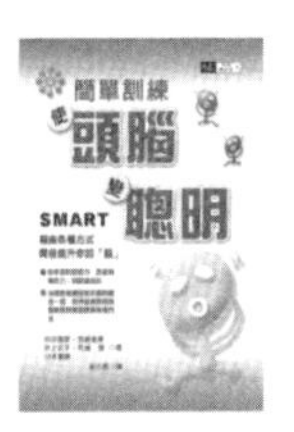
簡單訓練
頭腦
聰明
SMART

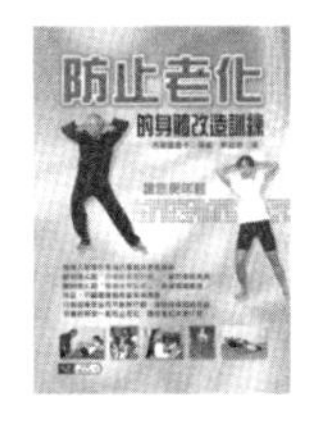
防止老化
的身體改造訓練

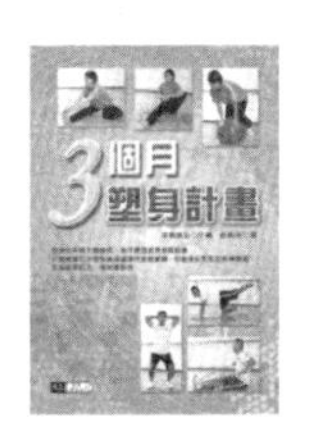
3個月塑身計畫

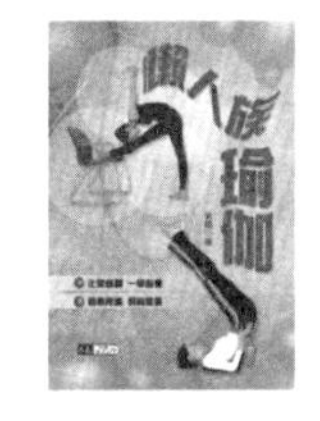
懶人族瑜伽

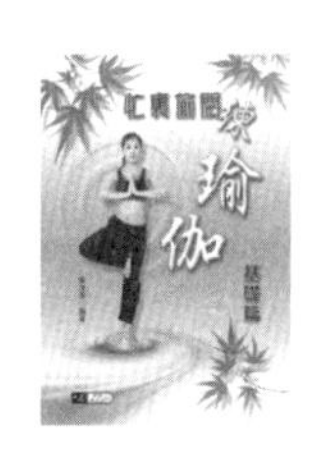
瑜伽
基礎篇

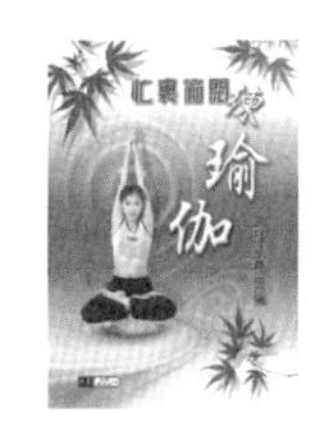
瑜伽

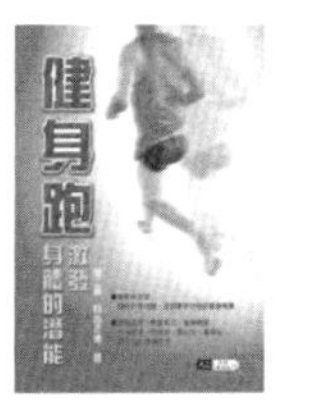
健身跑

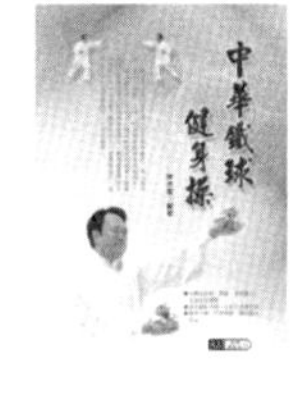
中華鐵球健身操

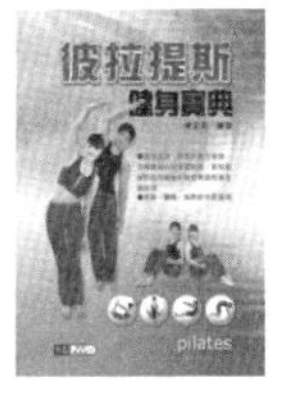
彼拉提斯
健身寶典
pilates

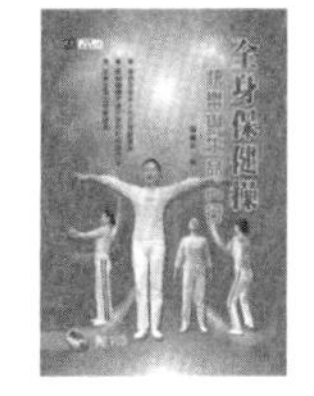
全身保健操

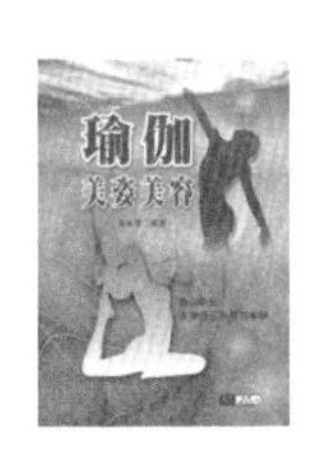
瑜伽
美姿美容

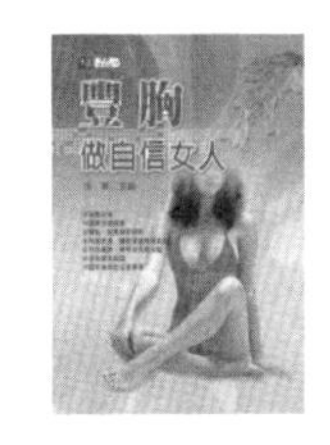
豐胸
做自信女人

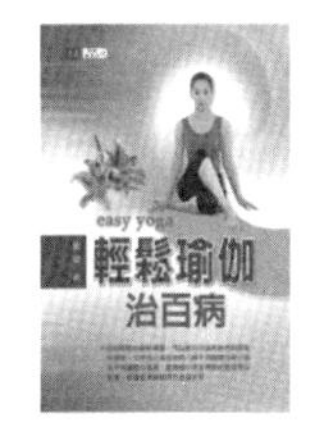
easy yoga
輕鬆瑜伽
治百病

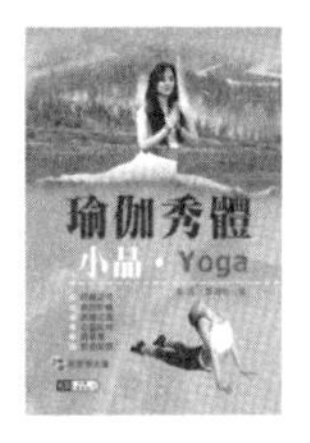
瑜伽秀體
小品・Yoga

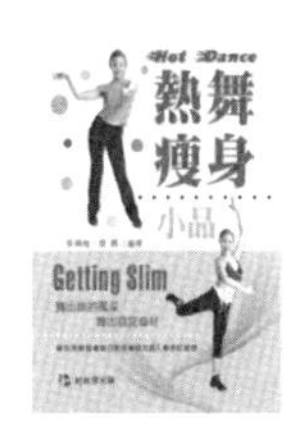
Hot Dance
熱舞
瘦身
小品
Getting Slim

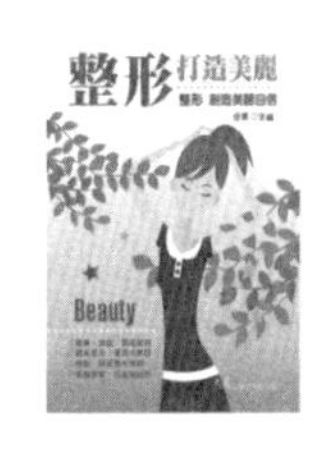
整形打造美麗
Beauty

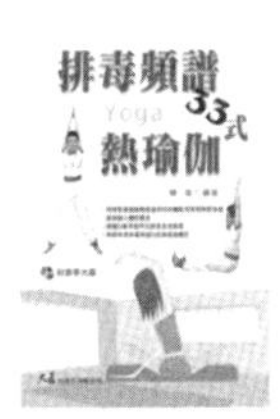
排毒頻譜33式
Yoga
熱瑜伽

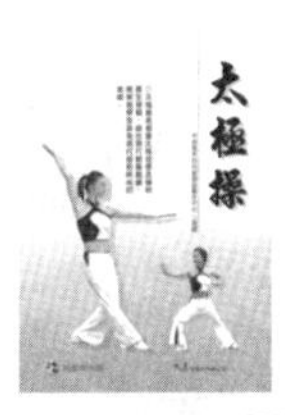
太極操

養生保健 古今養生保健法 强身健體增加身體免疫力

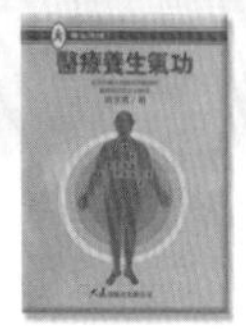

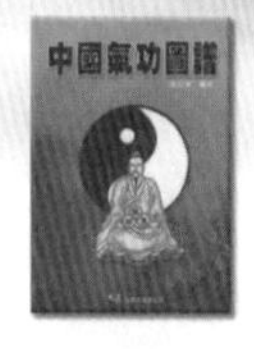

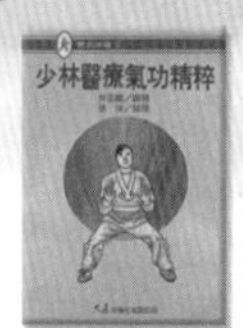

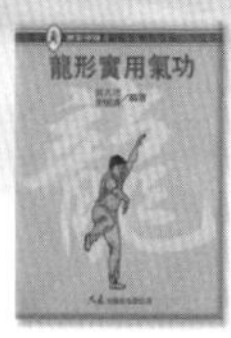

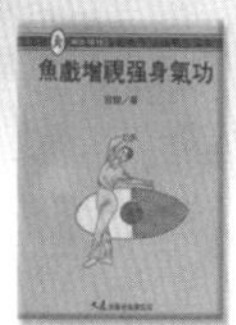

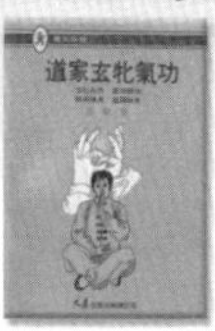

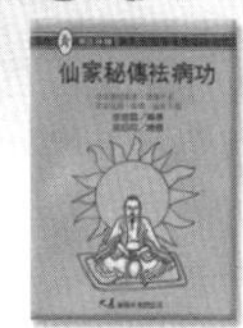

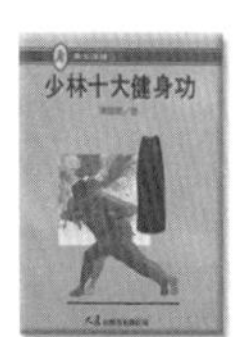

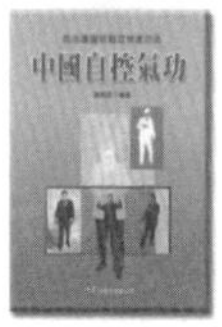

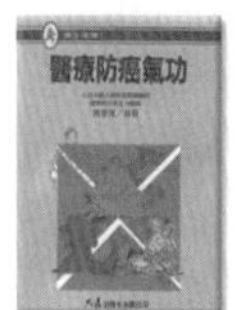

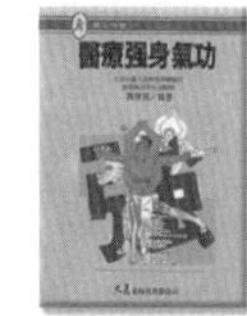

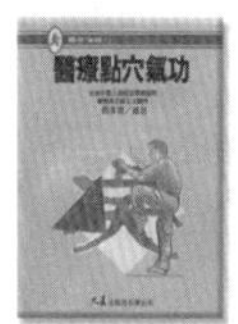

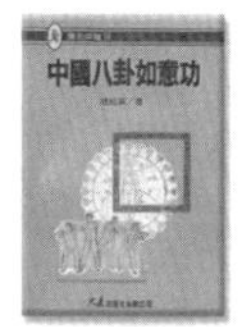

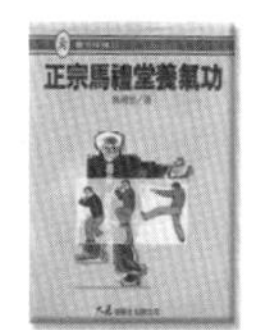

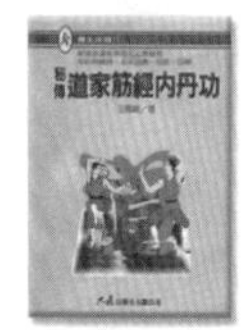

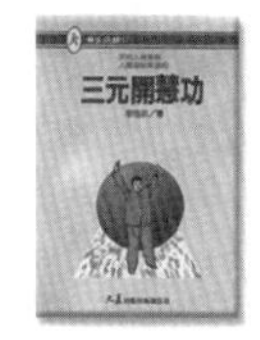

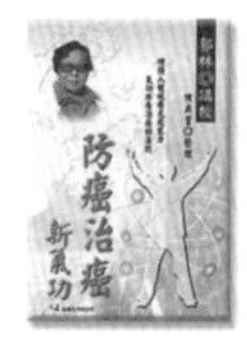

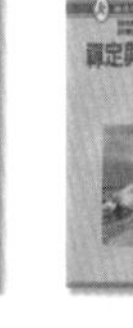
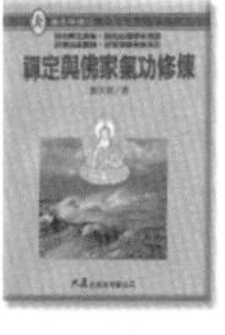

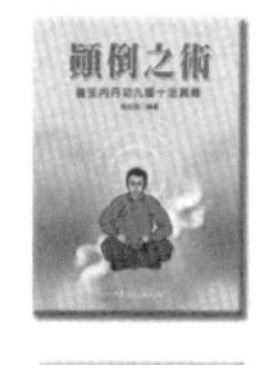

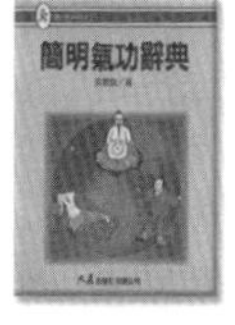

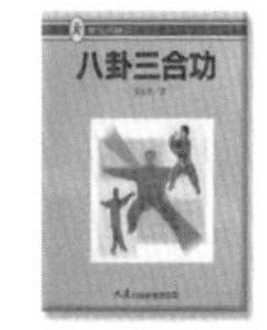

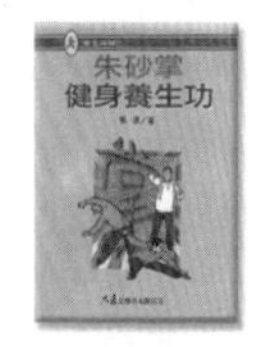

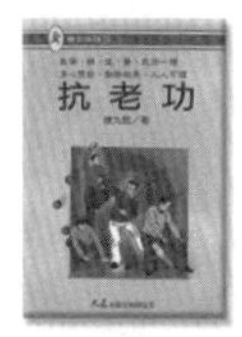

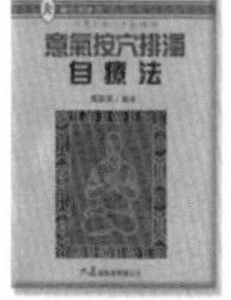

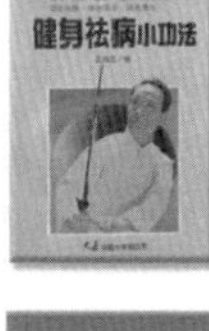

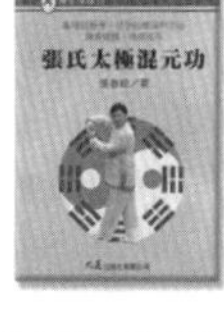

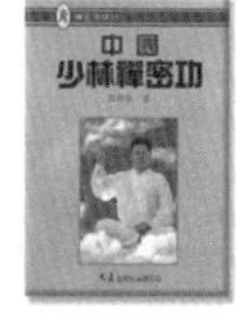

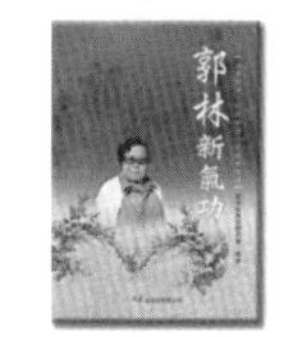

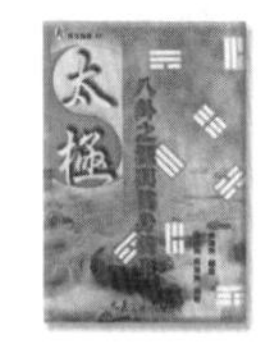

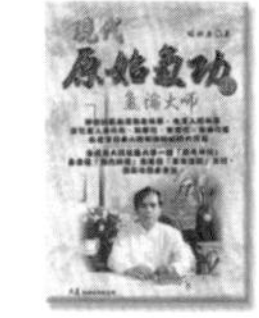

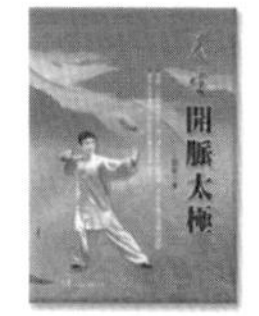

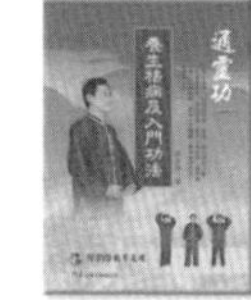

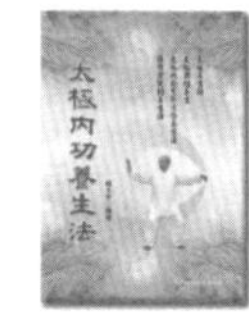

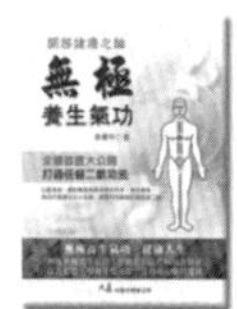

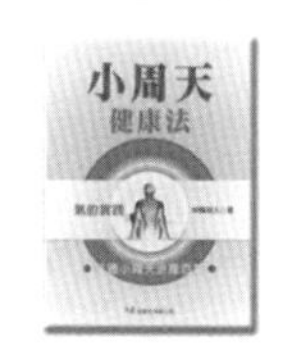

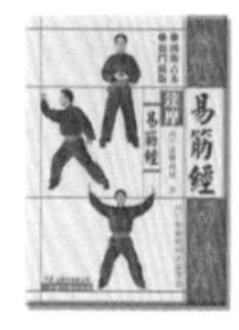

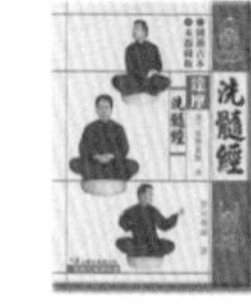

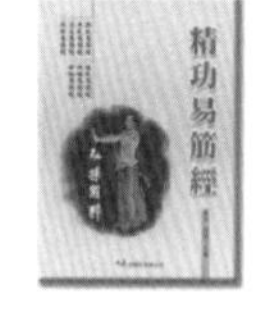

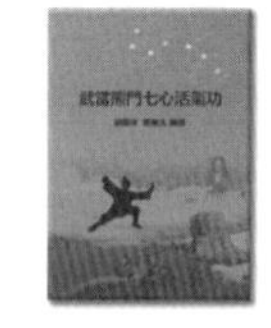
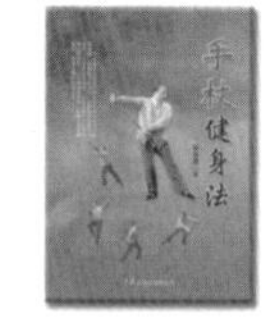

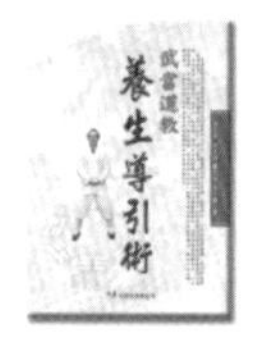

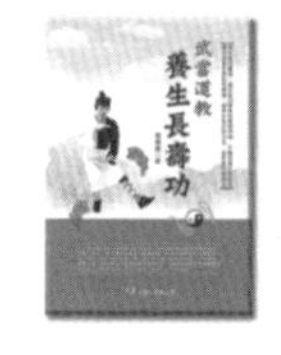

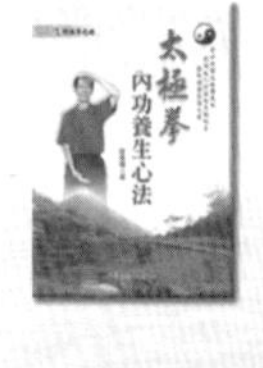

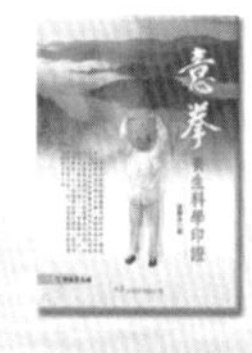

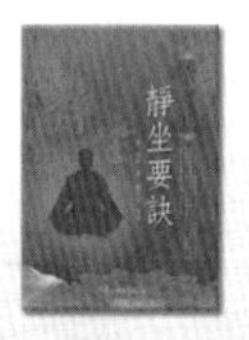

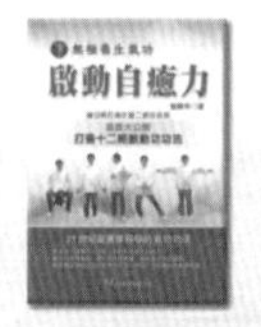

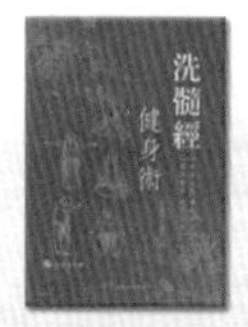

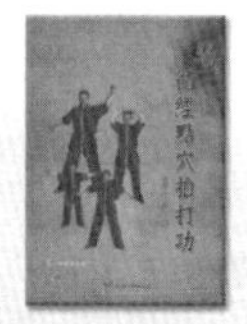

運動精進叢書

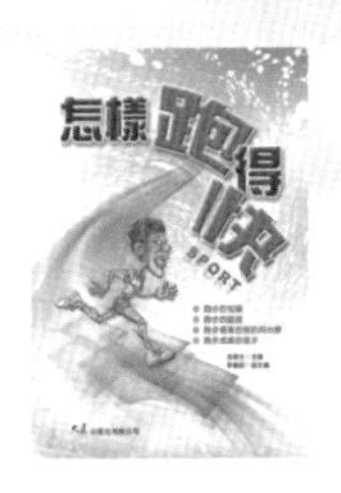
怎樣跑得快
SPORT
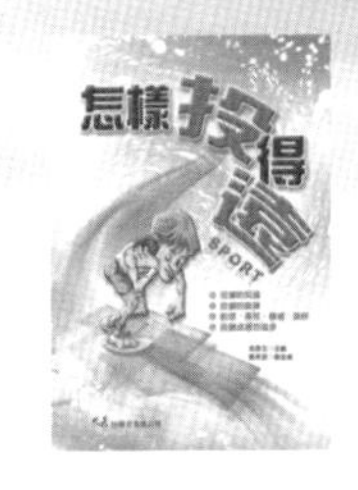
怎樣投得遠
SPORT
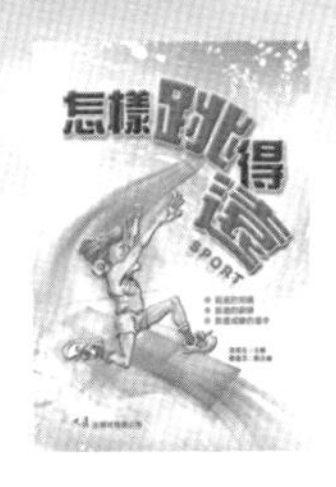
怎樣跳得遠
SPORT
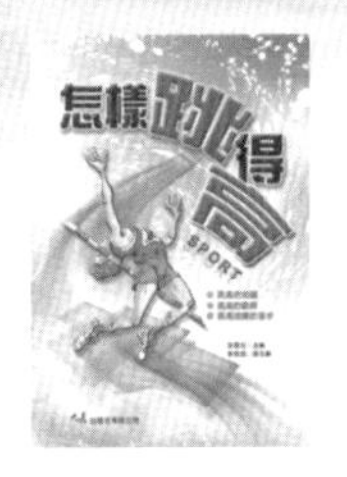
怎樣跳得高
SPORT
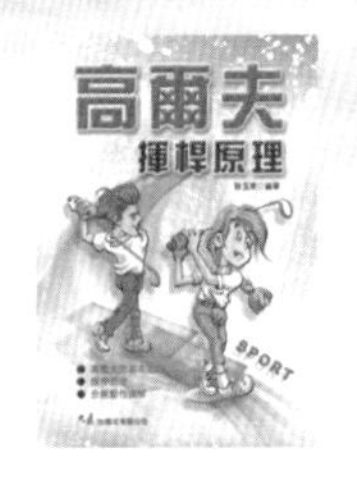
高爾夫
揮桿原理
SPORT
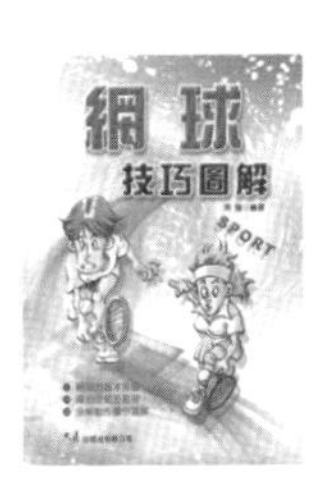
網球
技巧圖解
SPORT
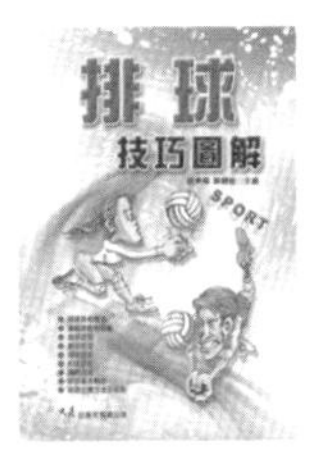
排球
技巧圖解
SPORT
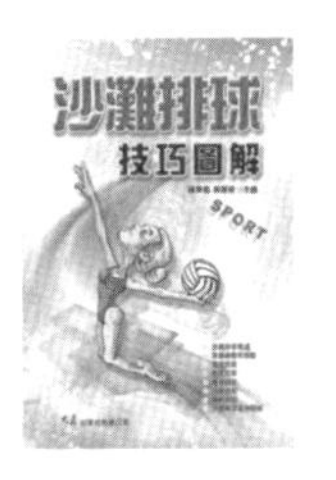
沙灘排球
技巧圖解
SPORT
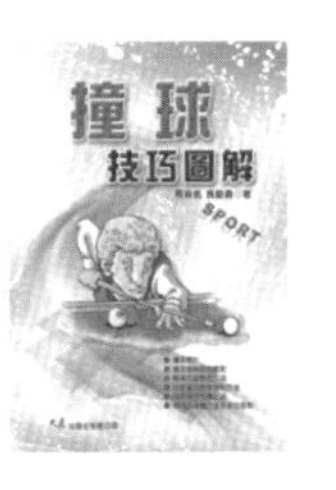
撞球
技巧圖解
SPORT
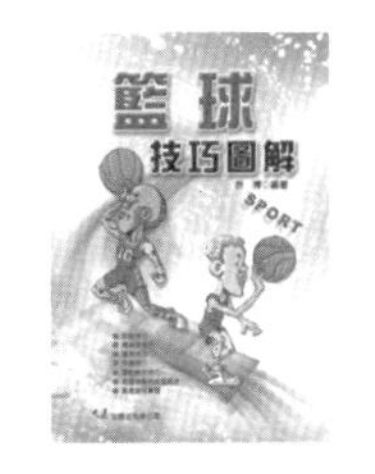
籃球
技巧圖解
SPORT
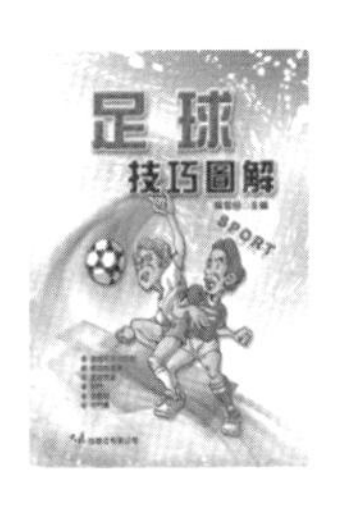
足球
技巧圖解
SPORT
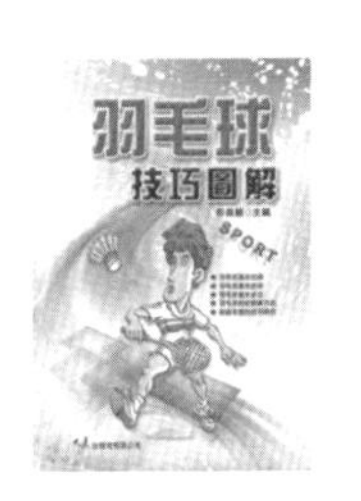
羽毛球
技巧圖解
SPORT
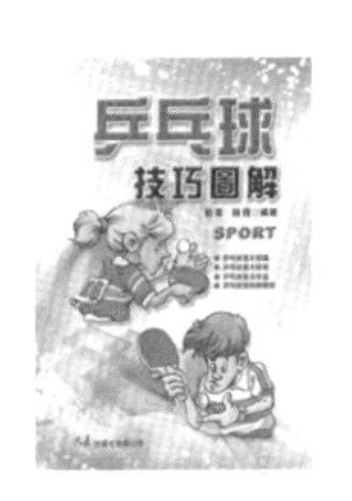
乒乓球
技巧圖解
SPORT
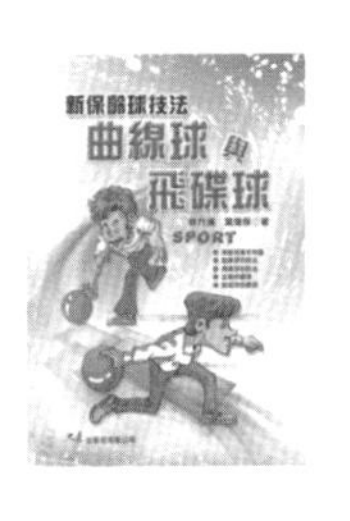
新保齡球技法
曲線球與飛碟球
SPORT
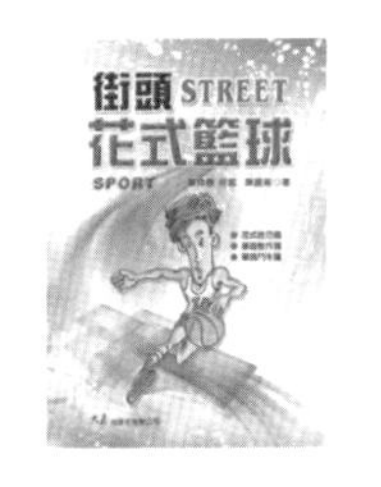
街頭 STREET
花式籃球
SPORT
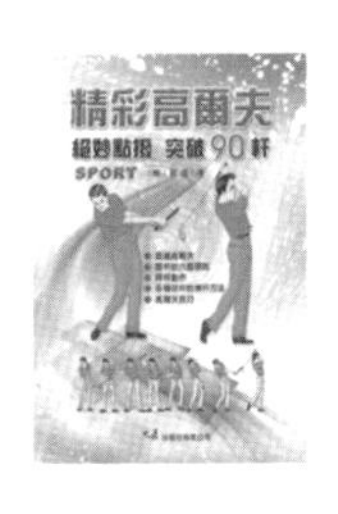
精彩高爾夫
絕妙貼士 突破90杆
SPORT
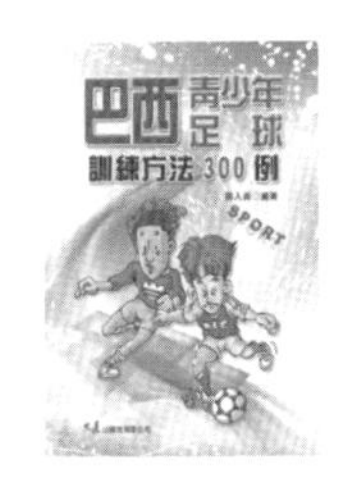
巴西青少年足球
訓練方法300例
SPORT
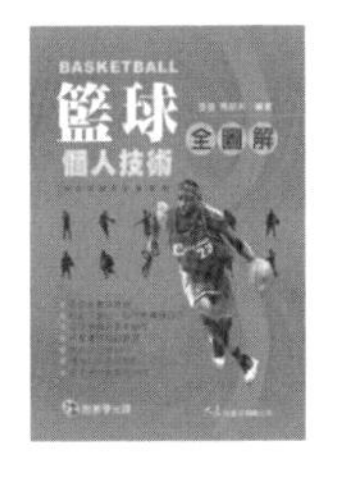
BASKETBALL
籃球
全圖解
個人技術
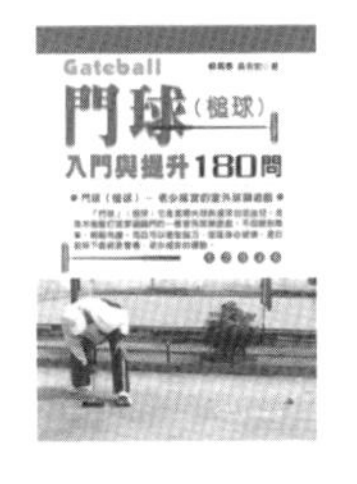
Gateball
門球（槌球）
入門與提升180問
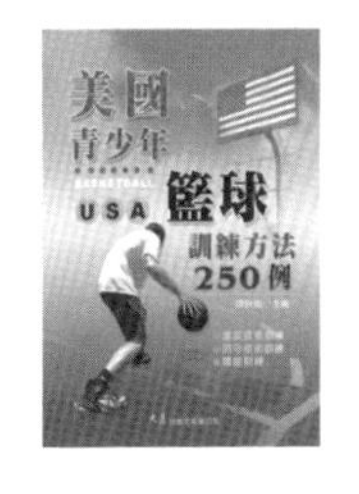
美國
青少年
USA
籃球
訓練方法
250例
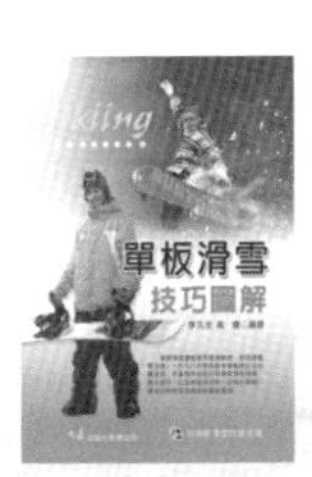
單板滑雪
技巧圖解
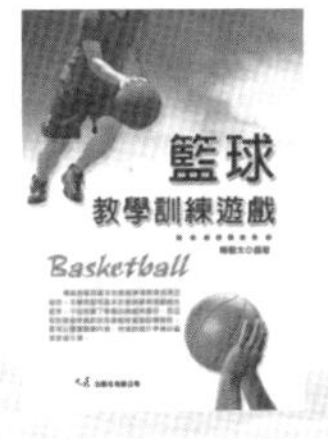
籃球
教學訓練遊戲
Basketball
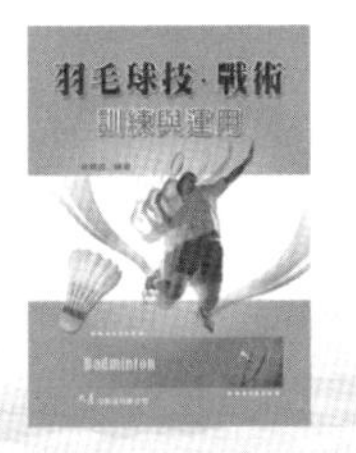
羽毛球技·戰術
訓練與運用
Badminton
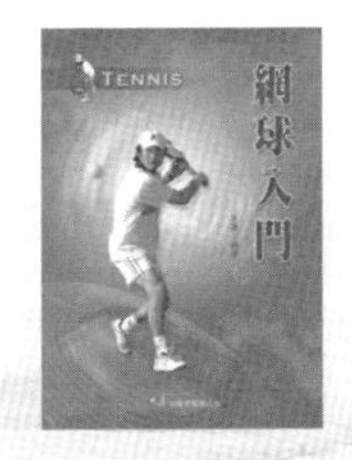
TENNIS
網球入門
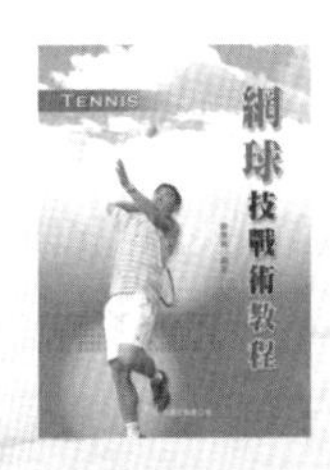
TENNIS
網球技戰術教程

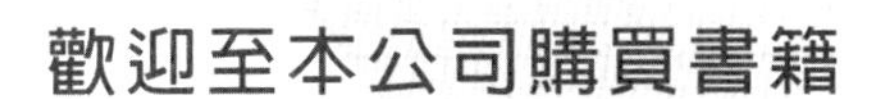

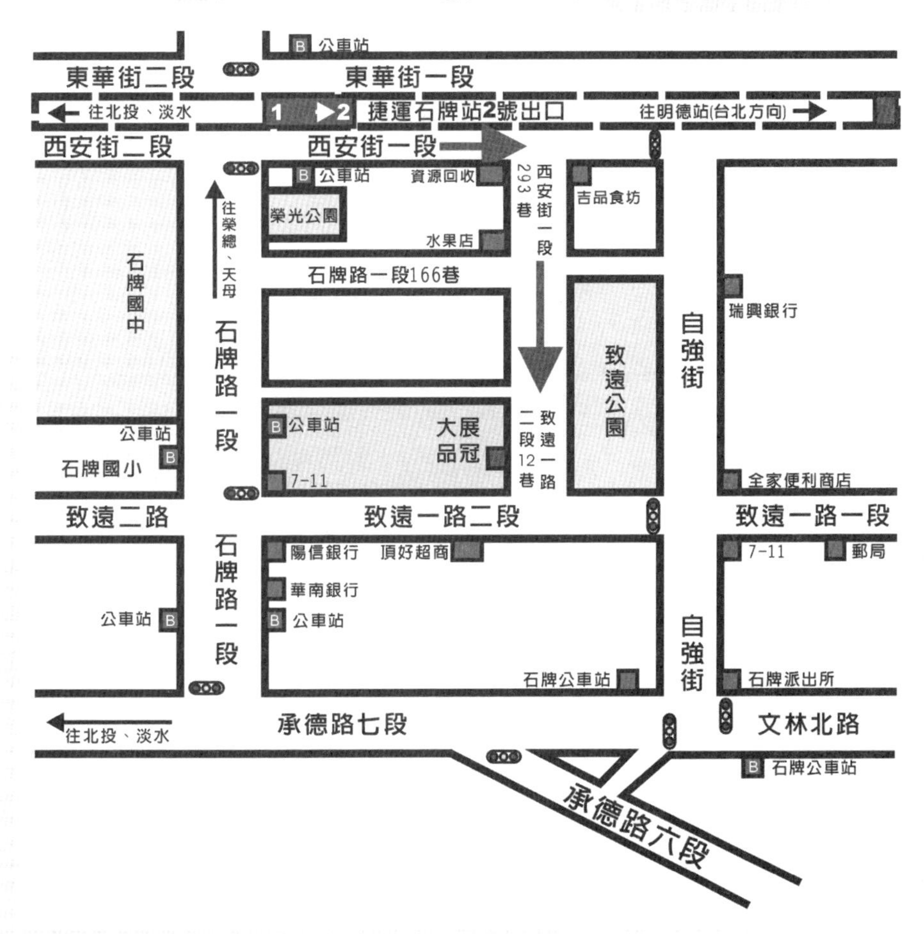

建議路線

1.搭乘捷運・公車

淡水線石牌站下車，由石牌捷運站２號出口出站(出站後靠右邊)，沿著捷運高架往台北方向走(往明德站方向)，其街名為西安街，約走100公尺(勿超過紅綠燈)，由西安街一段293巷進來(巷口有一公車站牌，站名為自強街口)，本公司位於致遠公園對面。搭公車者請於石牌站(石牌派出所)下車，走進自強街，遇致遠路口左轉，右手邊第一條巷子即為本社位置。

2.自行開車或騎車

由承德路接石牌路，看到陽信銀行右轉，此條即為致遠一路二段，在遇到自強街(紅綠燈)前的巷子(致遠公園)左轉，即可看到本公司招牌。

國家圖書館出版品預行編目資料

圖解脈診入門 / 周幸來．周舉 主編
——初版，——臺北市，大展，2017 [民 106.08]
面；21 公分—（中醫保健站；84）
ISBN　978-986-346-172-2（平裝）
1.脈診
413.2441　　106009466

圖解脈診入門

主 編 者／周 幸 來　周 舉
責任編輯／壽 亞 荷
發 行 人／蔡 森 明
出 版 者／大展出版社有限公司
社　　址／臺北市北投區（石牌）致遠一路 2 段 12 巷 1 號
電　　話／（02）28236031，28236033，28233123
傳　　真／（02）28272069
郵政劃撥／01669551
網　　址／www.dah-jaan.com.tw
E-mail／service@dah-jaan.com.tw
登 記 證／局版臺業字第 2171 號
承 印 者／傳興印刷有限公司
裝　　訂／佳昇興業有限公司
排 版 者／菩薩蠻數位文化有限公司
授 權 者／遼寧科學技術出版社
初版 1 刷／2017 年（民 106） 8月
初版 2 刷／2021 年（民 110） 2月　　定價／400 元

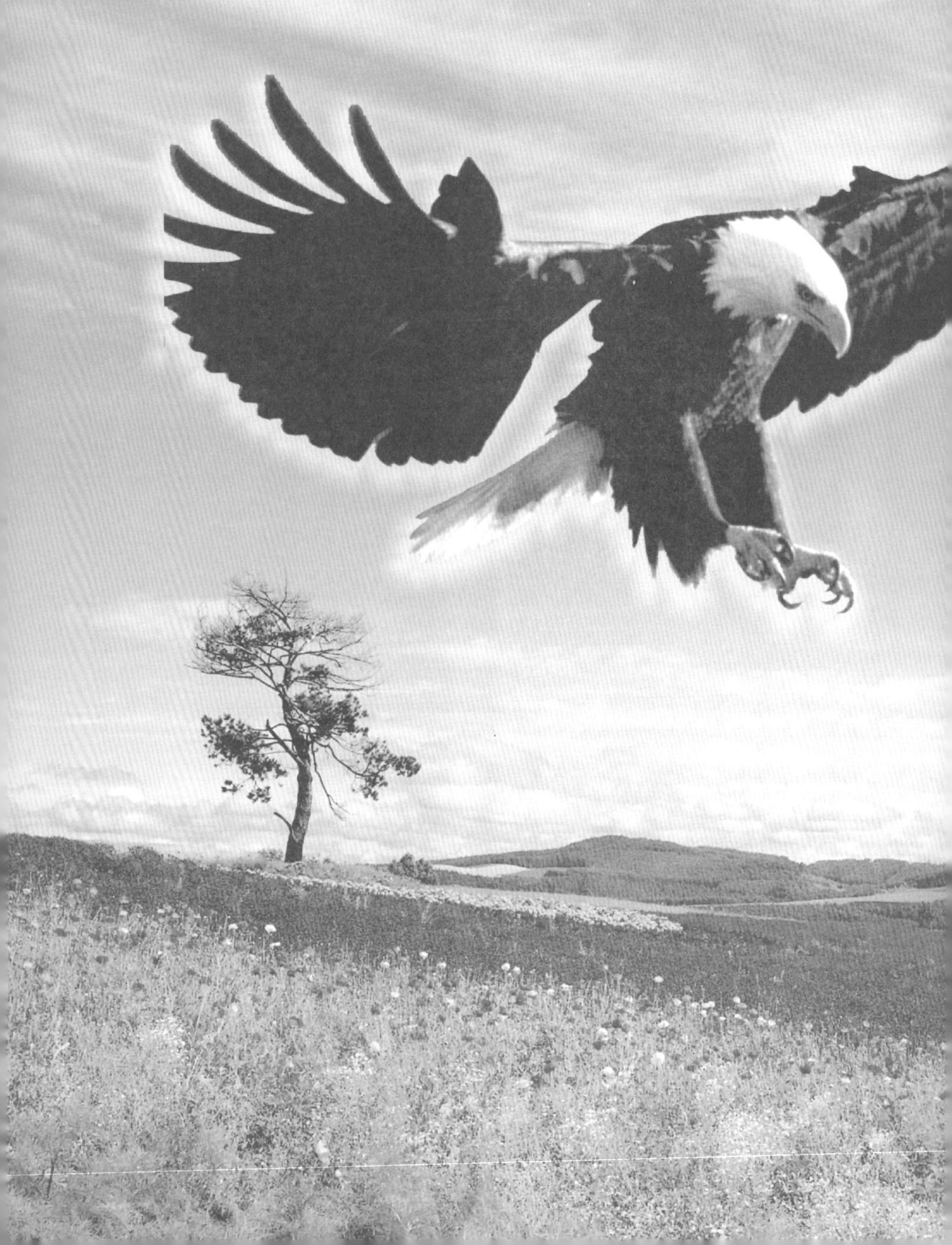